MEDIZINISCHE PRAXIS

MEDIZINISCHE PRAXIS
SAMMLUNG FÜR ÄRZTLICHE FORTBILDUNG

HERAUSGEGEBEN VON

A. FROMME   L. R. GROTE   F. LANGE   H. NAUJOKS

BAND 39

KLINIK PARASITÄRER ERKRANKUNGEN

DR. DIETRICH STEINKOPFF VERLAG
DARMSTADT 1959

KLINIK PARASITÄRER ERKRANKUNGEN

ASKARIDEN, OXYUREN, TRICHOZEPHALEN,
TAENIEN, ECHINOKOKKEN

VON

PROF. DR. RENÉ SCHUBERT
Oberarzt der Medizinischen Universitätsklinik Tübingen

UND

DR. HERBERT FISCHER
Universitäts-Hautklinik Tübingen

MIT 73 ABBILDUNGEN IN 85 EINZELDARSTELLUNGEN

DR. DIETRICH STEINKOPFF VERLAG
DARMSTADT 1959

ISBN-13: 978-3-642-87176-4   e-ISBN-13: 978-3-642-87175-7
DOI: 10.1007/978-3-642-87175-7

ALLE RECHTE VORBEHALTEN

Kein Teil dieses Buches darf in irgendeiner Form (durch Fotokopie, Mikrofilm oder ein anderes Verfahren) ohne schriftliche Genehmigungen des Verlages reproduziert werden.

COPYRIGHT 1959
BY DR. DIETRICH STEINKOPFF VERLAG, DARMSTADT
SOFTCOVER REPRINT OF THE HARDCOVER 1ST EDITION 1959

VORWORT

Die Kenntnis der Wurmkrankheiten ist mit dem Nachlassen der Wurmseuche keineswegs nebensächlich oder gar überflüssig geworden. Haben doch die ausgedehnten klinischen Erfahrungen aus der Zeit des Krieges und der ersten Jahre danach gezeigt, welche Ausdehnung der Wurmbefall erreichen und welch schwere Krankheitsbilder er auslösen kann. Gefahr droht aber jedem Wurmträger, unabhängig von der augenblicklichen epidemiologischen Verbreitung der Wurmseuche, und die Erkennung des Befalls und besonders seiner Komplikationen wird um so schwieriger, je seltener der einzelne Arzt derartige Infektionen zu Gesicht bekommt. Von der Erfahrung und von den Kenntnissen des zuerst gerufenen Arztes allein hängt aber oft das Schicksal des Kranken ab. Deshalb legt die Darstellung ganz besonders großen Wert auf die Schilderung der klinischen Erscheinungsbilder unter Hervorkehrung der Hautveränderungen, die, wenn sie auch nicht immer eine Blickdiagnose erlauben, dem Kundigen doch oft entscheidende diagnostische Hinweise geben können. Sie will dem jüngeren Kollegen die Erfahrung ersetzen, die er sich bei dem augenblicklichen Stande der Wurmverseuchung nicht mehr selbst am Krankenbett erwerben kann, und darüber hinaus ein Ratgeber bei den mannigfaltigen differentialdiagnostischen ärztlichen Erwägungen im Einzelfall sein. Diesem Bestreben konnte eine lückenlose zoologische Beschreibung aller im Menschen parasitierender, in unseren Breiten aber nicht vorkommender Wurmarten, deren es eine große Anzahl gibt, nicht dienlich sein, und deshalb sei für Fragestellungen, die über das zum klinischen Verständnis Notwendige hinausgehen, auf diese Spezialliteratur verwiesen.

Dagegen wurde der Therapie ein breiter Raum in der Darstellung eingeräumt, denn gerade auf diesem Gebiete wurden in den allerletzten Jahren beachtliche Fortschritte erzielt. Der Fülle neuer Präparate steht jedoch ein zahlenmäßig immer kleiner werdendes Krankengut gegenüber, so daß die statistischen Forderungen für eine unabhängige klinische Arzneiprüfung oft nur mangelhaft erfüllt sind.

Angesichts der überreichlich vorhandenen Literatur müssen die unerläßlichen Voraussetzungen für die Bildung eines eigenen Urteils besonders hervorgehoben und dieses selbst abgegeben werden, auch wenn es nach Lage der Dinge im Augenblick noch nicht endgültig sein kann. So ist mit Absicht eine persönliche Darstellung entstanden, die in erster Linie den Bedürfnissen des praktisch tätigen Arztes gerecht werden will. Darüber hinaus wird aber auch der wissenschaftlich Tätige manchen Hinweis für eigene weitere Forschungen finden, wobei ihn das sehr sorgfältig zusammengestellte Literaturverzeichnis, das auch schwer zugängliche Stellen enthält, unterstützen wird. Wir hoffen, mit dem vorliegenden Buche gezeigt zu haben, daß jeder praktische Fortschritt nur eingehender Forschung zu verdanken ist, und daß wissenschaftliche Gründlichkeit den praktischen Nutzen eines Buches nicht auszuschließen braucht.

Besonderer Dank für die Unterstützung der Arbeit durch Überlassung von Bildmaterial gebührt auch an dieser Stelle Herrn Prof. Dr. E. LETTERER, Direktor des Pathologischen Institutes der Universität Tübingen, und Herrn Prof. Dr. R. BAUER, Direktor des Med. Strahleninstitutes der Universität Tübingen, ferner den Herren Prof. Dr. PRÉVOT, Hamburg, Prof. Dr. MASSHOFF, Stuttgart, und Dr. WANNAGAT, Bad Mergentheim. Ebenso sei aber auch das Bemühen des Verlages um eine gute Ausstattung dankend hervorgehoben.

Tübingen, Januar 1959

R. SCHUBERT

H. FISCHER

INHALTSVERZEICHNIS

Vorwort V

Parasitismus 1

I. Askaridiasis 6
  1. *Biologie* 6
  2. *Epidemiologie* 11
  3. *Klinik* 18
  4. *Diagnose* 56
  5. *Therapie* 59
    a) Prophylaxe 59
    b) Arzneitherapie 61
      α) Piperazin 63
      β) Hexylresorzin 70
      γ) Oleum chenopodii bzw. Ascaridol 71
      δ) Sonstige Spulwurmmittel 75
      ε) Pflanzliche Anthelmintika 75
      ζ) Fermentpräparate 76

II. Oxyuriasis 78
  1. *Biologie* 78
  2. *Epidemiologie* 80
  3. *Klinik* 84
  4. *Diagnose* 92
  5. *Prophylaxe* 94
  6. *Arzneitherapie* 96
    a) Piperazin 97
    b) Antibiotika 99
    c) Para-Rosanilinderivate 100
    d) Phenothiazin 101
    e) Hexachlorzyklohexan 102
    f) Hexylresorzin 103
    g) Egressin 103
    h) Vermella 103
    i) Enzympräparate 103

III. Trichocephalosis 103
1. *Biologie* 103
2. *Epidemiologie* 106
3. *Klinik* 106
4. *Therapie* 109

IV. Taeniasis 111
1. *Biologie* 111
2. *Epidemiologie* 114
3. *Klinik* 116
4. *Diagnose* 126
5. *Prophylaxe* 127
6. *Therapie* 128

V. Echinokokkose 135
A. *Echinococcus granulosus* 135
   1. *Biologie* 135
   2. *Epidemiologie* 141
   3. *Klinik* 142
      a) Leberechinokokkus 144
      b) Primäre und sekundäre Lungenechinokokkose 149
      c) Echinokokkose anderer Organe 155
   4. *Diagnose* 159
   5. *Prophylaxe* 166
   6. *Therapie* 166

B. *Echinococcus alveolaris* 169
   1. *Biologie* 169
   2. *Epidemiologie* 171
   3. *Klinik* 172
   4. *Diagnose* 173
   5. *Therapie* 175

Literaturverzeichnis 178
Sachverzeichnis 205

Parasitismus

Zeitweiliges, fakultatives oder dauerndes, obligatorisches Zusammenleben zweier Organismen ist in der Natur weit verbreitet. Der ganze Bereich des Lebens überhaupt erweist sich bei näherer Betrachtung von solchen Gemeinschaften durchsetzt. Eine derartige Lebensgemeinschaft kann nur sehr locker sein („Kommensalismus" = Tischgemeinschaft), oder den Beteiligten erwachsen aus ihrer Verbindung Vorteile („Symbiose", „Mutualismus"). Ist aber der eine Teil ausschließlich der Nutznießer des Zusammenlebens oder schädigt er gar den Wirt, so spricht man von „Parasitismus". Eine derartige scharfe Trennung läßt sich in der Natur allerdings nicht immer exakt durchführen (CAULLERY, DOERR), wie auch das in diesen Begriffen enthaltene Werturteil über den Nützlichkeitsgrad je nach dem Standpunkt der Betrachtung sehr verschieden ausfallen muß. Dieser Standpunkt muß für jede Symbiose, gleich welcher Art, eingenommen werden, wie auch GOTTRON schon vor Jahren festgestellt hat, daß hinsichtlich der Keimbesiedlung der Haut zwischen Saprophytismus und Parasitismus kein wesentlicher Unterschied besteht. Herkömmlicherweise werden als Schmarotzer (Parasiten) ein- oder mehrzellige Organismen bezeichnet, die bei einem anderen lebenden Organismus (Wirt) Wohnung und Nahrung finden.

Ektoparasiten leben auf der Körperoberfläche. Die Geschlechtsformen oder gewisse Entwicklungsstufen der *Endoparasiten* ernähren sich dagegen von den Säften eines anderen Lebewesens und sind dabei unfähig, außerhalb ihres Wirtes zu leben. In Körpergestalt und Stoffwechsel sind diese Schmarotzer ihrer Umwelt, ihren Wirten und deren Lebensgewohnheiten in oft erstaunlicher Vollkommenheit angepaßt. Der Entwicklungsgang zeigt zuweilen einen recht verschlungenen Lebensweg, auf dem die Eier den Wirt verlassen, und die weiteren Entwicklungsstufen sich eines oder mehrerer Zwischenwirte bis zum Endwirt bedienen. Viele Parasiten legen bei ihrem Entwicklungszyklus im Wirtsorganismus komplizierte Wanderungen zurück, bis sie die ausgewachsene Geschlechtsform erreicht haben, ohne jedoch auf ein zeitweiliges freilebendes Stadium ganz verzichten zu können. Parasitismus ist daher immer etwas Erworbenes, nichts Ursprüngliches, Wirtsspezifität, Wirts- und Organwechsel erscheinen im wesentlichen durch phylogenetische und oekologische Faktoren bestimmt.

Der *Endoparasit* kann alle Körperteile seines Wirtes befallen. Die Körperform paßt sich der Umgebung an, wie dies auch sonst im Tierreich beobachtet werden kann, z. B. an der fischähnlichen Gestalt des Wals oder der vogelähnlichen der Fledermaus. So besitzen alle in den Blutgefäßen vorkommenden Parasiten einen fadenförmigen Körper, auch wenn sie keinerlei sonstige systematische Verwandtschaft besitzen (Spirochäten, Trypanosomen, Sichelkeime der Malaria).

Bei den im Darm schmarotzenden Würmern wird die Anpassung besonders deutlich. Die Einengung des Lebensraumes bringt eine wesentliche Herabminderung äußerer Gefahren mit sich. Bewegungsorgane und Nervensysteme sind gegenüber freilebenden Verwandten bedeutend vereinfacht, der Darmkanal kann sogar verschwinden; die Ernährung erfolgt dann durch die Körperoberfläche. Der Stoffwechsel läuft vorwiegend anoxybiotisch ab mit Glykogen als Energiequelle, jedes Pigment fehlt. Zur Verankerung im Darm werden Saugapparate (Trematoden), Zähne (Ankylostomen), Hakenkränze (Taenien) oder hakenbewehrte Rüssel ausgebildet (Akanthozephalen), oder das Vorderende wird fadenförmig ausgedehnt, um in die Darmmukosa einzudringen (Trichiuris). Papillenbewehrte Lippenapparate ermöglichen ein Festsaugen an der Darmwand. Die Kutikula, die bei Zestoden, Trematoden und wahrscheinlich auch bei vielen Nematoden aus Mukopolysacchariden, bei Askariden aus Mukoproteinen besteht, sowie möglicherweise gewisse „Antifermente" schützen die Körperoberfläche vor der Einwirkung der Verdauungssäfte des Wirtes.

Die Erhaltung der Art wird mit dem gesteigert ausgebildeten Parasitismus dagegen immer schwieriger, um so mehr, je größer die Spezialisierung auf ganz bestimmte Wirte oder Zwischenwirte ist. Nur die außerordentlich gesteigerte Fruchtbarkeit kann die Art dann vor dem Aussterben schützen, und entsprechend ist der Geschlechtsapparat oft übermäßig entwickelt.

Jeder Schmarotzer bedeutet für seinen Wirt eine mehr oder weniger große Belastung. Zwar kann sie bei geringem Befall unterschwellig bleiben und klinisch erst bei Massenbefall in Erscheinung treten (Ankylostoma), oft genügt aber ein einziges Exemplar, um selbst lebensbedrohliche Komplikationen herbeizuführen (Askaris, Echinokokkus). Zuweilen stellt sich ein gewisses sekundäres Gleichgewicht durch Anpassung her (CAULLERY), das jedoch jederzeit von seiten des Wirtes oder des Parasiten gestört werden kann. Funktionelle oder morphologische Veränderungen im Wirtsorganismus erscheinen in erster Linie vom parasitierten Organsystem und nicht von der zoologischen Spezieszugehörigkeit der Helminthen abhängig. So kann das eosinophile Lungeninfiltrat von einer großen Zahl von Rund-, aber auch Bandwürmern hervorgerufen werden, wie auch die bestimmte Note gewisser Hautveränderungen nicht an die Art des Schmarotzers gebunden erscheint. Diese Tatsachen ermöglichen eine allgemeine Betrachtung der im Wirtsorganismus durch die Würmer verursachten Schäden.

Bezüglich des Wurmparasitismus empfiehlt es sich daher bei vorliegenden klinischen Symptomen von „Helminthiasis", sonst aber nur von „Wurmbefall" zu sprechen. Letzterer ist seltener als allgemein angenommen wird, und bei genauer Befragung und Untersuchung erweisen sich nur wenige der Befallenen gänzlich frei von Krankheitszeichen.

Die Anwesenheit der Parasiten führt nicht nur zu mechanischen Reizerscheinungen oder Verlegungen des Darmes (Askaridenileus), sondern auch zum Verschluß anderer Hohlorgane, wie Gallenwege, Pankreasgang oder Ureter, wenn die Schmarotzer in diese eindringen (Askariden), perforieren oder sie von außen komprimieren (Echinokokkus, Zystizerkus). Bei letzteren sind Druckschädigungen des umgebenen Gewebes und der Gefäße nicht selten.

Beim Eindringen der Larven durch die Haut (Strongyloides, Ankylostoma) kommt es ebenso zu Verletzungen wie beim Ein- oder Durchbohren der Darmwand oder der Lungenalveolen während der Larvenwanderung (Askaris, Strongyloides, Fasciola, Paragonimus) oder beim Anheften an der Schleimhaut (Trichocephalus, Ankylostoma) mit der Gefahr lokaler Entzündung oder sekundärer bakterieller Infektion.

Der Nahrungsentzug steht beim Menschen abgesehen von den großen Bandwürmern gewöhnlich in unmittelbarem Zusammenhang mit der Zahl der Parasiten. 50 Askariden verbrauchen höchstens 250 Kalorien am Tage, 100 g dieser Schmarotzer etwa 1,4 g Glykogen (VON BRAND). Nach WINFIELD entsprechen die Kohlenhydrate, die der chinesischen Bevölkerung durch Askariden jährlich entzogen werden, einer Reismenge von etwa 146 000 Tonnen. Der Nahrungsbedarf mancher Parasiten ist deshalb oft besonders groß, weil infolge des Überwiegens einer anoxybiotischen Stoffwechselphase die Nährstoffe nur unvollständig abgebaut und ihre Energie nur mangelhaft ausgenützt werden. Dabei ist das Wachstum oft erheblich gesteigert, so kann z. B. der Fischbandwurm täglich bis zu 9 cm an Länge zunehmen. Hinzu kommt die erhebliche Steigerung der Fortpflanzungstätigkeit. Ein einziges Askarisweibchen legt täglich bis zu 200 000 Eier, für einen auf Grund klinischer Beobachtungen angenommenen mittelstarken Askaridenbefall berechnete SCHUBERT die jährliche Eierproduktion auf 445 Millionen, wobei der Eiweißgehalt von 100 000 Wurmeiern etwa 4,0–4,4 mg N entspricht (VENKATACHALAM und PATWARDHAN).

Blutsaugende Parasiten sind oft die Ursache gefährlicher Anämien (Strongyloides). Resorptionsstörungen kommen nicht nur dadurch zustande, daß die Parasiten nach CHANDLER lebenswichtige Nährstoffe und Vitamine (Bothriocephalus) dem Nahrungsbrei entnehmen und sie dem Wirt entziehen, sondern auch mechanisch durch die Anwesenheit des Schmarotzers im Darm, durch beschleunigte Darmpassage oder durch Ausscheidung anti-proteolytischer Substanzen (Askaris).

Toxische Stoffwechselprodukte der Parasiten wie histolytische Drüsensekrete, Antikoagulantien und die Proliferation des Gewebes anregende Stoffe, Substanzen mit hämolytischer Wirkung und unvollständige Abbauprodukte des Glykogens (Valeriansäure : Askaris; Bernsteinsäure : Hydatiden; Cholesterinester der Ölsäure : Bothriocephalus) lösen so vielgestaltige örtliche und allgemeine Störungen des Befindens und des Wachstums aus, daß spezifische Krankheitsbilder nicht erkennbar sind, geschweige denn ein typisches Helminthentoxin anzunehmen ist. Darüber hinaus kommt es bei engem Kontakt mit den Geweben oder dem Blut des Wirtes zu lokalen und allgemeinen allergischen Erscheinungen, die jedoch ebenfalls nicht wurmspezifisch sind. Besonders von seiten der Haut gewinnt man vielfach den Eindruck, daß bei gleichzeitig bestehender Verwurmung lediglich die besondere, ebenfalls nicht wurmspezifische Note der Veränderungen das Kennzeichnende ist.

Die Sensibilisierung des Wirtes ermöglicht oftmals eine Diagnose mit serologischen Methoden (Intrakutantest, Präzipitin- und Komplementbildungsreaktionen). Die Sensibilisierung geht jedoch nicht mit der Ausbildung einer genügenden Immunität, insbesondere beim Menschen, gegen die Würmer einher, so daß es dauernd zu Superinfektionen kommen kann und damit zu schleichend entstehenden Masseninvasionen.

Im klinischen Bild der Wurmkrankheiten findet sich häufig ein deutlicher Zusammenhang einerseits mit der Befallsstärke, andererseits mit bestimmten Stadien des Entwicklungszyklus des Erregers (HÖRING). „Zyklische" Helminthiasen lassen die zyklische Generalisation dem Larven-, die Organmanifestation dem geschlechtsreifen Stadium zuordnen. Septische Generalisationen finden sich im Ei- oder bei lebendgebärenden Würmern im Junglarvenstadium. Die echte, normierte Inkubation fällt mit der Zeit zusammen, die die Entwicklung des Parasiten vom infektiösen zum generalisierenden Stadium braucht. Während bei schwachen Wurminvasionen die Generalisation subklinisch bleibt, kann sie bei Massenbefall erhebliche Symptome auslösen (Toxämie bei Bilharzia). In dieser Zeit findet sich als Zeichen einer Hyperergisierung die charakteristische Eosinophilie. Mehrere Wurmarten verursachen klinische Erscheinungen erst dann, wenn von den reifen Würmern aus, wie von einem Sepsisherd, fortlaufend Eier (Bilharzia) oder Junglarven (Trichinen, Filarien) ins Blut abgesondert werden. Auch in diesem septischen Stadium kann es durch Eiweißsensibilisierung wieder zu Eosinophilie kommen. Obligat ist die Eosinophilie bei Wurmkrankheiten jedoch nicht, ihr Ausmaß hängt weitgehend von der Innigkeit des Kontaktes zwischen Parasit und den Geweben des Wirtes ab.

LAVIER hat bei Beobachtung der Eosinophilien über längere Zeiträume eine gewisse Abhängigkeit von der Wurmart festgestellt, der Zahl der Würmer kam dagegen keine absolute Bedeutung zu. Die Eosinophilie ging keineswegs mit dem positiven Nachweis der Würmer parallel und zeigte sich ferner abhängig von anderen Einflüssen, indem gleichzeitig ablaufende Infektionen zu einem Absinken, anaphylaktische Reaktionen zu einem Anstieg im peripheren Blute führten. Besonders bedeutsam erscheint auch die Feststellung von WINTER und STENDER, daß ACTH und Cortison bei parasitär bedingter Hypereosinophilie nicht regelmäßig ein Absinken der Eosinophilen bewirken. Die Eosinophilie wie auch andere „Reaktionen" des Wirtes erscheinen demnach wesentlich mehr durch die individuelle oder individuale Reaktionsdisposition des Betroffenen im Sinne GOTTRONS geprägt, während LAVIER den „evolutiven Charakter" der Bluteosinophilie hervorhebt.

Normalerweise lebt die Mehrzahl der bekannten parasitierenden Würmer in Tieren und geht nur gelegentlich auf den Menschen über. Für bestimmte Wurmarten ist der Mensch nicht der Endwirt, also Träger der Geschlechtsform, sondern Zwischenwirt. In diesem Falle beherbergt er nur die Entwicklungsformen (Larven, Finnen). Nicht alle Wurmparasiten befallen ausschließlich den Darm, sondern besiedeln die Gallenwege (Fasciola), die Blase (Bilharzia), die Lunge (Paragonimus), die Mesenterial- (Schistosoma) und die Blutgefäße (Filarien). Eine weitere große Zahl der im Menschen parasitierenden Würmer kommt nur in den warmen Ländern vor und wird in unserem gemäßigten Klima nur ausnahmsweise einmal bei Heimkehrern angetroffen.

Für unser Gebiet sind von den festgestellten 140 endoparasitisch im Menschen lebenden Würmern (Helminthes) daher nur einige wenige Arten von praktischer

Bedeutung. Ein Teil konnte durch seuchenhygienische Maßnahmen fast völlig zurückgedrängt werden, wie der Schweinebandwurm und die Trichine, und auch die Askaridiasis ist mit Eintritt normaler Lebensverhältnisse wesentlich seltener geworden, obwohl sie wie auch die Oxyuriasis den praktischen Arzt noch am häufigsten beschäftigen.

Das *zoologische System* der Würmer faßt die Saug- (Trematoda) und Bandwürmer (Cestoda) gemeinsam mit den freilebenden Schnur- und Strudelwürmern zum Unterstamm der Plattwürmer (Plathelminthes), die Fadenwürmer (Nematoda) und Kratzer (Akanthozephalen) zu dem der Rundwürmer (Nemathelminthes) zusammen.

Die *Plattwürmer* sind bilateral-symmetrisch gebaut. Ihr Körper besteht aus zwei spiegelbildlich gleichen Seiten und ist abgeflacht, ungegliedert blattartig oder gegliedert und bandförmig. Die Haftorgane sind in Richtung der Symmetrieachse gestreckt. Die Leibesorgane wie Darm und Exkretionssystem, der hoch differenzierte und meist zwittrige Geschlechtsapparat sowie das Nervensystem sind durch ein undifferenziertes Mesenchym miteinander verbunden, so daß eine primäre Leibeshöhle vermißt wird. Die Entwicklung verläuft mit Ausnahme der monogenen Trematoden meist mit Zwischenwirt.

Demgegenüber besitzen die *Rundwürmer* einen faden- oder walzenförmigen Körper ohne segmentale Gliederung, der von einer Cuticula umhüllt ist und meist eine echte Leibeshöhle besitzt. Soweit Exkretionsorgane vorhanden sind, sind sie als Protonephridien ohne Wimperflammen ausgebildet. Das Nervensystem besitzt kein Bauchmark, der Genitalapparat ist getrenntgeschlechtlich angelegt, und die Weibchen sind meist größer als die Männchen. Neben parasitischen kommen auch freilebende Arten vor.

Die folgende Besprechung der Wurmkrankheiten hält sich nicht an das durch die Zoologie gegebene System, sondern richtet sich nach klinischen Gesichtspunkten und der Bedeutung der Wurmkrankheiten für den Arzt. Es wird daher auch bewußt auf die Darstellung vorwiegend tropischer Formen (Bilharzia, Filariasis, Ankylostoma) oder seltener Arten verzichtet und mehr auf die hierzulande vorkommenden Arten, ihre Klinik und Therapie unter Verwertung eigener Erfahrungen Gewicht gelegt.

Als Krankheitserreger kommen hierzulande im wesentlichen folgende Wurmarten in Frage:

Ascaris lumbricoides, Trichocephalus trichiurus, Enterobius vermicularis und Trichinella spiralis aus der Gruppe der Fadenwürmer (Nematoden), ferner aus der Gruppe der Bandwürmer (Cestoden) Taenia saginata und solium sowie Echinococcus granulosus und alveolaris. Es handelt sich dabei hauptsächlich um Eingeweidewürmer. Die Larven der Trichinella spiralis siedeln sich außerdem in den Skelettmuskeln an. Für den Echinococcus stellt der Mensch nur den Zwischenwirt für das Finnenstadium dar.

Für das klinische Verständnis der Krankheitszeichen und für zweckentsprechende Vorsichtsmaßnahmen ist die Kenntnis des oft komplizierten Entwicklungsganges der betreffenden Wurmarten eine notwendige Voraussetzung.

I. Askaridiasis

1. Biologie

Der Spulwurm (Ascaris lumbricoides hominis, LINNAEUS 1758) ist regenwurmähnlich, nicht ganz bleistiftdick, das Männchen etwa 15–17 cm, das Weibchen 20–25 cm lang. Nur selten werden Parasiten mit einer Körperlänge bis zu 40 cm beobachtet. Die schwach weißlich-rötliche Oberfläche erscheint durch die durchschimmernden Genitalschläuche leicht marmoriert. Die Mundöffnung am knopfförmigen Kopfende wird durch 1 dorsale und 2 ventrale fein gezähnte Lippen gebildet, die 2 bzw. je 1 Sinnespapille tragen (HARTWICH). Der Körper des Weibchens läuft an beiden Enden spitz zu, an der Grenze zwischen vorderem und mittlerem Körperdrittel liegt die Vulva in einer ringförmigen Einschnürung, während das Hinterende der Männchen ventralwärts krummstabförmig eingerollt ist und bei Lupenbetrachtung 2 kleine bräunliche Spicula erkennen läßt (Abb. 1).

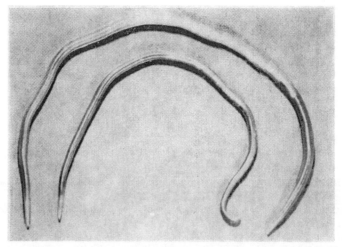

Abb. 1. Askariden

Das eigentliche Lebensrevier der Spulwürmer ist der Dünndarm. Hier liegen die Wurmexemplare, wie Röntgenuntersuchungen gezeigt haben, gewöhnlich bewegungslos neben- und hintereinander, ohne die Darmpassage wesentlich zu behindern, selbst bei Befallzahlen von 500 und mehr Wurmexemplaren (Hsü, T'AN und CH'IN, ZYLKA; eigene Beobachtungen) (Abb. 2 und 3). Selbst in dem Falle der Abb. 4 mit Massenbefall von Askariden, bei dem eine regelrechte Füllung des Darmes nicht mehr zustande kam, sind klinisch keinerlei Zeichen einer Passagestörung aufgetreten.

Ihren Halt gegenüber der Darmperistaltik gewinnen die Würmer durch Anstemmen des Körpers an die Darmwand, ähnlich wie ein Kaminsteiger.

Bei 364 Sektionen wurden außer im Dünndarm im Kolon 2,5 %, im Duodenum 9,6 % und im Magen 12,5 % Wurmexemplare aufgefunden (SAKAGUCHI).

Als Nahrung kommen hauptsächlich Kohlenhydrate in Betracht, die dem Dünndarminhalt entnommen werden. Bei normaler Kost und nicht zu massivem Befall des Wirtes ist der Nahrungsentzug unerheblich (v. BRAND). Der Stoff-

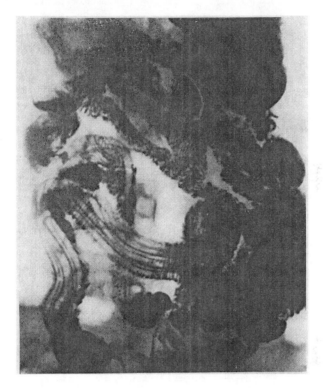

Abb. 2. Parallel gelagerte Askariden in einer Dünndarmschlinge

wechsel des Askaris verläuft vorwiegend anoxybiotisch, wobei das Glykogen zum Teil unvollständig gespalten wird, so daß Stoffwechselprodukte (Aldehyde und niedere Fettsäuren, insbesondere Valeriansäure), auftreten, die für einen Teil der Krankheitserscheinungen verantwortlich gemacht werden (v. BRAND, GREMBERGEN, DAMME und VERCRUYSSE, FLURY).

Ungeheuer mutet die Fortpflanzungsfähigkeit an, ein Askarisweibchen legt täglich bis zu 245 000 Eier (BROWN und CORT), im Laufe seines Lebens insgesamt 89 Millionen.

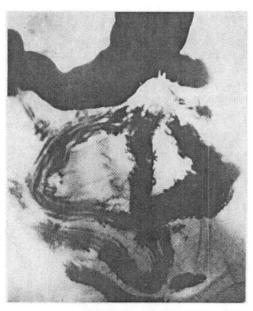

Abb. 3.
Massenbefall des Dünndarms mit Askariden

Das befruchtete Askarisei hat eine längsovale Form mit einer Größe von etwa 60:45 μ (Abb. 5 u. 6). Unter der dikken, bucklichen, braunen Schale (die manchmal auch fehlen kann) umschließt eine innere, farblose Hülle die eigentliche Eizelle. Unbefruchtete Eier sind mehr länglich und enthalten zahlreiche Dotterkugeln (OTTO). Die Eier sind bei der Ablage ungefurcht und noch nicht infektiös. Der Entwicklungsprozeß zum embryonalen Ei vollzieht sich meist im Laufe von 2–4 Wochen unter Sauerstoffzutritt, bei ausreichender Feuchtigkeit und einer Temperatur von mindestens + 8° C in der Dunggrube, im Erdboden oder im Wasser. Unter günstigen Umgebungsbedingungen, z. B. unter den Fingernägeln, kann die Entwicklung innerhalb von 12–14 Tagen abgeschlossen sein, bei durchschnittlichen Temperaturen von + 10 bis + 18° C dauert der Entwicklungsgang etwa 45–55 Tage, im Winter mehrere Monate (BECKER, BERCOVITZ). Die optimale Temperatur für die Entwicklung liegt etwa bei + 28° C. Die Invasionsfähigkeit wird etwa 7 Tage nach Ausbildung der beweglichen Larve erreicht (s. Tab. 1).

Tabelle 1
Entwicklungsdauer der im Kot aufgenommenen Eier bis zur Ausbildung der invasionstüchtigen Larve (nach BECKER).

16–18° C: 45–55 Tage	30° C: 10–12 Tage
20–22° C: 35–45 „	33° C: 9–13 „
26° C: 20 „	37° C: keine Entwicklung.

Gelangt das embryonale, also infektiös gewordene Ei wieder durch den Mund in den Magen-Darmkanal eines neuen Wirtes, so wird im Dünndarm die etwa 1/4 mm große Larve aus ihrer Hülle frei (Abb. 6), häutet sich bald und dringt durch die Darmwand in die Lymph- und Blutbahn ein, um so über die Leber, wie MERCER, LUND, BLOOMFIELD und CALDWELL durch die Leberbiopsie auch beim Menschen nachweisen konnten, und das rechte Herz in 4–5 Tagen zur Lunge

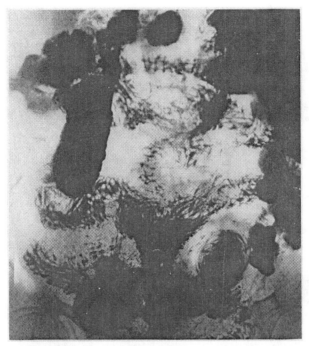

Abb. 4. Dünndarmbesiedlung mit Askariden, in einem Ausmaße, daß eine ausreichende Füllung mit Kontrastbrei nicht mehr zustande kommt. Klinisch keine Passagestörung.

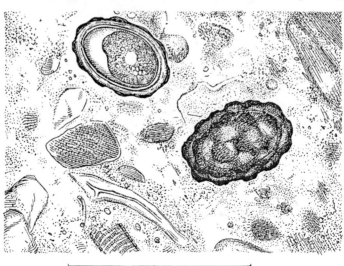

Abb. 5. Eier von Askaris lumbricoides in einer Stuhlaufschwemmung

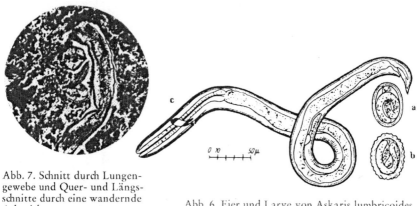

Abb. 7. Schnitt durch Lungengewebe und Quer- und Längsschnitte durch eine wandernde Askarislarve
(nach GÉBEL 1931)

Abb. 6. Eier und Larve von Askaris lumbricoides

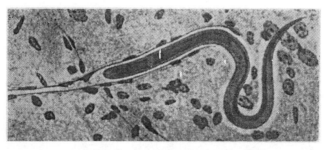

Abb. 8. Larve von Askaris lumbricoides, in einer Blutkapillare (Meerschweinchengehirn, 25 St. nach Infektion. Hämatoxylin-Quetschpräparat, Vergr. 380:1, nach FÜLLEBORN)

(Abb. 7) zu gelangen (FÜLLEBORN, RANSOM und CRAM, STEWART, YOSHIDA). Hier durchbohrt sie die Kapillarwand (Abb. 8) und erreicht die Alveolen. Nach einer erneuten Häutung wird sie in weiteren 4–5 Tagen mit dem Flimmerstrom der Schleimhaut oder durch Hustenstoß nach außen befördert (Abb. 9). Im Kehlkopf angelangt, wird die 1,5 mm (VOGEL und MINNING) bis 4 mm große Larve (LÖFFLER, ESSELLIER und MACEDO) wieder verschluckt, passiert zum zweiten Male den Magen und siedelt sich 10–20 Tage nach der Invasion nach insgesamt 4 Häutungen endgültig im Dünndarm an, wo sie sich in etwa 6–8 Wochen zum geschlechtsreifen, aber noch nicht ganz ausgewachsenen Tier entwickelt (Abb. 10). Den Beweis für diesen Infektionsweg beim Menschen lieferte als erster KOINO in einem heroischen Selbstversuch, bei dem er 2000 reife Askariseier einnahm. Am 8.–15. Tag nach der Infektion wurden mindestens 212 Askarislarven ausgehustet und 50 Tage danach wurden 667 junge 3–8 cm lange Askariden abgetrieben.

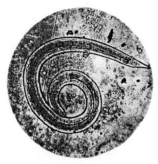

Abb. 9. Wandernde Askarislarve aus der Trachea (nach GÉBEL 1931)

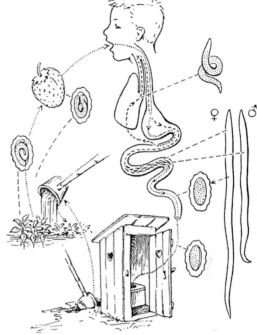

Abb. 10. Entwicklungsgang des Askaris lumbricoides

VOGEL und MINNING konnten diese Beobachtung bei weiteren künstlichen Infektionen bestätigen und feststellen, daß die männlichen Wurmexemplare am 82. Tage auf 11–13 cm, die weiblichen auf 14–17 cm herangewachsen waren. Schon etwa 10 Wochen nach der Infektion beginnt das Weibchen mit der Eiablage (TAKATA, VOGEL und MINNING). Die Lebensdauer der Askariden wird auf 1 Jahr geschätzt.

2. Epidemiologie

Der Spulwurm kommt in allen bewohnten Gebieten der Erde vor. STOLL nahm 1947 an, daß zwischen $1/4$ und $1/3$ der gesamten Menschheit befallen werden. Zahlreich sind die Untersuchungen der Verbreitung des Askaris in Deutschland, wobei sich Befallsziffern bis über 50 % der Untersuchten ergaben, wie aus Tab. 2, die keineswegs Anspruch auf Vollständigkeit erhebt, zu ersehen ist.

Ähnliche Zahlenangaben liegen aus dem Auslande vor: In Südschweden wurden unter 473 Kindern 3,3 % Wurmträger ermittelt, in Dänemark 3 % unter 302 Kindern (ROTH 1936). In Paris fanden NOBECOURT, BIDOT und COMNINOS 1932/33 einen Befall von 8,9 % bei 300 Untersuchungen, in Marseille Vo VAN CAN 1935 einen solchen von 15 % bei 200 Krankenhauskindern. In der Schweiz lauten die Zahlen verschiedener Untersucher für Zürich 5,7 % (1908), 34 % (1929), 28–39 % (1930), für Bern 20,3 % (1943), für Lausanne 38,1 %, für Porrenhag 42,5 % (1934) (Heim, Kreis, Matossi). Die Zahlenangaben aus Österreich schwanken zwischen 9–25, 17,6 und 72,5 % (Nowak 1925/27, Bonhag 1947, Jettmar und Glawogger 1949). Aus Holland liegt eine Angabe von 14,6 % bei 1708 Schulkindern vor (Hummeln 1947). In Italien wurden in den verschiedenen Provinzen Befallsziffern von 20 % (Casella und Pantrondolfi), 26 % (Kinder, Chignoli und Triggiani 1955), 46 % (Boventer 1947), 50,6 % (Saggese, Neapel 1940) und 78,4 % (Giulio, Campagna 1938) ermittelt.

Aus der Tschechoslowakei wird ein wesentlich geringerer Befall von 1,3 bis 4 % gemeldet (Gabriel 1928, Glocmann 1955, Hompech 1943, Jirovec-Havlik 1950, Kučera-Jirovec 1942), während in Bosnien und der Herzego-

Tabelle 2
Befall der Bevölkerung mit Askariden.

Jahr	Ort	%	Zahl d. Unters.	Personenkreis	Autor
1920	Berlin	1,97	638	Männer	Peiser
		2,4		Frauen	
1921	Thüringen	6,7			
		40		Dorfbewohner	Lommel
1921	Bayern	7,6	380		Jung u. Sell
1921	Bonn	40	200	Kinder	v. Gottberg
1923	Jena (Dörfer)	40	300	Kinder	Hage
1932	Ostpreußen	24	535		Zschucke, Szidat, Wigand
1935	Hamburg (Stadt)	1	800	Krankenhausins. vorw. Kinder	Schäfer
1937	Finkenwärder b. Hamburg	5,1	5 154	Gesamtbevölkerung	Denecke
		11,9	1 073	Kinder bis 15 J.	
1938	Ostpreußen Dörfer	12,3	9 667	Gesamtbevölkerung	Dembowski u. Szidat
1938	Südbaden Lahr	17,6	828	Erwachsene und Kinder	May
1938	Kiel	40		Kleingärtnerskinder	Jaspersen
1939	Kaiserstuhl	26	132	Erwachsene	Bücking
		41	468	Kinder	Bücking
1940	Ruhrgebiet	8,3	5 200	Bergarbeiter	Bussmann
1940	Kiel (Stadt)	12,3	9 667	Schulkinder	Jaspersen
1940	Heidelberg	11			Bader
1943/44	Baden	12,9	1 188	ohne Auswahl	Schlieper
1947	Darmstadt u. Umgebung	70–100		Kinder u. Erw.	Burlingame
1947	Heidelberg	22		Schulkinder	Bader

Epidemiologie

Jahr	Ort	%	Unters. Zahl d.	Personenkreis	Autor
1948	Hildesheim	0,9	350	Krankenhausins.	ERHARDT u. WIGAND
	Erlangen	14		Männer	LENTZE
		21		Frauen	
		29		Kinder	
	Schwenningen	28,8	493	Schulkinder	SCHUBERT
		26,7	146	Landbevölkerung	
1949	Münster	72,8	783	Stuhlproben	GÄRTNER u. MÜTING
				Med. Unt.-Amt	
		41,6		Rieselfeldbauern	
	Bonn	25	200	Schulkinder	PIEKARSKI
	Darmstadt (ohne Griesheim)	52	595	Erw. u. Kinder	SCHLIEPER u. KALLIES
	Tübingen	31,8	700	Schüler	SCHUBERT u. FRANK
		44	100	Betriebsmitgl.	
1950	Oberbayern (Stadt u. Land)	11,3	826	Erwachsene	MENDHEIM u. SCHEID
		14,3		Kinder	
	Schleswig-Holstein	11,41	2 856		
		6,39	1 501	Schulkinder (Stadt)	KNOTHE u. SCHMIDT
		88,9	529	Schulkinder (Land)	
	Flüchtlingslager	10,48			
	hyg. einwandfr. Waldlager	1,4			
	Tübingen	38	343	Schulkinder (Stadt)	SCHUBERT u. RABA
		12,6	166	Schulkinder (Land)	
	Rhein-Main-Neckar	32,4	128 218	Kinder	SEITZ
1951	Rendsburg	88,9	529	Schulkinder	EGGERS
	(Kreis)	62,2	2 217	Alle Altersklassen	
	Pforzheim	25	255	Schulkinder	HANNAK
	Thüringen	22,3	300	Klinikinsassen	LOMMEL
		50,9	320	Dorfbewohner	
1952	Berlin	2,9			
		−14,3	13 331	Schulkinder	ANDERS
1953	Rhein-Main-Neckar	26,4	418 417		SEITZ
1953	Rendsburg	88		Schulkinder	EGGERS
		62		Einwohner	
	Bayern	9,5	537		MENDHEIM u. SCHEID
	München	8,8	262	Waisenhauskinder	SCHEID u. MENDHEIM
		10,8	65	Lehrlingsheim	
		10	210	Poliklinik	
1954	München	3,5	144	Klinikkinder	BURGSTEDT
1955	Darmstadt	20,5	1 599	Kranke	RATSCHOW

wina 47–95 % Wurmträger gefunden wurden (PROTIC 1953, WEISER 1948/49). In Ägypten fand RUGE 89 % von 12651 Spinnereiarbeitern befallen, HORNER in Südafrika bei Fabrikarbeitern 25–50 % infiziert. Über die Ausbreitung in Amerika berichten BISCH und ANART, ferner u. a. FAUST und SWARTZWELDER. In Persien beträgt die Durchseuchung der Bevölkerung 45–90 % (WIDMAIER).

In Tübingen, wie auch anderenorts, zeigt sich im Vergleich zu der starken Wurmverseuchung in den Nachkriegsjahren in der letzten Zeit wieder ein deutlicher Rückgang (s. Abb. 11).

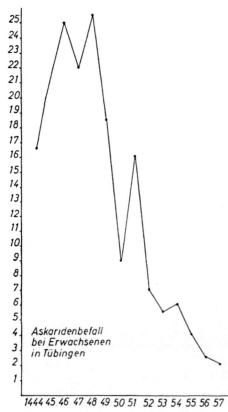

Abb. 11. Askaridenbefall bei Erwachsenen in Tübingen (nach SCHUBERT u. FISCHER, unter Mitarbeit von M. SHAKIR)

Während sich Männer und Frauen in allen Untersuchungen etwa gleichmäßig stark befallen erweisen, ist der höchste Verseuchungsgrad regelmäßig bei Kindern um das 5. Lebensjahr anzutreffen (FAUST und HEADLEE, SCHUBERT, SEITZ, SWARTZWELDER).

Die Ausbreitung des Askaris erfolgt ausschließlich von Mensch zu Mensch durch orale Aufnahme der Wurmeier. Diese gelangen mit den Faezes in den Boden, wenn sie nicht durch die üble Unsitte der „Kopfdüngung" mit dem Inhalt der Abortgrube direkt auf die heranwachsende Pflanze gegossen werden. Die Askariseier haften an den Blättern, trocknen ein und verbleiben in Nischen und Winkeln, z. B. einer Porreestaude oder eines Endiviensalatkopfes. Neben Wurzeln, die roh genossen werden, stellen vor allem die Salate eine häufige Infektionsquelle dar, besonders die kleinen Sorten, die bei jedem Regen oder Begossenwerden mit dem Boden in engste Berührung kommen, ferner Baumfrüchte, die durch Schütteln geerntet werden, wie Pflaumen, Zwetschgen und Fallobst. Auch Beeren, vor allem Erdbeeren, können unliebsame Überträger sein, wenn sie nach starken Regenfällen mit Erde beschmutzt sind. Familieninfektionen sind auf Grund dieser Übertragungsweise häufig (SCHUBERT).

Jahreszeitliche Schwankungen der Befallsziffer innerhalb einer bestimmten Bevölkerungsgruppe mit einem Mindestbefall in den Monaten von Februar bis

April und einem Gipfelpunkt im Mai und Juni, wie sie SCHUBERT in einer württembergischen Kleinstadt beobachtete, können zwanglos mit dem gesteigerten Salatkonsum im Frühjahr erklärt werden, entsprechend die Zunahme des Gehaltes an Wurmeiern im Mai und Juni im Abwasser einer Großstadt (SCHMIDT und WIELAND). R. W. MÜLLER fand eine Häufung des eosinophilen Lungeninfiltrates im Sommer und Herbst. Ähnliche, von der Jahreszeit abhängige Schwankungen des Askaridenbefalls beobachteten PAN, RITCHIE und HUNTER in Japan, während SWARTZWELDER in Louisiana bei dem dortigen, während des ganzen Jahres ziemlich gleichmäßigen Klima auch eine gleichmäßige Verteilung der Erkrankungsfälle über das ganze Jahr hin fand.

Der Übergang auf vorwiegend vegetabile und kohlenhydratreiche *Nahrung* in Notzeiten stellt neben der vermehrten Gartendüngung mit Fäkalien und der mangelhaften Körperhygiene wohl die wesentliche Ursache für die Zunahme der Verwurmung dar (FRANK, FÜLLEBORN, LANDGRAF). Das Aufkommen der Rohkosternährung hat die Infektionsgefahr sicher nicht vermindert (MATOSSI). Umgekehrt konnte HAHN in Mannheim als Erfolg seines Propagandafeldzuges gegen den Genuß von Frischgemüse zur Prophylaxe der Hepatitis epidemica gleichzeitig auch einen deutlichen Rückgang der Askarisverseuchung buchen.

Der Zusammenhang zwischen der Art der *Fäkalienbeseitigung* und der Durchseuchung des Bodens mit der Ausbreitung des Askaris und dem Verwurmungsgrad der Bevölkerung wurde wiederholt klar erwiesen. In Stadtgebieten von Kiel mit Vollkanalisation fand JASPERSEN 13,6 %, Askaristräger, in Gebieten mit Kübelsystem 34,9 %. ANDERS beobachtete in Berlin in Ortsteilen mit Kanalisation 2,9 % Askaristräger unter den Schulkindern, in ländlichen ohne Kanalisation 6,7 %, in Villenvororten ohne Kanalisation 14,3 %. Die entsprechenden Beobachtungen machte GRAMLING in Erlangen: 14 % Askaristräger in der kanalisierten Innenstadt, 32 % in Alterlangen mit Grubenabortsystem. Bemerkenswert war die Häufung am Stadtrand, wo der Gemüsebedarf vornehmlich aus dem eigenen, aus der Abortgrube gedüngten Garten gedeckt wird (64 %), und im Gegensatz dazu eine ganz auffallend niedere Befallsziffer von 1,2 % in einer anderen kanalisierten Vorstadtsiedlung, in der das Eigengemüse mit Leitungswasser gezogen wurde. SCHUBERT und FRANK ermittelten in Tübingen den stärksten Wurmbefall bei den Besitzern eines kleinen „Gütle" von 1–5 Ar, die ihren Gemüsebedarf selbst decken, während Landwirtsfamilien, die eine Fläche von 10 Ar und mehr anbauen, deutlich weniger infiziert waren. In 40 Bodenproben aus Schrebergärten in der Umgebung von Münster/Westf. fanden GÄRTNER und MÜTING 9mal, PFEFFER in 24 Bodenproben aus Thüringer Dorfgärten 6mal Askariseier, auf mehr als der Hälfte der aus diesen Gärten geernteten Salatblätter wurden ebenfalls Askariseier nachgewiesen.

Bodenarbeit in derartig infizierten Gärten ist nicht ungefährlich (KREY). Geradezu eine Modellinfektion wird provoziert, wenn dabei in der Arbeitspause ein Rettich oder eine Möhre aus dem Boden gezogen und verzehrt werden. Wir selbst kennen folgende Beobachtung: Ein Polizeimeister führte in jedem Frühjahr bei sich und seiner ganzen Familie eine Wurmkur mit rohen Möhren durch, die aus seinem Garten stammten. Die in großen Mengen abgehenden Würmer

— berichtet wurden von 100—200 Exemplaren — wurden in die Abortgrube geworfen, und mit deren Inhalt regelmäßig der Garten wieder gedüngt. So war es nicht verwunderlich, daß gleichzeitig mit der Möhrenkur auch schon wieder die Neuansteckung erfolgte und die Kur in jedem Jahre die gleich guten Erfolge bei allen Familienangehörigen hatte. Der Meister wollte lange Zeit nicht einsehen, daß er mit seiner Wurmkur nur einen Austausch der Wurmgenerationen erreichte. PFEFFER fand z. B. auf 7 von 26 Möhren aus verseuchten Gärten Askariseier.

Dieselben, wenn nicht noch schlimmeren Verhältnisse liegen vor, wenn das Gemüse gewerbsmäßig auf *Rieselfeldern* angebaut wird, die mit Abwässern beschickt werden. Im Jahre 1947/48 wurde eine schwere Infektionswelle beobachtet, die von den Darmstädter Rieselfeldern ausging. In dem Gemüsebaubezirk, in dessen Mittelpunkt Griesheim und Weiterstadt liegen, wurde über die ganze Vegetationszeit ein völlig ungeklärtes Abwasser zur Düngung verwendet, in dem pro Liter Rohwasser 600—3000 Spulwurmeier ermittelt wurden, wovon auf 1 ccm absetzbarer Stoffe 3—700 Eier entfallen. BAUMHÖGGER und REINHOLD stellten 5400 Wurmeier/Liter Abwasser fest, nach zweistündigem Absetzen im Schlamm 5800 Eier/Liter; während das abgesetzte Abwasser keine Wurmeier mehr enthielt. In einem Rieselfeld wurden 5 Tage nach Berieselung 280 Eier/g Schlammschicht gezählt.

Reihenuntersuchungen im Februar/März 1947 ergaben folgende Askaridenverseuchung in % (BURLINGAME):

Tabelle 3

Ort	Kinder 1–15 Jahre	davon schwer u. sehr schwer	Erw.
Griesheim	99	über 50	100
Eberstadt	99	über 30	
Pfungstadt	93	über 20	74
Arheiligen	92	über 22	
Darmstadt	90	über 5	70

Im Oktober 1947 ließ die Medizinalabteilung des hessischen Innenministeriums verlauten, daß sich in Krankenhäusern im Gebiet von Darmstadt 180 schwer Spulwurmerkrankte in Behandlung befänden, davon 30 in lebensbedrohlichem Zustand. Bis 1948 ereigneten sich im Reg.-Bez. Darmstadt 20 Todesfälle durch Askaridenbefall, davon allein 12 durch Darmverschluß. 1948, nach Eintreffen amerikanischer Wurmmittel, stellte das Untersuchungsamt Darmstadt den Askaridenbefall im Landkreis Darmstadt (ohne Griesheim) mit 39%, in der Stadt Darmstadt mit 52 und in Griesheim mit 90% fest (SCHLIEPER und KALLIES). 1952 wurden unter der Darmstädter Bevölkerung noch 26% Wurmträger ermittelt (HARMSEN), 1955 durch RATSCHOW immer noch 20,5% trotz inzwischen vorgenommener Sanierungsmaßnahmen. Eine derartige Epidemie kann auf das Anbaugebiet selbst nicht beschränkt bleiben. Entsprechend stellte SEITZ in den Landkreisen, die ihr Gemüse aus Griesheim bezogen, 40 % Wurmträger fest, während sich in benachbarten Kreisen, in denen Gemüse aus den Anbaugebieten Unterfrankens zum Verkauf kam, nur 14 % als askaridenverseucht erwiesen.

Diese Verhältnisse stellten damals durchaus keinen Einzelfall dar, wie HARMSEN am Beispiel des Gemüseanbaugebietes um Bardowiek gezeigt hat. Im Jahre 1951 wurden in Hamburg rund 120 000 Zentner des dort gezogenen Gemüses abgesetzt! Die Gefahr, die von einem derartig verseuchten Gemüse ausgeht, ist nicht unbeträchtlich, zumal, wenn gleichzeitig auch noch andere Krankheitserreger wie Typhus- und Paratyphusbakterien mit verschleppt werden. Um der Ausbreitung auf diesem Weg Einhalt zu gebieten, hat HARMSEN die Forderung erhoben, einwandfrei gezogenes Gemüse durch Gütemarken zu kennzeichnen.

Von entscheidendem Einfluß auf den Durchseuchungsgrad bzw. die *Selbstreinigung des Bodens* und damit indirekt auf die Befallzahl der Bevölkerung sind schließlich das Klima und die geologische Beschaffenheit. SCHLIEPER weist darauf hin, daß der Spulwurm in Europa nördlich des 60. Breitengrades bzw. nördlich der 15° C-Juli-Isotherme mindestens sehr selten angetroffen wird, da die Temperatur nicht ausreicht, um Eier im Erdboden ausreifen zu lassen. Während unentwickelte Eier gegen Kälte zwar sehr risistent sind (CRAM) und bei Temperaturen um 0° C über Monate lebensfähig bleiben, scheinen larvenhaltige Eier kalte Winter im Freien nicht zu überstehen. Im feuchten Milieu bleiben sie zwar sehr lange, z. T. mehrere Jahre, lebensfähig (BRAUN, DAVAINE) und halten sich in 2%iger Formalinlösung 6—24 Monate, gegen Austrocknung sind sie dagegen verhältnismäßig empfindlich. Schon nach einer Woche enthalten bei Laboratoriumsversuchen 35 % der trocken bei Zimmertemperatur gelagerten Spulwurmeier Gasblasen, nach 4 Wochen Trockenzeit sind sämtliche Eier geschädigt oder abgestorben. Während sich die Eier nach den Angaben von SEITZ bei einem Wassergehalt der Umgebung von 10 % über längere Trockenperioden halten, sterben sie bei einem Wassergehalt der Umgebung von 4 % in kurzer Zeit ab. Auch JETTMAR und EXNER fanden die Resistenz der Askariseier deutlich herabgesetzt nach Austrocknen, wiederholtem Einfrieren und Auftauen sowie nach längerdauernder Besonnung. Sandböden werden daher bei intensiver Sonnenbestrahlung durch die rasche Austrocknung und nach der Ansicht von CORT infolge des großen Temperaturwechsels zwischen Tag und Nacht rascher saniert als schwere lehmige Böden. Hinzu kommt die mechanische Reinigung durch stärkere Regenfälle, die die Eier in tiefere Bodenschichten spülen oder abschwemmen. So fand SEITZ in Freiluftbeeten von Flußsand schon nach 3 Monaten eine beträchtliche Anzahl von Wurmeiern in tiefere Bodenschichten gespült, nach 6 Monaten nur noch ganz vereinzelt Eier an der Oberfläche und nach 1 Jahr die Oberfläche infektionsfrei, während in Lößboden noch nach 1¼ Jahren die Oberfläche stark durchsetzt und die Eier erst 10 cm tief eingedrungen waren. Entsprechend stellte SEITZ im Rhein-Main-Neckar-Gebiet auf schwerem, nur wenig wasserdurchlässigem Urgesteinsverwitterungsboden eine fast doppelt so hohe Befallsziffer der Bevölkerung mit Askariden (73,5 %) wie in Gegenden mit ausgesprochenem Sandboden (46,7 %) fest.

Eine ähnliche Abhängigkeit der Verbreitung des Askaris von der Bodenbeschaffenheit beobachtete BEAVER in Georgia. Diese Feststellungen erklären wohl auch die unterschiedlichen Angaben bezüglich der Lebensdauer der Askarideier im Freien und geben einen Hinweis auf die natürliche Absterberate, die im Hinblick auf die Verbreitung und die ungeheure Fruchtbarkeit des Askaris dennoch sehr hoch sein muß.

Während SCHÄFER bei seinen Freilandversuchen in Hamburg noch nach 3 Jahren Infektionsfähigkeit feststellen konnte, rechnet LIEBMANN in der Praxis mit einer Lebensdauer im Boden von 1 Jahr. PIEKARSKI gibt ferner an, daß in offenen Abortgruben alle Eier nach 6 Monaten abgestorben sind, nach 10—13 Monaten aber noch leben, wenn die Gruben mit Brettern und Erde abgedeckt wurden. BARCENKO fand eine Lebensdauer von 26 Tagen — 3 Monaten bei Wurmeiern, die sich in Wohnräumen zwischen Spalten der Fußbodendielen bei einer mittleren Temperatur von 22–24° C und einem Feuchtigkeitsgrad der Umgebung von 45–50 % entwickelt hatten.

3. Klinik

Das klinische Bild der Askaridiasis ist außerordentlich mannigfaltig.

In der Zeit der *Darmperforation* durch die Askaridenlarven, die ohne umgebende Gewebsreaktion erfolgen kann (SAKAGUCHI), treten nur diffuse, uncharakteristische Beschwerden auf, deren Bedeutung meistens nicht oder höchstens retrospektiv erkannt wird. Blutungen sind ungewöhnlich.

Wesentlich eindrucksvoller sind die Erscheinungen, die während des *Entwicklungsstadiums in der Lunge* etwa 6—16 Tage nach der Infektion auftreten können. Während sich ein Teil der Befallenen überhaupt nicht krank fühlt und die Infiltration in den Lungen mehr oder weniger zufällig bei einer Röntgenuntersuchung entdeckt wird, klagen andere über Schlappheit und Mattigkeit, Gliederschwere und Kopfschmerzen in Verbindung mit leichter Kurzatmigkeit, manchmal geringes Beklemmungsgefühl und Stechen auf der Brust sowie etwas Hustenreiz ohne nennenswerten, gelblichen Auswurf, mäßiges Fieber bis 38° C und leichte Nachtschweiße, die zu der Diagnose „Erkältung" oder „grippaler Infekt" führen und sogar den Verdacht auf eine beginnende Lungentuberkulose erwecken (s. Abb. 12).

Bei der Röntgendurchleuchtung werden eine oder mehrere, zarte, milchglasartige und unscharf begrenzte, wolkige, manchmal auch fleckig-konfluierende oder fleckig-streifig erscheinende uncharakteristische Verschattungen in der einen oder in beiden Lungenhälften entdeckt (Abb. 13—16). ESSELLIER stellte unter 200 Fällen von flüchtigen eosinophilen Lungeninfiltraten die folgende prozentuale Verteilung der einzelnen Infiltrat-Typen fest: große, mehr oder weniger regelmäßig begrenzte Schattenbildungen in 27,5 %, streifig-fleckige Verschattungen in 40 %, kleine Rundherde in 27,5 % und keilförmige Verschattungen in 5 %. Die Verteilung der Infiltrate auf die einzelnen Lungenfelder bei einem Beobachtungsgut von 1327 Fällen geht aus Abb. 17 hervor (s. auch SOMMER). Dop-

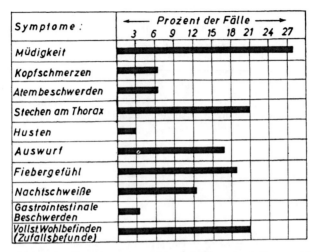

Abb. 12. Beschwerden bei eos. Lungeninfiltrat (nach ESSELLIER)

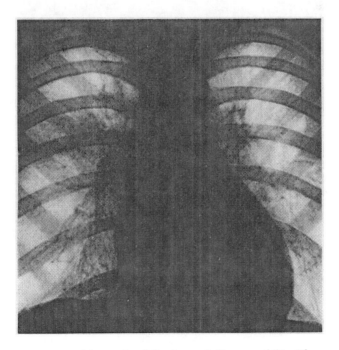

Abb. 13. Weiches eosinophiles Lungeninfiltrat perihilär. Bluteosinophilie 7 %

pelseitige Schattenbildungen fand ESSELLIER in 8 %, CHASSÉ in 10 % von 200 bzw. 529 Fällen. Die Infiltrate treten erstmals etwa 6—7 Tage nach der Infestation in Erscheinung und erreichen ihre maximale Ausdehnung schon mit dem 14. Tage. Meist sind die Infiltrationen nach 10—20 Tagen wieder vollständig abgeklungen. Als „Sukzedanschatten" (LÖFFLER, ferner BENDA und WEINBERG, SCHULZE, HILLE, MANO und GILBRIN, ROSSEL und HOURIET, VASELLI) können sie aber auch rezidivierend an anderen Stellen wieder neu auftreten und ausnahmsweise sogar einen ganzen Lappen einnehmen (LAUDAS). Hilusbeteiligung spricht nicht gegen die Diagnose (CHASSÉ, ESSELLIER und KOSZEWSKI, LÖFFLER und MAIER).

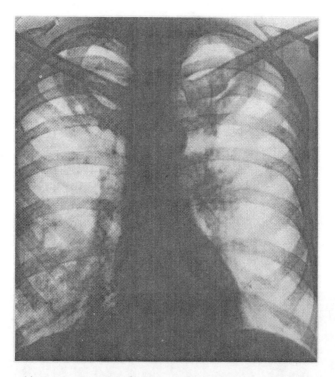

Abb. 14. Eos. Lungeninfiltrat im rechten Unterfeld. Bluteosinophilie von 14 %

Differentialdiagnostisch ist bei entsprechender Lokalisation an ASSMANNsche infraklavikuläre Frühinfiltrate, an Atelektasen, Broncho- und Lobärpneumonien (Abb. 18), Lungeninfiltrate bei Viruspneumonien, Q-Fieber und Ornithosen oder gar an Infarkte zu denken, nur selten wird der Verdacht auf einen Tumor aufkommen (Abb. 19 u. 20). Pseudokavernöse Aufhellungen und große, manchmal beidseitige, unregelmäßige Infiltrationen sind von den entsprechenden Formen

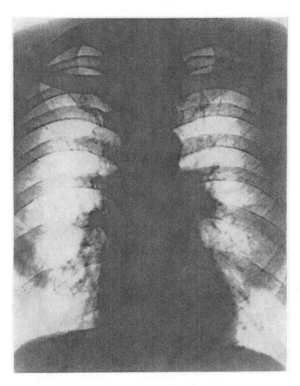

Abb. 15. Härteres Infiltrat im rechten Unterfeld, mehr peripher gelegen, Beteiligung des Hilus links

der Tuberkulose ebenso abzugrenzen (Abb. 21), wie die seltenen miliaren Erscheinungsbilder (DUROUX und Mitarb., ELKELES und BUTLER, LÖFFLER und MAIER, SPÜHLER und KARTAGENER, TAPIE, BAUDOT und GOURDOU, ZDANSKY).

In Zweifelsfällen führen oft erst die Untersuchungen des Blutbildes und der weitere Verlauf mit dem Verschwinden der Infiltrationen innerhalb von 10 Tagen bis maximal 3 Wochen zur Aufklärung, nur selten einmal benötigt die Rückbildung noch längere Zeit. Der Perkussionsbefund ist dabei in der Regel wenig ausgeprägt, zuweilen besteht eine geringe Schallverkürzung mit oder ohne feuchte Rasselgeräusche, meist lassen sich aber keinerlei sonstige krankhaften Veränderungen feststellen.

Im Blutbild sind die Eosinophilen bei wenig erhöhter Gesamtleukozytenzahl schon vom 5. Tage an auffallend vermehrt, ihr Maximum erreichte die Bluteosinophilie mit 15–25 %, ausnahmsweise sogar bis 70 %, bei den Beobachtungen von VOGEL und MINNING aber gewöhnlich erst eine Woche später in der 3. Infektionswoche, um dann allmählich wieder zurückzugehen. Dieses „Nachhinken" der Bluteosinophilie deuten ESSELLIER und KOSZEWSKI in Verbindung mit den

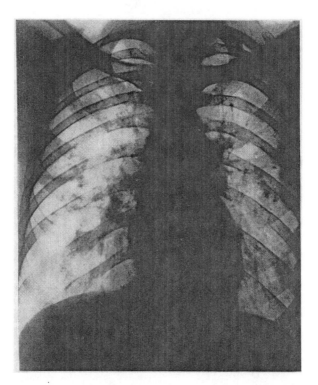

Abb. 16. Diffus-fleckiges eosinophiles Lungeninfiltrat. Bluteosinophilie 22 %

Befunden im Knochenmark als „Überschußeosinophilie", die bei nicht allergischer, sondern bei resorptiver Eosinophilie auftritt als Zeichen dafür, daß die durch eosinotaktische Reize ausgelöste Gewebsreaktion ihre maximale Ausdehnung erreicht hat und die Lungen mit eosinophilen Granulozyten abgesättigt sind.

Die Senkungsgeschwindigkeit der roten Blutkörperchen ist bei etwa 40 % der Fälle auf mehr als 20 mm in der ersten Stunde beschleunigt (ESSELLIER), während das Bluteiweißbild nur uncharakteristische Veränderungen im Sinne einer akuten Entzündung erfährt. Darüber hinaus ist in einzelnen Fällen von HASSE sowie LÖFFLER und MAIER eine vorübergehende Erhöhung des Blutzuckerspiegels beobachtet worden, aber ohne daß gleichzeitig Zucker im Urin hätte nachgewiesen werden können.

Die Häufigkeit einer Pleurabeteiligung wird in der Literatur sehr unterschiedlich beurteilt. Während sie

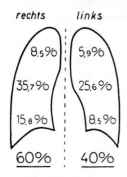

Abb. 17.
(Nach ESSELLIER)

BAUMANN und ebenso HENI, THEDERING und RIETHMÜLLER sowie NAGEL nur äußerst selten feststellen konnten, fanden sie ESSELLIER in 11 % und CHASSÉ sogar in 26 % ihrer Fälle, vorwiegend bei den länger dauernden Formen. Ein Gehalt des Pleuraexsudates von mehr als 10 % bis zu 60–80 % Eosinophilen ist wiederholt beobachtet worden (ESSELLIER), kommt aber sicher nur selten vor. Der Gehalt der Punktionsflüssigkeit an eosinophilen Granulozyten übertrifft

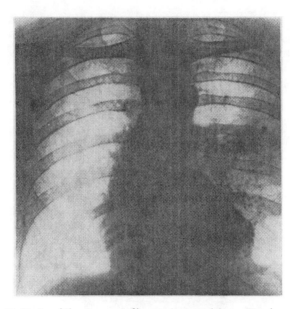

Abb. 18. Eosinophiles Lungeninfiltrat mit ausgedehnter Verschattung des linken Mittelfeldes. Diff.-diagn. Bronchopneumonie. Bluteosinophilie 11 %

dabei meistens noch den des Blutes, und das hell bernsteingelbe Exsudat nimmt in diesen Fällen einen grünlich schillernden Farbton an. Larven hat anscheinend nur RUTKOWSKIJ im Pleuraexsudat auffinden können.

Bei massiven Infektionen, wie in dem Selbstversuch von KOINO mit 2000 reifen Spulwurmeiern, kommt es zu wesentlich schwereren und längerdauernden klinischen Erscheinungen. Neben Kreuz- und Wadenschmerzen stellte sich bei KOINO am 6. Tage eine Lebervergrößerung ein. Unter Fieber bis 40,2° C entwickelte sich das Bild einer beidseitigen Pneumonie mit Atembeschwerden, Zyanose und Pulsschwäche. Der Auswurf war zeitweise blutig. Der am 8.–15. Tage nach der Infektion gelungene Larvennachweis im Auswurf ist außer KOINO in der Klinik, soweit übersehbar, nur BIRK und MÜLLER geglückt. AYRES und STARKEY, ESSELLIER, MARTI und MORANDI sowie VOGEL und MINNING fanden im Sputum ziemlich regelmäßig eosinophile Zellen, CHARKOT-LEYDENsche Kristalle und gelegentlich Klümpchen flimmernden Bronchialepithels.

Dieses Syndrom hat LÖFFLER 1932 als „*flüchtiges Lungeninfiltrat mit Bluteosinophilie*" beschrieben, und die zahlreich folgenden Veröffentlichungen (Übersicht siehe bei ESSELLIER) ermöglichten bald die Abgrenzung des klinischen Erscheinungsbildes, allerdings ohne zunächst seine Genese mit überzeugender Sicherheit zu erklären, zumal sich bald Beziehungen zu anderen, mit chronischer Eosinophilie des Blutes und der mannigfaltigsten Gewebe einhergehenden Er-

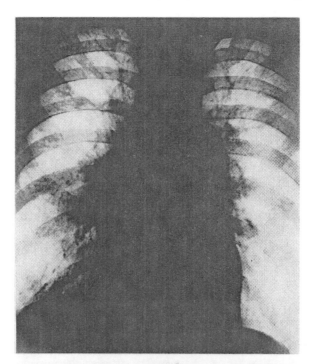

Abb. 19. Eosinophiles Lungeninfiltrat, an Bronchialkarzinom erinnernd. Bluteosinophilie 17 %

krankungen ergaben. So fanden sich neben einer Beteiligung der serösen Häute wie Pleura, Perikard, Peritoneum, einschließlich der der Gelenke und der Meningen auch eine solche der Haut, der Skelett- und Herzmuskulatur, der Knochen und schließlich auch der parenchymatösen Organe wie Leber, Milz und Nieren. LEITNER, WILD und LÖRTSCHER vermuteten 1934 neben anderen Ursachen wandernde Askaridenlarven, und nach KOINO konnte auch R. W. MÜLLER durch Verzehren eierhaltiger Treibhauserde bei sich das Syndrom experimentell erzeugen. 9—12 Tage nach Einnahme von lediglich 6—45 Spulwurmeiern kam es in den Versuchen von VOGEL und MINNING bei 5 Versuchspersonen zu den gleichen klinischen und röntgenologischen Befunden wie bei den flüchtigen eosinophilen Lungeninfiltraten, bei 4 Personen schloß sich außerdem ein frischer Darmbefall

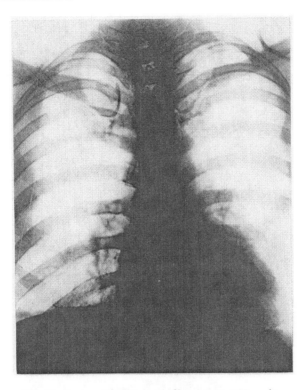

Abb. 20 Eosinophiles Lungeninfiltrat im 3. ICR rechts.
Rundherd, ähnlich einer Karzinommetastase. Bluteosinophilie 14 %

mit Askariden an. TAKATA gab je 25 reife Askarideneier 7 Personen zum Einnehmen und beobachtete bei 5 nach 7—9 Tagen Husten und etwas Auswurf. Ganz übereinstimmende Ergebnisse erbrachten die Selbstversuche von LÖFFLER, ESSELLIER und MACEDO. Wiederholt wurde das gehäufte Auftreten des Syndroms in Verpflegungsgemeinschaften beschrieben (FRANK und PAUL, R. W. MÜLLER, SOMMER, WALLERTSHAUSEN). Röntgenreihenuntersuchungen der Bevölkerung, von Soldaten und von Schulkindern in der Schweiz ergaben bei 0,5—1,5 % der Untersuchten den typischen Zufalls-Befund eines flüchtigen Lungeninfiltrates (CHASSÉ, STEIGARD, WILD), in der Klinik traf ROSSIER das Syndrom bei 2,2 ⁰/₀₀ der Kranken an. In vielen Fällen trat dann 5—6 Wochen später ein frischer Darmbefall mit Askariden auf, der durch den Abgang junger Würmer nach einer Wurmkur bewiesen wurde. HENI, THEDERING und RIETHMÜLLER stellten in Tübingen bei 78 % ihrer Fälle von flüchtigem eosinophilen Lungeninfiltrat durch einen positiven Eibefund im Stuhl nach 8—10 Wochen noch nachträglich die Askarisätiologie sicher.

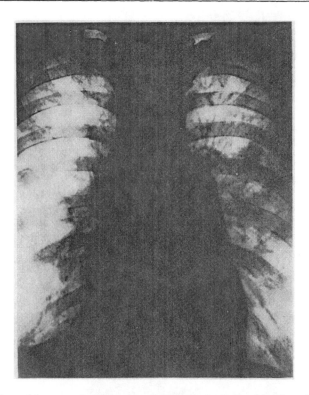

Abb. 21. Ausgedehntes eosinophiles Lungeninfiltrat im linken Mittel- und Oberfeld, ausgesprochen exsudatives Erscheinungsbild. Bluteosinophilie 12 %

Zur Zeit des Infiltrates im Stuhl enthaltene Askariseier sagen über die Genese dagegen nichts aus; die sie ablegenden Weibchen müssen von einer früheren Infektion stammen.

Nicht ohne Bedeutung erscheinen Beobachtungen von KOINO sowie TAKATA, bei denen 5—13 Tage nach Einnahme von Schweineaskariseiern das gleiche klinische Bild mit Fieber zwischen 38 und 39° C, aber ohne nachfolgenden Darmbefall auftrat.

Nachdem VOGEL und MINNING noch 1952 in der Lungenpassage der Spulwurmlarve wenigstens für Mitteleuropa das „bisher einzige ätiologische Moment, das experimentell bewiesen worden ist", erblickten, ist es nunmehr sichergestellt, daß derartige flüchtige eosinophile Lungeninfiltrate sowohl durch zahlreiche andere parasitische Helminthen mit obligater (Askaris, Ankylostoma, Strongyloides stercoralis, Trichinella spiralis, Schistosoma haematobium) oder fakultativer Lungenpassage (Filarien, Fasciola hepatica, Echinococcus cysticus, Cysticercus cellulosae) als auch durch nicht parasitäre, belebte und sogar unbelebte Schädlichkeiten verursacht werden können, die die Lunge passiv auf dem

Blut-, oder von außen durch die Luftwege befallen und eosinotaktisch-resorptive oder allergisch-eosinopoetische Reize auslösen (ESSELLIER).

Da die Ätiologie der durch Askarislarven ausgelösten Infiltrate in der Praxis zunächst nicht gesichert werden kann, ist die Erkennung ihrer wahren Natur im Einzelfalle oft außerordentlich schwierig und letztlich nur auf Grund des gesamten Krankheitsverlaufes möglich. Außer der Vielzahl der ätiologischen Faktoren wie Pflanzenpollen, Pilzen oder Arzneimitteln (Abb. 22) sind die sogenannten Lungeninfiltrate mit Fremdeosinophilie (ESSELLIER) auszuschließen, bei denen die Bluteosinophilie in keinerlei ursächlichem Zusammenhang mit der Lungeninfiltration steht und auf irgendeinen anderen unabhängigen eosinopoetischen Reiz zurückgeht, ferner Lungeninfiltrationen mit fakultativer Bluteosinophilie, worunter ESSELLIER nicht eosinophile Infiltrate versteht, wie Pneumokokken- und Pfeiffer-Pneumonien oder Fälle von Wassermann-positiven Lungeninfiltraten, in deren Ablauf, meist postinfektiös, sich ebenfalls eine Eosinophilie des Blutes ausbildet. Darin ist jedoch auch die Unterscheidungsmöglichkeit gegenüber den eosinophilen Lungeninfiltraten gegeben. Eine besondere Stellung nehmen schließlich die gelegentlich beim Asthma bronchiale und bei der Periarteriitis nodosa beobachteten Lungeninfiltrate ein (näheres siehe bei ESSELLIER). Wieweit die von KARTAGENER aufgestellten Typen des eosinophilen Lungeninfiltrates (LÖFFLER, LEON-KINDBERG

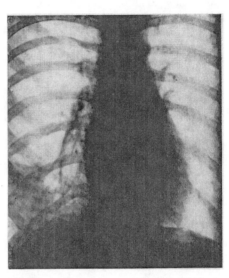

Abb. 22. Infiltration im rechten Unterfeld mit Bluteosinophilie von 4 % nach Einnahme von Neo-Bridal, zwei Tage später nicht mehr nachweisbar

und LÖHR-WETZEL), insbesondere die chronisch oder septisch verlaufenden, auch die durch Askariden ausgelösten einschließen, ist noch nicht sichergestellt, erscheint aber gerade für die letzteren nicht sehr wahrscheinlich.

Im Röntgenbild pflegen sich die flüchtigen eosinophilen Lungeninfiltrate der Askaridiasis gegenüber denen anderer Genese gewöhnlich durch ihre große Vielgestaltigkeit auszuzeichnen.

Pathologisch-anatomisch handelt es sich um kleine, bronchopneumonische, teils konfluierende Herde, deren Exsudatzellen zu 70—100 % aus eosinophilen Leukozyten bestehen (v. MEYENBURG). G. BECKER beobachtete im Tierversuch in den frühesten Invasionsstadien verwaschene Fleckbildungen und Blutungsstellen auf der Oberfläche und nach einer Woche bei einem Teil der Mäuse und Meerschweinchen tuberkelähnliche Gebilde in der Leber, die im Quetschpräparat teils noch lebende, teils bereits abgestorbene Larven enthielten. Diese Untersuchungen werden ergänzt durch MERCER, LUND, BLOOMFIELD und CALDWELL, die bei Leberbiopsien am Menschen in einem Falle etwa 1600 Askarislarven in der Leber fanden, umgeben von eosinophilen Granulomen.

Die Lungen der Versuchstiere von BECKER waren vom 4. Tag an bis 2—3 Wochen nach der Infektion durch mehr oder minder ausgebreitete Blutungen verändert. RANSOM fand schon 1922 Larvenpneumonien bei jungen Schweinen und LÖFFLER, ESSELLIER und MACEDO konnten an Meerschweinchen durch Infestation mit embryonierten Askaridenlarven das Syndrom der flüchtigen eosinophilen Lungeninfiltrate in allen seinen hämatologischen und röntgenologischen Erscheinungen hervorrufen und larvenhaltige, entzündliche eosinophile Infiltrate in der Darmwand, in der Leber, in den Lungen und den kleinen Bronchien feststellen (Abb. 23). Wie weit neben Blutungen auch noch Lungenatelektasen in der Umgebung des eigentlichen Infiltrates am Zustandekommen der flüchtigen Erscheinungen im Röntgenbild beteiligt sind, läßt sich aus den bisher vorliegenden

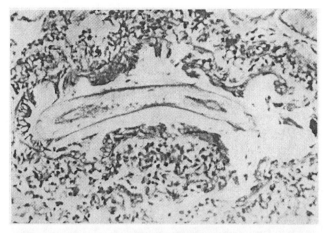

Abb. 23. Etwa 200 μ große Askaridenlarve in einem dichten eosinophilen Infiltrat in der Lunge. ROMANOWSKI. Vergr.: 460:1. Ansco-Color (aus LÖFFLER, ESSELLIER und MACEDO 1948)

Untersuchungen nicht sicher sagen, jedoch ist erwiesen, daß es sich bei den Infiltrationen in der Lunge zunächst nicht um Fernwirkungen von Toxinen oder von anderen Stoffen, meist hypothetischer Art, handelt.

Neben der Reaktion des interstitiellen Gewebes fiel anderen Untersuchern eine starke Gefäßbeteiligung im Sinne einer teilweise nekrotisierenden Arteriitis und Phlebitis auf (TRUTSCHEL), teilweise in Verbindung mit perineuraler Anhäufung von Eosinophilen (HARKAVY). RUTKOVSKIJ führte die Infiltrate sogar auf einen Massenbefall zahlreicher Lungengefäße mit Larven zurück.

Ungeklärt bleibt die Bedeutung einer vorausgegangenen oder gleichzeitigen Sensibilisierung, insbesondere im Hinblick auf die allerdings seltenen extrapulmonalen Lokalisationen (v. MEYENBURG), die begleitenden Hauterscheinungen und asthmatischen Reaktionen. Durch die Arbeiten von FÜLLEBORN, HÖPPLI sowie STEWART ist es jedoch erwiesen, daß ähnlich wie bei bestimmten Nematodeninfektionen der Tiere (SPRENT, TINER) einzelne Askarislarven statt in die Alveole in eine Lungenvene geraten und sie als Irrläufer im Körperkreislauf in die Meningen, das Gehirn (vgl. Abb. 7), das Auge oder irgendein anderes Organ fortgeschwemmt, dort abgekapselt und resorbiert werden (FÜLLEBORN, JACQUES). Eine Weiterentwicklung der Larve in der unphysiologischen Umgebung zum ausgewachsenen Wurm ist eine rein spekulative Annahme und auch im Tierversuch nirgends belegt, jedoch hält PAYNE transplazentare Übertragung auf den Foet für möglich. INNES und SHOHO vermuten, daß derartige Larven einer Virusinfektion des Gehirns den Weg bahnen könnten. Jedenfalls scheint eine Sensibilisierung nicht unbedingt Voraussetzung für das Zustandekommen des LÖFFLER-Syndroms zu sein, und LEJKINA, GAJKO, CELYSEVA und BOKSTEJN konnten bei Männern, bei denen vorher sicher keine spezifischen präzipitierenden Antikörper im Blut nachweisbar waren, beobachten, daß diese erst zusammen mit den Lungenveränderungen neu auftraten. Bei der weitverbreiteten Sensibilisierung gegen Askarissubstanzen, die nach den Untersuchungen von HEGGLIN, JADASSOHN sowie SCHÖNFELD bis zu 80% beträgt, und der Häufigkeit der Reinfektion wird eine Larvenwanderung in einem sensibilisierten Organismus jedoch häufiger vorkommen als in einem nicht sensibilisierten. Welche Abwandlungen des klinischen Bildes sich daraus ergeben, bedarf jedoch noch weiterer Untersuchungen. Insbesondere wäre in Zukunft im Hinblick auf das Auftreten des Syndroms an sich (HANHART) und ebenso seiner klinischen Besonderheiten im Einzelfalle daher vermehrt auf individuelle und individuale Faktoren im Sinne GOTTRONS zu achten. Dies gilt nicht nur für die Rolle früherer oder gleichzeitiger Infektionen jeder Art, sondern auch für familiär bzw. konstitutionell bedingte besondere Reaktionsweisen, die GOTTRON am Beispiel des Vorkommens von Bronchialasthma in Familien mit endogenem Ekzem, aber auch des Auftretens von Gelenkblutungen in ganz bestimmten Blutersippen und ferner der Gelenkbeteiligung bei Psoriasis vulgaris und bei der gonorrhoischen Sepsis aufgezeigt hat, worauf im Hinblick auf das eosinophile Lungeninfiltrat erst KORTING und RIEGEL wieder hingewiesen haben.

Nach erfolgter *Besiedelung des Darmes* mit den Würmern kommt es nur in einem Teil der Fälle zu manifesten Krankheitserscheinungen. ANDERS fand bei 58% seiner untersuchten Askaristräger keine, bei 34% geringfügige und nur bei 8% deutliche Beschwerden und 16,6% der von SCHUBERT und FRANK untersuchten Personen wußten nichts von ihrem Wurmbefall. Bei 180 Askaristrägern fand MÜNZENMAIER in Tübingen die Askaridiasis in 14% als Hauptdiagnose, in 59% als Nebenbefund.

Das klinische Bild der Askaridiasis ist so vielgestaltig und wechselvoll, daß ERHARDT und WIGAND jeder Versuch einer Kennzeichnung konstruiert erscheint. Allein eine Trennung in mechanische und toxisch-allergische Ursachen ist oft nicht einwandfrei möglich, Abmagerung oder Entwicklungshemmung bei Kindern beruht auf weit komplexeren Ursachen als dem bloßen Nahrungsentzug

(v. BRAND, VENTKATACHALAM und PATWARDHAN). Bei 202 von SWARTZWELDER im Krankenhaus beobachteten Askaridiasiskranken lauten die Haupt- und Nebendiagnosen bei der Einweisung wie folgt:

Tabelle 4

Helminthiasis	117	Chron. Bazillenruhr	2
Askaridiasis	42	Amoebiasis	2
Chron. rezidiv. Appendizitis	35	Typhus abdominalis	2
Katarrhinfekt. d. ob. Luftwege	18	Ulcus pepticum ventric.	2
Gastroenteritis, chron. u. akut	16	Ulcus duodeni	2
Tuberkulose	10	Gastrointestinales Karzinom	2
Darmverschluß durch Askariden	7	Psychoneurose	2
Darmverschluß	7	Malaria	2
Subakute Appendizitis	7	Sekundäre Anämie	2
Epilepsie	7	Neurozirkulatorische Dystonie	1
Intussuszeption	6	Unterernährung	1
Intestinale Intoxikation	6	Magenneurose	1
Krämpfe	4	Toxische Hepatitis	1
Pyelitis	4	Chron. Nephritis	1
Pneumonie	3	Leberabszeß	1
Chron. Obstipation	3	Erkrankung der Gallenwege	1
Cholezystitis	3	Hyperthyreose	1
Akute Appendizitis	2	Asthma	1
Chron. mesenteriale Lymphadenitis	2	Ohne Diagnose	9

Die Untersuchung dieser Kranken ergab dann die folgenden subjektiven und objektiven klinischen Erscheinungen:

Bauchschmerzen	:	139	Schlechte Verdauung	:	9
Abgang von Würmern	:	133	Atembeschwerden	:	8
Erbrechen	:	77	Abwechselnd Verstopfung		
Druckschmerzen im Abdomen			und Durchfall	:	6
bzw. im Epigastrium	:	71	Schwindel	:	6
Fieber	:	56	Schlaflosigkeit	:	6
Verstopfung	:	51	Schläfrigkeit	:	6
Meteorismus	:	50	Zähneknirschen	:	5
Husten oder Schnupfen	:	45	Blut u. Schleim im Stuhl	:	4
Übelkeit	:	38	Brustschmerzen	:	4
Kopfschmerzen	:	28	Heißhunger	:	3
Durchfall	:	26	Gesichtsödem	:	3
Krämpfe	:	23	Frösteln	:	3
pathol. Lungenbefunde	:	23	Rückenschmerzen	:	3
Appetitlosigkeit	:	16	Hysterie	:	2
Gewichtsabnahme	:	15	Kratzen im Hals	:	2
Schwächegefühl	:	11	Spannungsgefühl	:	2
Unpäßlichkeit	:	10	Ohnmachtsanfälle	:	1
Unruhe	:	10	Nasenjucken	:	1
Bauchdeckenspannung	:	9	Blässe	:	1
Resistenzen bei der			Gelbsucht	:	1
Palpation im Abdomen	:	9	Hämolyse	:	1

Im Vordergrund der klinischen Erscheinungen bei Askaridiasis stehen abdominelle Beschwerden. Im Krankengut von SCHUBERT klagten 47 % über *Leibschmerzen*, die nach Lokalisation, Intensität und Qualität schon bei ein und demselben Patienten in kurzen Zeitabständen sehr stark wechselten. Von den Kranken SWARTZWELDERS lokalisierten 27 die Schmerzen in das Epigastrium, 23 in die Nabelgegend, 17 in das rechte untere Viertel des Leibes, 14 gaben Schmerzen überall im Bauchraum an, während 8 über Schmerzen im Unterbauch klagten. Je 4 Kranke mit Askaridiasis verspürten die Leibschmerzen im rechten bzw. im linken oberen Viertel des Bauches, je 1 im linken unteren Viertel bzw. allgemein im Oberbauch. 33 konnten keine Lokalisation angeben.

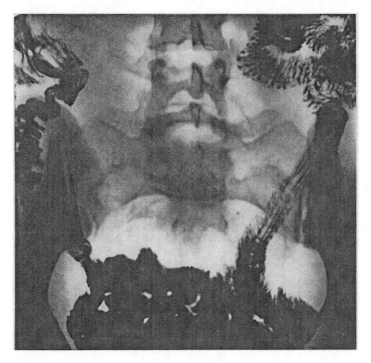

Abb. 24. Starke, kolikartige Leibschmerzen im linken Unterbauch, durch ein einziges Wurmexemplar hervorgerufen (s. Text)

Leicht ziehende Schmerzen oder ein von Zeit und Art der Nahrungsaufnahme unabhängiger Dauerdruck können von heftigen Schmerzattacken bis zu Kolikstärke unterbrochen werden (13 % im Krankengut SCHUBERTS). Hier wird dann oft die Abgrenzung gegen Gallen-, Nieren- und Nabelkoliken notwendig. Als Ursache werden Dünndarmspasmen angenommen, die mechanisch durch die Anwesenheit der Parasiten im Darm oder toxisch durch deren Stoffwechselprodukte ausgelöst werden. Ausnahmsweise genügt schon ein einziges Wurmexemplar, wie im Falle der Abb. 24, um derartige Zustände herbeizuführen. Es handelt sich um eine 29 Jahre alte Frau, die über starke, kolikartige Schmerzen im linken Unterbauch klagte ohne Bauchdeckenspannung, Fieber und ohne krankhaften Urinbefund. Hier brachte die Röntgenuntersuchung des Dünndarms mit Kontrastbrei die Klärung der Diagnose.

Noch schwieriger war die Entscheidung bei einer 65 Jahre alten Frau, die ganz plötzlich aus völligem Wohlbefinden heraus an unerträglichen Schmerzen im rechten Unterbauch erkrankte, und bei der die Röntgenuntersuchung 2 Askarisexemplare, von denen der eine schleifenförmig umgeschlagen war, in der terminalen Ileumschlinge und der BAUHINschen Klappe aufzeigte (Abb. 25). Da-

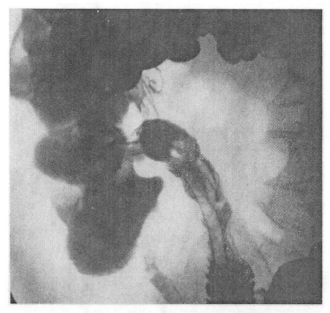

Abb. 25. Erscheinungen im Sinne einer akuten Appendizitis bei einer 61 Jahre alten Frau infolge Wurmbefall der terminalen Ileumschlinge

mit war die Abgrenzung gegen eine akute Appendizitis gesichert, die Operation konnte vermieden werden. Besonders bemerkenswert erscheinen hier die geringen Veränderungen der Darmschleimhaut.

Sehr häufig scheinen derartige Zustände beim Sitz der Askariden an physiologischen Engen aufzutreten, beim Durchtritt und möglicher Einklemmung an der BAUHINschen Klappe, wie in der letzterwähnten Beobachtung, aber auch beim Übergang vom Bulbus in das Duodenum. Klinisch wird eine Unterscheidung von einer akuten Gallenkolik oder einer Pankreaserkrankung ohne Röntgenuntersuchung kaum möglich sein (Abb. 26).

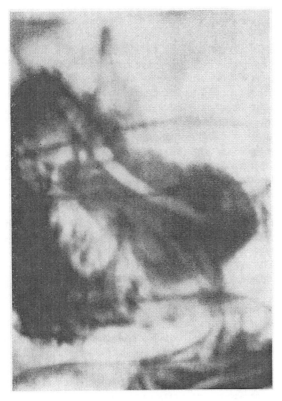

Abb. 26.
Askaris am Übergang vom Bulbus zum Duodenum

In seltenen Fällen kommt es zu schwersten Krankheitsbildern mit zuweilen tödlichem Ausgang, wenn eine Vielzahl von Askariden zum akuten oder auch rezidivierenden subtotalen oder totalen *Darmverschluß* führt (BONHAG, GRIESSMANN, KÖNDGEN, NEIMANN, PIERSON und DEBRY, SCHUBERT, ZYLKA). Zur Zeit der Geschlechtsreife, bei Wurmkuren mit vermifugen Mitteln, insbesondere Santonin, oder bei fieberhaften Zuständen des Wirtes (KIRK und CANTI, SCHUBERT, WATKINS und MOSS) werden die sonst träge nebeneinander liegenden Askariden lebhaft, so daß sie sich zu größeren Konvoluten zusammenknäueln, wie es auf Abb. 4 im linken Unterbauch zu erkennen ist. Bei 28 von 182 Askarideninfektionen fand SAKAGUCHI bei der Sektion derartige Wurmknäuel im Darm. LAURELL hält für wesentlich, daß die Askariden dabei von der Darmperistaltik erfaßt und in tiefere Darmabschnitte transportiert werden, wo sie dann infolge der physiologischen Verengung des Darmlumens im unteren Ileum hängen bleiben (OCHSNER, BAKEY und DIXON). Diese Askaridentumoren lassen sich häufig als teigigzähe, gering verschiebliche Resistenzen durch die Bauchdecke tasten und erfordern eine Abgrenzung gegen andere Tumoren und insbesondere gegen eine Intussuszeption.

Die Anamnese mit Wurmabgang aus dem Darm oder Wurmbrechen weisen auf die Art der Erkrankung hin, Untersuchungen des Stuhls und gegebenenfalls des Duodenalsaftes auf Wurmeier erhöhen die diagnostische Sicherheit. In seltenen Fällen mit starkem Meteorismus wird auch die Röntgenuntersuchung des Darmes weiterhelfen können (AIKEN und DICKMANN). Zuweilen sind außerdem im Stuhl okkultes Blut und im Urin Indikan nachweisbar.

Der Ileus kann mit starken Kollapszuständen des Kreislaufes einhergehen (MÜSSIG, WYSZ). Volvulus und Invagination, durch Askariden ausgelöst, sind u. a. von CIPRIANO, KÖNDGEN, GENKIN und SCHLOESSMANN beschrieben worden. Schließlich kann es zu Darmwandgangrän und zur Perforation mit den entsprechenden peritonitischen Folgeerscheinungen kommen (KOS, SAKAGUCHI). Diese zusätzlichen Komplikationen sind es auch, auf die die älteren, verhältnismäßig hohen Mortalitätsziffern nach Operationen zurückzuführen sind. So hat SWARTZWELDER von 18 Kranken mit Askaridenileus 6 verloren, und Moss gibt sogar eine Mortalität von 68 % bei insgesamt 19 Fällen an, während STORK und Mitarb. von 13 Kranken 12 retteten.

SCHUBERT hat demgegenüber bei einer 61 Jahre alten Kranken, die unter den lebensbedrohlichen Erscheinungen eines Ileus in die Klinik eingewiesen wurde und deren sehr schlechter Allgemeinzustand einen chirurgischen Eingriff nicht mehr zuließ, im Verlaufe von zwei Kuren 395 Spulwürmer abgetrieben (Abb. 27). RABEE berichtet über einen Fall von Askaridenileus mit 2005 Exemplaren. Beachtenswert erscheint auch die Angabe von FERNANDO und BALASINGHAM, die bei 27 von 34 Kindern Obstruktionssymptome durch kombinierte Gabe von Spasmolytika und Purgativa beheben konnten und erst dann die Wurmkur anschlossen (siehe auch TUPAS und MAÑALAC-MORALES, 1948).

Die Einführung der neueren Piperazinderivate hat die Erfolgsaussichten der konservativen Behandlung des Askaridenileus erheblich verbessert, insbesondere, wenn ihre Anwendung mit der Einführung der MILLER-ABBOTTschen Sonde und einer entsprechenden Elektrolyt- und Flüssigkeitssubstitution kombiniert wird. Diese Maßnahmen setzen aber voraus, daß die Darmperistaltik noch bis zu einem gewissen Grade erhalten ist, einmal, um das Wurmmittel an die Askariden vollends heranzubringen, zum anderen, um die durch das Medikament gelähmten Würmer aus dem Darm herauszubefördern. Daß mit einer derartigen rechtzeitig eingeleiteten Behandlung des Askaridenileus beachtliche Erfolge zu erzielen sind, zeigen die 18 von JENKINS und BEACH mit Hexylresorcin bzw. Hetrazan behandelten Fälle sehr eindrücklich. SWARTZWELDER gibt dabei sechsmal täglich 30 mg/kg Körpergewicht (36 mg per lb b. i. d., maximal 1,0 gm) oder 70 mg Piperazinzitrat, maximal 3 mg, auf einmal durch die Sonde in den Darm. 7 Kinder unter 4$^1/_2$ Jahren mit Ileuserscheinungen genasen unter dieser Behandlung rasch ohne chirurgischen Eingriff.

Hat sich der Verschluß gelöst, so wird das Wurmmittel noch 3—5 Tage weiter

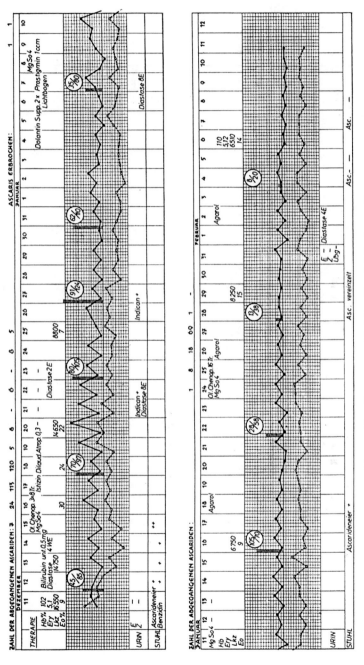

Abb. 27. Abtreibung von 395 Askariden bei Spulwurmileus

oral verabreicht, allerdings in niedrigeren Dosen als den bei der üblichen Wurmkur verwandten (s. u.).

Andererseits sollte der Chirurg im Hinblick auf die weiterfolgenden Komplikationen die Vornahme eines Eingriffes bei eingetretenem Ileus nicht zu lange anstehen lassen, wenn sich ein Erfolg bei der geschilderten konservativen Behandlung nicht einstellt, oder wenn einem anfänglichen Erfolg ein erneuter Verschluß folgt. Bei gesichertem kompletten Verschluß mit den Erscheinungen der Darmparalyse ist die sofortige Eröffnung der Bauchhöhle in jedem Falle angezeigt. Erweist es sich dabei, daß die befallene Darmschlinge weder erheblich dilatiert ist noch sonstige Zirkulationsstörungen aufweist, so sollte auch dann noch der medikamentösen Behandlung mittels Sonde der Vorzug gegeben werden anstatt zu versuchen, die Würmer durch Palpation in den Dickdarm zu massieren.

Von einer Eröffnung des Darmes ohne zwingende Notwendigkeit wird abgeraten, um allergische Komplikationen durch Eindringen antigener Substanzen in die Blutbahn oder durch Kontakt mit dem Peritoneum bei der Eröffnung des Darmes nach Möglichkeit zu vermeiden. Auch postoperativ kann es noch zu Komplikationen kommen, wenn zurückgebliebene Wurmexemplare antigene Stoffe abscheiden oder die Nahtwunde durchbohren.

Wird der Darm aber im Hinblick auf die günstigen Operationsaussichten bei nicht oder wenig veränderter Darmwand eröffnet, so sollte in jedem Falle erwogen werden, Piperazin in das Darmlumen zu insufflieren. Sind jedoch große

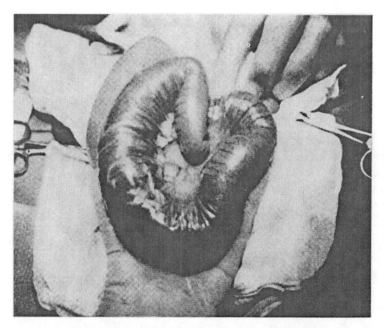

Abb. 28a. Askaridenileus (nach AIKEN und DICKMAN)

Darmstrecken mit Würmern gefüllt, so daß das Wurmmittel mit Sicherheit nicht alle Exemplare vom Darm aus erreichen kann, oder besteht eine höhergradige Dilatation der betroffenen Darmschlinge mit Ödem oder gar beginnender Gangrän (siehe Abb. 28), so muß in jedem Einzelfalle entschieden werden, wieweit der chirurgische Eingriff im Hinblick auf die postoperativen Komplikationen ausgedehnt werden soll. AIKEN und DICKMANN raten in diesen Fällen unbedingt

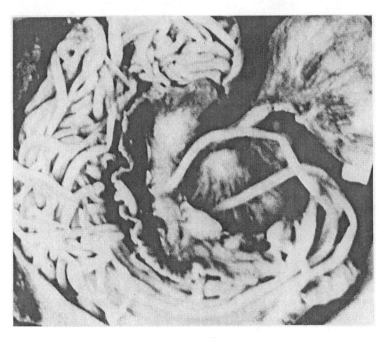

Abb. 28b. Situs nach Eröffnung des Darmes.

zur Resektion und Anlage einer Ileostomie, die nicht zu früh wieder geschlossen werden soll.

Außer diesen Störungen, die durch die Anwesenheit der Askariden im Dünndarm ausgelöst werden, kommt es zu schweren Krankheitszuständen, wenn die Parasiten ihr eigentliches Lebensrevier verlassen und in Nachbarorgane vordringen. Abwanderung oralwärts führt zu dem lästigen Erbrechen von Spulwürmern (Abb. 29). Durch Aspiration von derartigen Wurmexemplaren sind besonders Kinder stark gefährdet. Der gleiche Wanderweg muß für Askariden angenommen werden, die im Ohr, in den Nebenhöhlen und im Warzenfortsatz, sowie Tränengang aufgefunden worden sind (KARLEN, LIFSCHITZ). SCHUBERT führte wie BONHAG und KÖNDGEN dieses Vordringen durch den Magen, das besonders in den ersten Jahren nach dem Kriege häufiger beobachtet wurde, auf eine damals ebenfalls weit verbreitete Sub- bzw. Anazidität des Magensaftes zurück. An sich

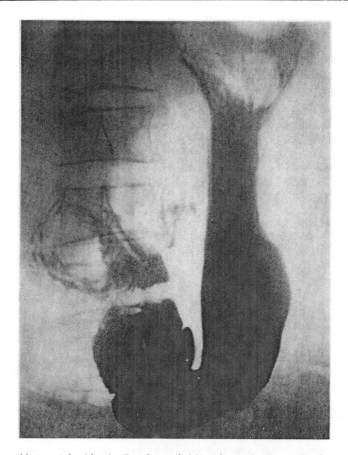

Abb. 29. Askariden im Duodenum bei Krankem mit Wurmerbrechen

bedingt die Askaridiasis nach eigenen Untersuchungen an einem umfangreichen Krankengut der Tübinger Klinik keinen Schwund der Salzsäure im Magensaft, normale Salzsäureverhältnisse stellen aber für die Parasiten ein gewisses Hindernis dar, wenn es auch immer wieder „Blockadebrecher" gibt.

Bekannt ist das Bild der Askaridiasis bei Befall des Wurmfortsatzes, das klinisch als akute *Appendizitis* in Erscheinung tritt und deshalb von den Chirurgen am häufigsten beobachtet wird. Oft klingt nach erfolgreicher Wurmkur die bedrohliche Situation ohne operativen Eingriff wieder ab (HOSEMANN, SCHLÖSSMANN, SCHUBERT), wie es auch bei der schon erwähnten Krankenbeobachtung der Abb. 25 der Fall war. Ähnliche akute Reizerscheinungen wie am Blinddarm treten beim Eindringen eines Wurmes in ein MECKELsches Divertikel oder in eine Hernie auf. Derartige Zustände können klinisch von anderen allergisch-toxischen

Erscheinungen bei Askaridiasis (s. u.) nicht unterschieden werden und bedürfen daher einer besonders sorgfältigen Beurteilung.

Das Vordringen der Schmarotzer in die *freie Bauchhöhle* mit nachfolgender Peritonitis oder Abszeßbildung wurde nicht nur im Anschluß an eine perforierende Appendizitis beobachtet (SCHLÖSSMANN), sondern auch durch frische Darmnähte hindurch (RATSCHEK) und sogar unmittelbar durch die Darmwand ohne vorausgegangene Gangrän (KOS, WEBER).

Abgelegte Eier werden durch tuberkelartige Granulationsherdchen eingeschlossen, wie auch Granulationstumoren des Netzes beobachtet wurden (ADELHEIM). Wiederholt waren einzelne Wurmexemplare weiter bis in den Eileiter vorgestoßen (BEEKHUIS, HOFSTÖTTER, NACKEN). DA SILVA HORTA und DELFIM beschreiben den tödlichen Fall eines 6–7 jährigen Jungen, bei dem zahlreiche Askariden aus der Wand des Zwölffingerdarmes direkt in die Pfortader und in die Leber eingedrungen waren.

Ganz besonders schwere, zuweilen tödliche Krankheitszustände entstehen, wenn die Parasiten in die Gallenwege oder den Pankreasgang eindringen (FRANZ, SCHUBERT, WIEDEMANN, WILDEGANS, YANG und LAUBE).

Infolge des mechanischen Verschlusses der *Gallengänge* treten schwerste Kolikanfälle auf, die im Gegensatz zu Gallensteinkoliken mehr in Oberbauchmitte als Spannungsschmerzen empfunden werden und auf Spasmolytika und Alkaloide gewöhnlich nicht ansprechen, da der Schmarotzer mit seiner kräftigen Muskulatur tiefer und tiefer eindringt, bis er entweder abstirbt oder doch noch ausgestoßen wird.

Derartige Exemplare weisen, wenn sie mit dem Stuhl abgehen oder erbrochen werden, am Vorderende Mazeration, gallige Imbibierung und evtl. einen Strangulationsring auf als Zeichen dafür, daß sie mit dem so veränderten Körperteil im Gallengang lagen (Abb. 30a).

So konnten wir selbst ein plötzlich entstandenes sehr schweres Krankheitsbild mit überaus heftigen Gallenkoliken, Ikterus, Fieber und Fermententgleisung beobachten, das durch den einzigen Wurm des Kranken hervorgerufen worden war, und das sich schlagartig zum Guten wandte, als der am Vorderende mazerierte, gallig verfärbte Askaris abgegangen war (Abb. 30b). Ein ähnlich verändertes Exemplar wurde von einer Kranken erbrochen, die mit schweren, rezidivierenden Gallenkoliken, Ikterus und Fieber in der Klinik lag (Abb. 30c). Aber auch Massenbefall der Gallenwege mit 45–75, ja bis zu 190 Exemplaren kommt vor (EINHORN, MILLER und WHETTLER, REICH, WILDEGANS, WYSZ). Der Nachweis von Askariden in den Gallenwegen durch Kontrastdarstellung im Röntgenbild (KUTSUZAWA) wird nur bei ganz besonders gelagerten Ausnahmefällen einmal möglich sein.

Gelegentlich bohren sich die Schmarotzer aber weiter in das Leberparenchym ein, bleiben dort liegen und bilden regelrechte Askaridennester, die ein und sogar mehrere Wurmexemplare enthalten können (Abb. 31).

Liegen derartige Nester unmittelbar unter der Leberkapsel, so buckeln sie diese vor und werden an der Vorderfläche der Leber durch die Bauchdecken als „Wurmknoten" tastbar (Abb. 32). Ein solcher Tastbefund kann diagnostisch

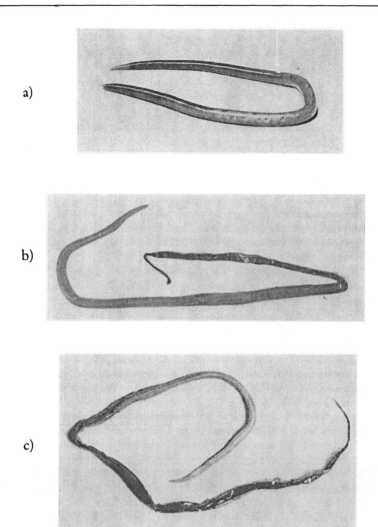

Abb. 30a-c. Im Anschluß an Gallenkoliken abgegangene, strangulierte, gallig imbibierte und teilweise mazerierte Askariden (s. Text)

mancherlei Schwierigkeiten bereiten. Seine wahre Natur ist mit einiger Sicherheit nur durch die Laparoskopie aufzuklären. Zu warnen ist vor einer blinden Punktion aus diagnostischen Gründen! Im Falle der Abb. 33 hatten sich die Askariden von den Gallengängen aus unmittelbar durch das Leberparenchym bis unter die Kapsel vorgebohrt, besonders bemerkenswert war der gleichzeitige Befund lebender Würmer in den Gallengängen.

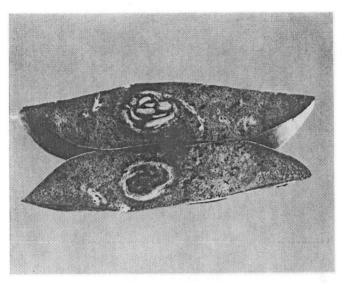

Abb. 31: Askaridennest in der Leber

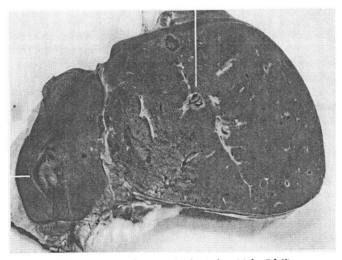

Abb. 32. „Wurmknoten" in der Leber (siehe Pfeil)

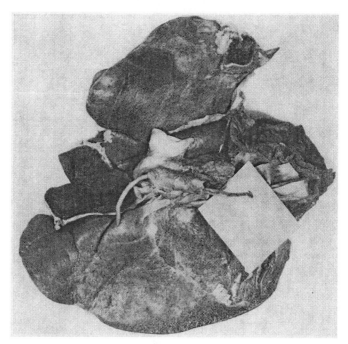

Abb. 33.
Wurmknoten (Pfeil) mit lebenden Askariden in den Gallengängen

Durch Sekundärinfektion kommt es bei Befall der Gallenwege und der Leber nicht selten zu Cholangitis, Gallenblasenempyem und Leberabszeß (GAHRMANN, SCHUBERT) mit den entsprechenden klinischen Erscheinungen. Die Askarisgenese sollte bei derartigen Krankheitsbildern besonders in wurmverseuchten Gebieten immer in die Erwägungen der Entstehungsursache mit einbezogen werden.

Das Vordringen eines Wurmexemplares in die Gallenwege kann in seltenen Fällen aber auch völlig symptomlos erfolgen, und es kommt nicht zur Sekundärinfektion, oder diese geht zurück, und die Parasiten sterben ab; sie bleiben, durch Gallenfarbstoffe grünschwarz verfärbt, in den Gallengängen liegen. Der Kranke, von dem das Zufallspräparat der Abb. 34 stammt, hatte in seinen letzten fünf Jahren über keinerlei Beschwerden von seiten der Gallenwege geklagt und war einem perforierten Aortenaneurysma erlegen. In der Gallenblase fanden sich außerdem zwei Steine.

Die Gründe für dieses eigenartige Verhalten der Askariden sind vielgestaltig. Voraussetzung für das Eindringen in die Gallengänge ist zunächst wohl die Besiedelung des Duodenums bei Sub- bzw. Anazidität; AIGA, HOSEMANN sowie SCHLÖSSMANN nehmen weiter an, daß die Askariden nur dann in den Gallengang eindringen können, wenn durch vorausgegangene Steingeburten die Papille klafft. Die Autoren verweisen in diesem Zusammenhang auf die Rückfallneigung nach operativer Heilung, die Bevorzugung des weiblichen Geschlechtes und die Seltenheit dieser Komplikation bei Jugendlichen trotz ihres stärkeren Befalls mit Askariden. Wiederholt wurden bei darauf gerichteten Untersuchungen bei Askaridenträgern häufiger Gallenkonkremente beobachtet, als es dem Durchschnitt der übrigen Bevölkerung entspricht. TSUJMURA fand bei der Operation ein derartiges Zusammentreffen bei 76 % von 33, BRANDNER in 62,5 % von 48 Fällen. MIYAKE stellte bei 12,5 % von 56 durch Operation gewonnenen Bilirubinkalksteinen als Kristallisationspunkt Askariden oder deren Teile fest.

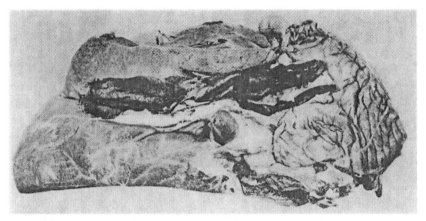

Abb. 34. Abgestorbener inkrustierter Askaris im Gallengang (Zufallsbefund)

Verhältnismäßig selten kommt es zur *Einwanderung der Askariden in den Ductus Wirsungianus* und in der Folge zu *Pankreatitis,* Pankreasnekrose oder Pankreasabszeß (BECK, HARROWER, KAUERT, PRIEBRAM, SCHMIEDEN und SEBENING, SEYFARTH), meist in Verbindung mit einem Befall der Gallenwege. In 13 chirurgischen Fällen von Askaridiasis der Gallengänge hat REICH nur einmal gleichzeitig einen Parasiten im Pankreas angetroffen. EBERLE fand in den Gallengängen 31 Askariden, später bei der Sektion weitere 35 Würmer in der Leber und je 2 im WIRSUNGschen Gang im Pankreas.

Die rechtzeitige und richtige Diagnose einer Askaridiasis des Pankreasganges ist außerordentlich schwierig, aber oft entscheidend, da nur ein operativer Eingriff manchmal noch Rettung bringen kann. Aber selbst in situ ist der makroskopische Befund zuweilen noch so uncharakteristisch, daß sich der Chirurg nach Freilegung der Bauchspeicheldrüse zu keinem weiteren Vorgehen veranlaßt fühlt. SCHUBERT berichtet folgende ältere Krankenbeobachtung:

Eine 75jährige Patientin leidet seit 8 Jahren an einer Tetanie, die lange Zeit durch Epithelkörperchentransplantation erfolgreich behandelt worden war. Vor 14 Tagen heftige Durchfälle, anschließend Obstipation; ein Tag vor der Klinikaufnahme plötzlich heftige Oberbauchschmerzen mit Ausstrahlung in den ganzen Bauch. Besonders auch

der rechte Unterbauch druckschmerzhaft. Starker Brechreiz. Der Leib schwoll an. Gleichzeitig tetanische Krämpfe in den Armen und Händen, die seit etwa ½ Jahr wieder öfters aufgetreten waren.
Aufnahmebefund: (16. 7.) Fieber 38°, trockene, belegte Zunge. Der Bauch ist etwas aufgetrieben. Druckschmerz vor allem dicht unter dem Schwertfortsatz. Keine ausgesprochene Abwehrspannung. Darmgeräusche vereinzelt hörbar. Die Röntgendurchleuchtung im Stehen ergibt keine Gasblase unter dem Zwerchfell, keine Spiegelbildung. Eine Ulkusperforation wurde für unwahrscheinlich gehalten und mehr an eine Pankreatitis gedacht. Wegen starken Erbrechens reichlich Kochsalz subkutan; Kalzium i. v. wegen immer wieder auftretender tetanischer Zustände, die den Entschluß zu einem operativen Eingriff hinausschoben, obwohl der Ileusverdacht noch nicht abzulehnen war. Röntgenkontrolle (18. 7.): starke Gasfüllung, aber keine Spiegel. 22. 7.: Wenn auch die Darmtätigkeit sich in den letzten Tagen gebessert hat, so doch Verschlechterung des allgemeinen Befindens. Die Anzeichen einer Oberbauchperitonitis nehmen zu. Abdomen stark aufgetrieben und druckempfindlich, Kochsalzinfusionen, Magenspülungen, Cortiron, Bluttransfusion von 550 ccm. Blutzucker nie erhöht, kein Urinzucker. 23. 7.: weitere Verschlechterung, Leukozyten 18 400, Hb. 52 %, Kochsalz und Traubenzuckerdauertropfinfusionen i. v. 25. 7.: Exitus.

Die Sektion, deren Befunde wir Herrn Prof. LETTERER verdanken, ergab folgendes: Akute Pankreatitis, ausgedehnte Fettgewebsnekrosen im Mesenterium, in der Bauchwand und im großen Netz; ältere, fibrös-eitrige Peritonitis im Oberbauch, beginnende generalisierte Peritonitis. Multiple Askariden im Dünndarm. Askariden im Ductus Wirsungianus (Abb. 35). Nekrose und eitriger Zerfall im Pankreaskopf, chronische Cholezystitis, Grieß im erweiterten Ductus choledochus vor der Papilla Vateri.

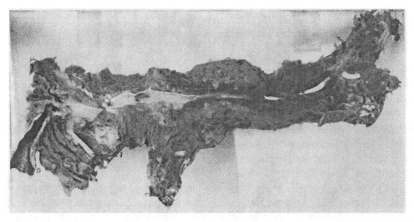

Abb. 35. Askaris lumbricoides im Ductus pancreaticus

Neben diesen akuten Krankheitsformen aus vorwiegend mechanischer Ursache kommen im klinischen Bild der Askaridiasis andere *allergisch-toxische* Störungen vor, die sowohl von Ei- als auch von Larven-antigenen und den Leibessubstanzen der erwachsenen Würmer oder deren Stoffwechselprodukten selbst ausgehen, im Einzelfalle aber selten scharf voneinander zu trennen sind, da die

Möglichkeit eines Zusammenwirkens beider Ursachengruppen und die Auslösung komplexer Krankheitsbilder nicht zu unterscheiden sind (SPRENT). Überdies lösen giftige Absonderungen und Leibessubstanzen im Experiment Krankheitsbilder aus, die denen völlig gleichen, die infolge einer Antigen-Antikörperreaktion in Erscheinung treten. Die toxische Wirkung eines eiweißfreien Trichloressigsäure-Extraktes ist der des Histamins außerordentlich ähnlich und durch Antihistaminpräparate beeinflußbar (DESCHIENS und POIRIER). Das toxische Prinzip ist nach den Untersuchungen von GURTNER sowie ROCHA DE SILVA, PORTO und ANDRADE aber mit Histamin oder Histidin nicht identisch und KÜHNELT fand in 1 ccm Coelomflüssigkeit nur etwa 2 mμg Histamin, eine Menge, die ungefähr 1,2 % der für Meerschweinchen tödlichen Dosis entspricht.

Älteren Versuchen mit toxischen Substanzen aus Rundwürmern, die ASCROFT, BOZIECEVICH und HUTTER, FREDERICQ, READ, SAKAGUCHI, SCHWARZ sowie SIMONIN durchführten, stehen solche mit negativen Resultaten von EISENBRANDT, RANSOM, HARRISON und COUCH sowie VANNI gegenüber, und auch SPRENT beobachtete nach Injektion großer Dosen von Askarisextrakten bei nicht sensibilisierten Meerschweinchen keinerlei toxische Erscheinungen, während bei den Versuchen von COVENTRY, GOLDSCHMIDT, JONES und KINGSCOTE sowie MORAES die Intoxikation als Folge einer Sensibilisierung zu deuten ist. Während frische Extrakte oft gut vertragen werden, scheinen die toxischen Wirkungen gelegentlich an Stoffe gebunden zu sein, die durch den Abbau verschiedener Eiweißkörper bei der Darstellung des Extraktes oder durch dessen bakterielle Zersetzung gebildet werden (MASQUELLER und BHILENGER, s. auch SHIMADA, SPRENT). VAUGH stellte durch Fraktionierung von Askarisextrakten einen Kohlenhydrat- und einen weiteren Anteil fest, der wohl aus einer Mischung von Polypeptiden und anderen Eiweißabbauprodukten bestand, während NAJAJIMA nach Fraktionierung eines durch Gefriertrocknung von Askaridenflüssigkeit erhaltenen Rohtoxins mit Alkohol ein Toxin gewann, das sich elektrophoretisch einheitlich verhielt. BUEDING isolierte aus Coelomflüssigkeit razemische α-Methylbuttersäure, n-Valeriansäure und Tiglinsäure, die er als Stoffwechselprodukte ansah. Toxische Substanzen der Askariden und deren Stoffwechselprodukte hatte schon FLURY 1912 nachgewiesen. In der Hauptsache handelt es sich dabei um flüchtige Fettsäurealdehyde und freie flüchtige Fettsäuren und weitere Verbindungen, die die Schleimhäute und Gewebe bis zur Nekrose schädigen können, außerdem aber auch um gefäßwirksame Stickstoffverbindungen und Basen von atropin- und coniinartiger Wirkung.

Meerschweinchen magern ab und gehen zum Teil zugrunde, wenn ihnen Ringerlösung eingespritzt wird, in der lebende Askariden aufbewahrt wurden (SAKAGUCHI). Von 0,35–1,5 ccm länger abgelagerter Coelomflüssigkeit (LESCO-MAVROMATI, DUKELSKI und GOLUBEWA, KOIDZUMI, SPRENT, SHIMAMURA und FUJI) oder einem Gemisch aus Askaridenalbumosen und -peptonen („Askaron") i. v. werden sie sicher getötet. FUST und GURTNER geben für ihre Extrakte die aus Tabelle 5 ersichtlichen Werte an:

Tabelle 5
Toxizität von Askarisextrakten bei i. v. Applikation

	Vollextrakt mg/kg	Eiweißextrakt mg/kg
Meerschweinchen:		
Dosis letalis minima	1480	62
Dosis reagens minima	310	17
Dosis certe innocens maxima	245	13
Kaninchen:		
Dosis letalis minima	55	25

Die LD_{50} für Meerschweinchen eines von NAKAJIMA hergestellten Eiweißkörpers aus Spulwurmsaft betrug bei i. v. Injektion nur 0,5mg/kg, schon 10 γ gereinigtes „Askaron" töteten in den Versuchen von SHIMAMURA ein Meerschweinchen, 100 γ ein Pferd.

Nach der i. v. Injektion von 400 mg des von FUST und GURTNER hergestellten Vollextraktes sträuben Meerschweinchen die Haare und lassen Urin und Kot unter sich. Die Muskulatur erschlafft, so daß die Tiere umfallen, und innerhalb von 5 Minuten tritt der Tod unter Atemnot und Krämpfen ein. Bei der Sektion finden sich lediglich eine mäßige Lungenblähung und eine Hyperämie des Dünndarms. Wahrscheinlich handelt es sich bei diesen Beobachtungen um keine für Askaris typischen Wirkungen, da ähnliche Extrakte auch aus anderen Nematoden und sogar aus Trematoden zu gewinnen sind (DESCHIENS), und überdies ist es, wie FUST besonders hervorhebt, fraglich, ob und in welchem Ausmaße sie in vom Wirt resorbierbarer Form bei der Darminfektion abgegeben werden.

Andere Stoffwechselprodukte, Körperhöhlenflüssigkeit und Leibessubstanzen der Askariden bzw. der Larven und Eier besitzen sicher Antigencharakter.

Hinsichtlich ihrer antigenen Eigenschaften schienen zunächst zwischen Menschen- (Askaris lumbricoides), Schweine- (Askaris suillae) und Pferdeaskariden (Askaris megalocephala) anscheinend nur quantitative Unterschiede zu bestehen, wobei sich letzterer wohl als der stärkste Antigenbildner erwies. In neuerer Zeit ist es jedoch gelungen, auch weitgehend art-spezifische Präzipitine gegen Vollextrakt, Albumin und Globulin (HEKTOEN), Polysacharidantigene, die im Ringpräzipitationstest die Differenzierung von Schweine- und Menschenaskariden erlauben (CAMPBELL) und deutlich organspezifische präzipitierende Kaninchenseren gegen Cuticula, Muskulatur, Eier und Sperma von Askaris herzustellen (CANNING).

WIGAND fand als reinstes Allergen das soeben geschlüpfter Larven. GURTNER untersuchte 4 verschiedene Extrakte aus Schweineaskariden und fand den Voll- und Proteinextrakt im Testversuch am Meerschweinchen hochwirksam, während mit dem Kohlenhydrat- keine und mit dem Lipoidextrakt nur eine geringe Sensibilisierung zu erzielen waren. Jedoch besaßen nach der Komplementbindungsreaktion alle 4 Extrakte antigene Eigenschaften. Zur Sensibilisierung eines Meerschweinchens genügten schon 0,42 γ des Askaridenproteins als präparierende Dosis, um bei Reininjektion nach 19 Tagen einen tödlichen anaphylaktischen

Schock auszulösen. DESCHIENS betont ausdrücklich, daß die anaphylaktischen Erscheinungen mit den toxischen nicht identisch sind.

Nach den Beobachtungen von KERR sowie SMIRNOW und GLASUNOW bilden Meerschweinchen nach der Erstinvasion Immunkörper, die bei einer weiteren Infektion zur Abkapselung der Larven in der Leber führen. Hierbei scheinen besonders Anti-Ei-Antikörper von Bedeutung zu sein, ebenso wie bei Kaninchen, die mit Askaris lumbricoides suis infiziert wurden (SPRENT, OLIVER-GONZALEZ). Die spezifischen Antikörper werden hier schon 7 Tage nach der Invasion nachweisbar, jedoch war die Immunität nur von kurzer Dauer, während Anti-Ei-Antikörper beim Meerschweinchen noch 126 Tage nach der Erstinfektion nachgewiesen werden konnten. Die Niederschläge, die an der Mundöffnung, am Exkretionsporus, am After und schließlich an der ganzen Cuticula von Askaridenlarven auftreten, wenn sie in Immunserum gebracht werden, sind nach OLIVER-GONZALEZ ein sehr empfindlicher Nachweis für Antikörper.

Während TEZNER, FÜLLEBORN und KIKUTH, W. JADASSOHN und besonders SCHÖNFELD schon früher eine sichere, künstliche Sensibilisierung von der Haut aus auslösen konnten, letzterer bei 15 % der untersuchten Personen, gelang MORENAS im Tierversuch sogar eine allgemeine Sensibilisierung mit Wurmauszügen über den Verdauungstrakt. BORCHHARDT vermutet, daß der mit dem Dampf flüchtige Eosinophilie auslösende Faktor des Askaridenallergens mit den schon von FLURY ermittelten Aldehyden der Fettsäurereihe identisch ist.

Eine Sensibilisierung beim experimentellen Arbeiten mit Menschen-, Schweine- und Pferdeaskariden kann beim Menschen verhältnismäßig häufig beobachtet werden (FUST und GURTNER und klin. Teil).

Beim Menschen ist die allgemeine Sensibilisierung gegen Askaris überhaupt weit verbreitet und betrug bei den Untersuchungen mit dem Intrakutantest oft 80 % und mehr (FÜLLEBORN, KHAW, RANSOM sowie SCHÖNFELD). HEGGLIN fand bei Kindern im 1. Lebensjahr meist einen negativen Ausfall der Reaktion, erhielt im 2.–3. Lebensjahr aber schon in 43 % und im 4.–6. in 68 % positive Befunde. Der Kutantest fällt sowohl mit Spulwurmpulver (KHAW, HÖPPLI und VOGEL), wäßrigen (BÖRLIN, GURTNER, SCHOCH, FUST und OMLIN) und Lipoidextrakten (FISCHBACH, GURTNER) positiv aus, ebenso aber auch mit eiweißfreien Dialysaten aus Coelomflüssigkeit und Stoffwechselprodukten der Askariden (JADASSOHN, FÜLLEBORN und KIKUTH). Diese Tatsachen machen es wahrscheinlich, daß die Allergie nicht einheitlich ist und durch Sensibilisierung mit verschiedenen Substanzen verursacht werden kann. SCHÖNFELD weist besonders auf den verschiedenartigen Reaktionsausfall der Sofort- und der Spätreaktion im Epikutantest beim sensibilisierten Menschen hin.

Der Kutantest bleibt einerseits nach erfolgter Sensibilisierung oft während des ganzen Lebens noch positiv (CAMPBELL, FUST, FUST und GURTNER, sowie SPRENT), und HANSEN spricht in diesen Fällen von einer „inveterierten Sensibilisierung". Andererseits finden sich nach den Untersuchungen von BÖRLIN mit Totalextrakt aus Menschenaskariden und von SCHOCH mit Vollextrakt aus Schweinespulwürmern aber auch sicher negative Reaktionsausfälle bei nachgewiesenem, gleichzeitigen Darmbefall (s. Tab.).

Tabelle 6
Kutanreaktionen mit Askaridenallergen (nach Fust)

Askariden-Anamnese	Askarideneier im Stuhl	Allergen aus					
		Menschenaskariden			Schweineaskariden		
		Probanden %	+ %	— %	Probanden %	+ %	— %
—	+	28	12	16	17	13	4
+	—	12	10	2	32	13	19
—	—	60	23	37	51	29	22
		100	55	45	100	55	45

Die Reaktion ermöglicht daher wohl die Ermittlung einer Hautallergie, nicht aber die sichere Feststellung einer aktuellen oder abgelaufenen Helminthiasis (Fust, H. Schmidt) und wird in ihrem diagnostischen Wert noch weiter eingeschränkt durch die weite Verbreitung der Askariden-Allergie und ihre oft lebenslängliche Bestandsdauer (s. o.).

Besonders bei Kindern mit klinischen Erscheinungen einer Askariden-Allergie fällt immer wieder die gleichzeitige „neuropathische Diathese" auf (Frank, Wigand). Unter diesen Umständen wird erneut auf die Bedeutung individueller und individualer Faktoren im Sinne Gottrons auch für das Zustandekommen der Allergie und ihre klinische Bedeutung hingewiesen.

Ebenso sind auch die Komplementbindungsreaktion (Fülleborn und Kikuth, Isbecque) und die Präzipitinreaktion (Coventry und Talliaferro) in ihrem Ausfall zu unsicher, um zu diagnostischen Zwecken brauchbar zu sein (Jadassohn, Rackemann und Stevens). Zwar sind bei einzelnen entsprechend hochgradig sensibilisierten Menschen in vitro neutralisierbare Reagine mit dem Prausnitz-Küstnerschen-Versuch mit Erfolg übertragen worden (Rackemann und Amos, Fülleborn und Kikuth, W. Jadassohn, Schönfeld, Matzinger), und Wigand hat in derartigen Fällen nicht nur das Arthussche, sondern das Sanarelli-Shwartzmannsche Phänomen sowie den Schulz-Daleschen Versuch positiv gefunden, zu einer wirksamen Infektionsimmunität kommt es beim Menschen trotz manchmal hochgradiger Sensibilisierung jedoch nicht, bestenfalls bis zu einem gewissen Grade vielleicht in höherem Alter. Reinfektionen sind daher die Regel, besonders bei Kindern.

Vorwiegend toxisch-allergischer Natur sind die schon oben erwähnten Darmspasmen mit den vielgestaltigen, von ihnen ausgelösten Beschwerden. Weiter sind hierauf zweifellos auch die wechselnden, periodischen, wäßrigen, seltener schleimigen und ausnahmsweise sogar blutigen Durchfälle zu beziehen, die nach den Leibschmerzen an zweiter Stelle der abdominellen Beschwerden stehen (30 % nach Schubert). Heuck und Küsel haben in wurmgefüllten Darmabschnitten in 15 % der 154 Untersuchten unabhängig von der Schwere des Befalls auch röntgenologisch Schleimhautveränderungen festgestellt, die alle für eine enterale Allergie typischen Kriterien erkennen ließen. (Eine eigene Beobachtung zeigt die Abb. 35.) Die Untersucher beobachteten dabei eine auffal-

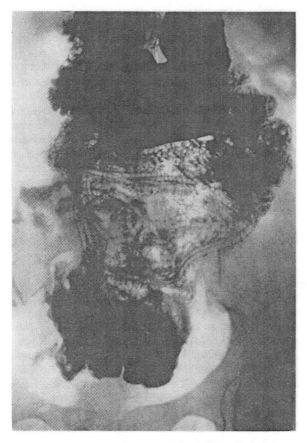

Abb. 36. Askaridenbefall des Darmes mit den Zeichen einer allergischen Enteritis

lende Parallelität zwischen der Hautempfindlichkeit von Askarisvollextrakt und der Schwere der Darmerscheinungen bei enteraler Zufuhr. DIETHELM, HEUCK und KLOOS gelang ferner experimentell die Auslösung einer parallergischen Reaktion mit Nahrungsmittelallergenen am Darm bei Tieren, die gegen Askaris sensibilisiert waren. Pathologisch-anatomisch wiesen die Darmveränderungen große Ähnlichkeit mit denen der Enteritis gravis des Menschen auf, ohne aber damit übereinzustimmen.

Von einer örtlich begrenzten Entzündung, die mit heftigen kolikartigen Schmerzattacken verläuft und häufig das Bild einer akuten Appendizitis, einer Gallenkolik oder einer Ulkusperforation am Magen oder am Zwölffingerdarm vortäuscht (GARBER, KÖNDGEN, MILWIDSKY), gibt es alle Übergänge bis zu den schweren diffusen Schleimhautkatarrhen mit heftigen Brechdurchfällen und sekundären Austrocknungserscheinungen, die besonders in den Tropen sehr gefürchtet sind. Die Entzündungserscheinungen bei derartigen Enteritisformen können alle Wandschichten durchsetzen und zu Schwellungen der Mesenterialdrüsen (WELKER), ja sogar zu Bauchhöhlenergüssen führen. Wenn auch gelegentlich bei der Enteritis necroticans Askariden festgestellt wurden (beispielsweise bei 9 von 51 Fällen WIGANDS), so hat die schwere Gastroenteritis mit dem Darmbrand oder der Ileitis terminalis (CROHNsche Krankheit) doch genau so wenig zu tun wie mit der Lymphadenitis mesenterialis oder der durch Pasteurella pseudo-tuberculosis verursachten abszendierenden histio-retikulären Lymphadenitis und Enteritis (KNAPP-MASSHOFF, KUHLMANN, REINWEIN).

Den Durchfallserscheinungen anzugliedern und oft mit ihnen abwechselnd sind weiter die Fälle mit Obstipation, die sich im Krankengut von SCHUBERT in 13 % der Fälle fanden.

Wieweit Überempfindlichkeitsreaktionen auf dem Boden von örtlicher Antigen-Einwirkung bei sensibilisierten Askaridenträgern möglicherweise noch im Zusammenhang mit der Larvenwanderung für die Entstehung der polypös-knotigen eosinophilen Granulome des Magens, Dünn- und Dickdarmes und der Linitis plastica, der Pylorushypertrophie mit eosinophiler Infiltration beim Erwachsenen (FEDTKE und RAHN, FEYRTER, KIRCHMAIR, SCHUBERT, KOFLER, RUZIC und Mitarb.) von Bedeutung sind, muß durch weitere Untersuchungen noch geklärt werden, und HANSEN und UTHGENANNT warnen vor übereilten Schlüssen angesichts der weiten Verbreitung der Askarisallergie. Vor einer endgültigen Stellungnahme fordern diese Autoren noch den Nachweis anderer Indizien.

Ähnliche Überlegungen gelten auch für Krankheitserscheinungen, die an der *Haut* bei Askarisbefall beobachtet werden. Ein sicherer Zusammenhang scheint bei Kontaktekzemen zu bestehen, die beim experimentellen Arbeiten mit Spulwürmern an Fingern und Händen entstehen (W. JADASSOHN). Hauterscheinungen, die im Zusammenhang mit einem flüchtigen eosinophilen Lungeninfiltrat beobachtet werden, lassen dagegen die Frage aufwerfen, wieweit es sich um allergische oder aber den Lungenerscheinungen gleichartige Vorgänge handelt, unmittelbar ausgelöst durch Larven, die in den großen Kreislauf gelangt sind und in die Haut eingeschwemmt wurden. Derartige Veränderungen wären den anderen extrapulmonalen Manifestationen bei flüchtigem eosinophilen Lungeninfiltrat an die Seite zu stellen, die sich durch eine erhebliche eosinophile Gewebsreaktion auszeichnen. Hier ergeben sich Beziehungen zu Dermatitiden, die beim Eindringen von Ankylostoma- und Strangyloideslarven auftreten, zu der durch nicht wirtsspezifische Ankylostomen ausgelösten „creeping eruption" und der durch Schistosomenlarven verursachten Zerkariendermatitis, zu Hauterscheinungen bei Filariasis, wie der von GOTTRON und NIKOLOWSKI beschriebenen Filariasis nodularis subcutanea, und weiter zu den Veränderungen bei Echinokokkose und Zystizerkose.

Möglicherweise lassen sich an dieser Stelle die Beobachtungen von LEON-KINDBERG, ADIDA und ROSENTHAL sowie RAVINA von flüchtigen eosinophilen Lungeninfiltraten mit flüchtigen subkutanen Schwellungen einordnen, ferner die von HOFFMAN und HUARD, die ein generalisiertes, makulopapulöses Exanthem mit ausgesprochener Gewebseosinophilie bei flüchtigem eosinophilen Lungeninfiltrat beschrieben und schließlich von HARKAVY, der über Hautnekrosen und entzündliche eosinophile perivaskuläre Infiltration bei einem Kranken mit rezidivierenden eosinophilen Lungeninfiltraten berichtete.

Daneben kommen aber sowohl während der Larvenwanderung als auch in späteren Stadien, besonders bei wiederholtem Befall und erfolgter Sensibilisierung, auch sicher allergische urtikarielle Erscheinungen vor (SCHÖNFELD, TESCHENDORF, URBACH, WINE), die zuweilen mit weiteren Schockfragmenten einhergehen, wie sie von allergischen Reaktionen allgemein bekannt sind, insbesondere Anfällen von Bronchialasthma, Rhinitis und Konjunktivitis vasomotorica, Migräne und QUINCKEsche Ödemen, wie in den Fällen von LÖFFLER und MAIER, sowie CHASSÉ und weiter von SCHUBERT, der bei 2 Studenten, die im Zusammenhang mit flüchtigem eosinophilem Lungeninfiltrat erstmals auch mit Asthmaanfällen erkrankt waren und keine Anamnese aufwiesen, die auf eine früher schon bestehende Allergie hingewiesen hätte, die Krankheitserscheinungen durch Gaben von Antihistaminika unmittelbar beseitigen konnte.

Die Sensibilisierung kann manchmal so hochgradig sein, daß schon der Kontakt mit Askaridenträgern genügt, um schwere Anfälle von Bronchialasthma auszulösen. Gleichzeitiger Darmbefall des Betroffenen ist dabei keineswegs Voraussetzung. Meist handelt es sich, entsprechend den Beobachtungen bei anderen Fällen von allergischer Diathese, um flüchtige Antigene, die sogar in den Kleidern übertragbar sind und eingeatmet werden, worauf GOLDSCHMIDT schon im Jahre 1910 hingewiesen hatte, wobei ihm weiter schon auffiel, daß „eine große Verschiedenheit in der Empfindlichkeit zwischen den einzelnen Menschen besteht".

In der Literatur wird der folgende Fall immer wieder angeführt: Ein italienischer Zoologe erwarb durch Arbeiten im Laboratorium mit Askariden eine derart starke Überempfindlichkeit, daß er diese Studien an einen Assistenten abgeben mußte. Immer, wenn ihn sein Mitarbeiter in der Folgezeit aufsuchte, kam es zu einem schweren Anfall von Asthma bronchiale, der prompt ausblieb, wenn der Assistent den Labormantel beim Verlassen des Arbeitsraumes ablegte.

Ganz ähnliche Beobachtungen beim Arbeiten mit Askariden konnte W. JADASSOHN an einem Studenten und bei dessen Vater machen, bei letzterem zeigten sich außerdem Konjunktivitis und Husten, wenn er den Arbeitsraum des Sohnes betrat. SCHUBERT kennt den Krankheitsfall einer Mutter, die immer dann Asthmaanfälle bekam, wenn ihr Kind Askariden hatte. Die Anfälle blieben aus, wenn das Kind von seinen Würmern befreit war. Diese eigenartige Abhängigkeit wurde zweimal beobachtet. Bei der Mutter selbst konnten Askariden nie nachgewiesen werden. Ebenso berichtet auch HANSEN von Asthmaanfällen, die durch Askaridenträger in der Umgebung der Kranken ausgelöst wurden. HEGGLIN und ebenso W. JADASSOHN schildern Krankheitsfälle bei Metzgerfrauen, deren Anfälle von Bronchialasthma ausblieben, wenn ihre Ehemänner den Kontakt mit Schweine- bzw. Pferdeaskariden im Schlachthof vermieden und ihre Arbeitskleider vor der Rückkehr nach Hause ablegten. v. FELLENBERG teilte eine weitere

Beobachtung mit, wonach eine Mutter, die selbst wurmfrei war, an akuter Urtikaria litt, solange der Knabe Askariden hatte.

Derartige allergische Erscheinungen treten bei manchen Askariträgern auch spontan auf, oft ohne gleichzeitige Hypersensibilität der Haut. Die Kutanreaktion mit Askarisextrakten stellt in diesen Fällen daher kein entscheidendes Kriterium dar, aber bei positivem Ergebnis doch eine wertvolle Ergänzung (DIAZ und MUÑOZ, DA FRANCA). Die verhältnismäßig große Zahl von Kranken mit Asthmaanfällen, die HEUCK und KÜSEL bei 3,3 % ihrer 250 Askariträger ermittelten, konnte SCHUBERT bei den Kranken der Tübinger Klinik nicht finden, im Gegenteil war hier durch Askariden ausgelöstes Asthma bronchiale ausgesprochen selten. Demgegenüber berichtet auch HEMMING von 100 Fällen von „Askarispneumonitis" und zahlreichen Asthmazuständen bei gleichzeitiger Askarisinfektion aus Australien. Da bei der weiten Verbreitung der Askarisinfektion aber ein zufälliges Zusammentreffen von Askaridiasis und Bronchialasthma nicht ausgeschlossen ist, darf ein Kausalzusammenhang erst dann angenommen werden, wenn das Asthma durch die Wurmkur sicher geheilt wird, wobei mit HANSEN dann weiterhin zu unterscheiden ist zwischen „endogen" ausgelöstem Asthma, z. B. bei Larvenwanderung, oder durch Allergenresorption bei Darmbefall und exogener Auslösung bei inhalativer Reinvasion und gelegentlich auch bei intra- und subkutaner Einverleibung und hämatogener Ausbreitung von Allergenextrakten.

Von seiten der Haut konnte LIMBERGER bei systematischer Untersuchung des Krankengutes der Universitäts-Hautklinik Tübingen bei 118 Krankheitsfällen einen Zusammenhang mit einer bestehenden Askaridiasis ermitteln, und zwar fand er am häufigsten Pruritus (34,7 %), weiter Analekzem in 23,7 %, Urticaria acuta in 16,9 %, Strophulus (Urticaria papulosa acuta) in 12,7 %, ebenso häufig Prurigo vulgaris und schließlich auch Impetigo contagiosa in 11 %, letztere wohl infolge des durch den Askarisbefall ausgelösten Pruritus.

Auch STAUFFER führte bei 110 Fällen von Hauterkrankungen gleichzeitig den Nachweis von Askariseiern im Stuhl. Im einzelnen handelte es sich bei 16 Kranken um Pruritus, bei 24 um akute Urtikaria, bei 59 um Hautveränderungen, die dem ekzematösen Formenkreis angehörten. Weiter finden sich in dem Beobachtungsgut STAUFFERS aber auch Hauterscheinungen, bei denen ein Zusammenhang mit einem Askarisbefall zunächst nicht festgestellt werden kann.

Als eigentliche Askaridenexantheme, die nach Wurmabtreibung ohne weitere Maßnahmen endgültig abheilten und für die eine andere Ursache nicht zu ermitteln war, sah STAUFFER 56 Krankheitsfälle an, und zwar handelte es sich um 22 Erkrankungen aus der Ekzemgruppe, 18 aus der Urtikariagruppe, 4 mit Pruritus, und bei 12 lagen andere Exanthemformen vor. Der Autor hebt dabei hervor, daß es sich oft um atypische Erscheinungsformen handelte, und daß im klinischen Bild häufig irgendwelche Besonderheiten auffielen. So wurden bei den Fällen von Urtikaria, deren Vorkommen bei Askaridiasis ja am besten bekannt ist, häufig Riesenquaddeln, bullöse Reaktionen, Perstansformen und ungewöhnliche Lokalisationen beobachtet, wie auch Strophulus (Urticaria papulosa acuta) und Prurigo acuta unter Bildern auftraten, die an Insektenstiche erinnerten oder an Krankheitsveränderungen von der Art generalisierter toxischer Arzneiexantheme, (PHILIPP, WERSSILOWA).

Hierher gehören des weiteren Beobachtungen wie die einer prurigo-ähnlichen Hauterkrankung bei einem Kranken, die nach Abtreibung von 57 Askariden ausheilte und bei neuerlichem Befall wieder auftrat (LEDEBERG, siehe auch GRÜTZ) und die PETROSELLIS von einer Kette stark juckender, stecknadelkopf- bis linsengroßer rotbrauner Knötchen am Halse eines Kindes.

Bei einem anderen Fall der STAUFFERschen Krankenbeobachtungen schien der Darmbefall die Entstehung oder das Wiederauftreten einer zweiten, in ihrem Wesen völlig unabhängigen Dermatose wie einer Ichthyosis vulgaris oder einer Psoriasis vulgaris begünstigt zu haben. Darüber hinaus sah dieser Autor nicht nur die Bahnung einer Sensibilisierung gegenüber anderen Noxen und das Auftreten von Kontaktekzemen oder Lichtdermatosen (s. auch AYRES), sondern er glaubte auch, einen Gestaltwandel schon vorher bestehender Hautkrankheiten erkennen zu können. Überraschend groß war der Anteil der Erkrankungen aus dem ekzematösen Formenkreis und der Pyodermien (s. o. Impetigo) sowohl in dem Beobachtungsgut von STAUFFER wie auch in dem von LIMBERGER. Dabei sticht immer wieder die Atypie und Polymorphie der Hautveränderungen hervor und das gleichzeitige Vorkommen verschiedener Krankheitserscheinungen bei ein und demselben Kranken wie trichophytiformer, psoriasiformer, seborrhoischer sowie pityriasiformer Bilder. Besondere Beachtung bedürfen bullöse Krankheitsveränderungen, über die außerdem noch KOGOJ, GRÜTZ sowie SCHÜTZ berichten. WIESMANN beobachtete das Auftreten einer urtikariellen Reaktion auf Trichophytin während der Bestandsdauer eines Darmbefalls mit Askariden, wohingegen nach Abtreibung der Würmer die Trichophytinreaktion wieder normal ausfiel, und STADLER erwähnt den Krankheitsfall einer Frau, deren prämenstruelles Exanthem solange als hormonell bedingt aufgefaßt wurde, bis eine Wurmkur völlige Beschwerdefreiheit brachte, 2 Jahre später Neuauftreten des Exanthems und wiederum Verschwinden auf Wurmkur. Diese Beobachtung weist aber außerdem noch darauf hin, daß im Prämenstruum eine erhöhte Reaktionsbereitschaft besteht und in der Zwischenzeit der Reiz unwirksam ist [s. b. GOTTRON: Der personelle Faktor bei Hautkrankheiten in: ADAM-CURTIUS, Individualpathologie (Jena 1939)].

Wenn ROBERT auch die Bedeutung der Askaridiasis in der Dermatologie nicht überschätzt wissen will unter Hinweis auf die Zurückhaltung, mit der Beobachtungen hinsichtlich des Zusammentreffens zweier in ihrem Wesen ganz verschiedener Erkrankungen beurteilt werden müssen, und in der Besserung einer Hauterkrankung nach einer Wurmkur noch nicht ohne weiteres einen ursächlichen Zusammenhang sieht, so räumt er doch ein, daß „gewisse Beobachtungen zweifellos für eine pathogenetische Rolle dieser Darmparasiten sprechen". In diesem Zusammenhang sind die Feststellungen von GOTTRON besonders beachtenswert, der aufzeigte, in welch großem Umfange die „besondere Note" eines Krankheitsbildes und eine veränderte Reaktionsbereitschaft durch das Bestehen einer „Zweitkrankheit", z. B. einen Diabetes mellitus, geprägt werden können. Die Reaktionsbereitschaft ist darüber hinaus häufig an eine besondere Lebenssituation gebunden: Der gleiche Reiz, der im Prämenstruum eine verstärkte Reaktion auslöst, bleibt in der Zeit zwischen den Periodenblutungen unwirksam. Eine erhöhte Reaktionsbereitschaft tritt ferner in der Schwangerschaft in Erscheinung. Durch bullöse Hautreaktionen infolge vermehrter Plasmadiapedese zeichnet sich besonders auch das Säuglings- und Kleinkindesalter aus. Diese Beispiele vermögen hinreichend klar aufzuzeigen, daß eine gradmäßig differente Reaktion keineswegs nur als Ausdruck einer andersartigen allergischen Sensibilisierung zu werten ist (GOTTRON). Demnach können die angeführten Beobachtungen, insbesondere auch die STAUFFERschen Bemerkungen nicht als typische, nur den Wurminfektionen allein innewohnende Erscheinungen gewertet werden, sondern nur in einem größeren allgemeinen Zusammenhang im Sinne GOTTRONs beurteilt werden.

Derartige Beobachtung bei hautkranken Wurmträgern lassen es daher wünschenswert erscheinen, mehr als bisher auf besondere Formen von Hautveränderungen sowohl bezüglich der Lokalisation als auch des Erscheinungsbildes bei Askaridiasis zu achten. Bevor jedoch weitere Hypothesen aufgestellt werden, sollte eine statistische Bearbeitung eines möglichst großen Beobachtungsgutes erfolgen unter Beachtung der Tatsache, daß eine Korrelation zwischen der Verteilung mehr oder weniger universal vorhandener Merkmale, wie es die Askaridiasis bzw. die Hautsensibilität auf Askarisextrakte darstellen und dem Auftreten bestimmter Hautveränderungen auch im Sinne eines prädisponierenden Faktors nur mit gewissen Vorbehalten als Kausalzusammenhang gedeutet werden darf und statistisch signifikante Unterschiede zwischen zwei Gruppen von Merkmalsträgern nur dann eine Bedeutung haben, wenn die untersuchte und die Kontrollgruppe in jeder außer der zu prüfenden Beziehung miteinander streng vergleichbar sind.

Als weitere Symptome des außerordentlich wechselvollen Krankheitsbildes der Askaridiasis fanden sich bei Auswertung des Krankengutes der Tübinger Klinik allgemeine Mattigkeit, Übelkeit und Brechreiz (29 %) sowie Appetitlosigkeit (11 %), die evtl. mit Anfällen von Heißhunger abwechseln. COULLAND hat auf das Hervortreten der Papillenzeichnung am Zungenrand bei Wurmbefall besonders aufmerksam gemacht. Verhältnismäßig häufig (8–10 %) wurden vasomotorische Beschwerden wie Herzklopfen, Herzsensationen, unmotivierte Schweißausbrüche bei Tag und Nacht und Gesichtsblässe gefunden. Kopfschmerzen und eine allgemeine Übererregbarkeit mit Schwindelanfällen, Gereiztheit, Unruhe und Schlaflosigkeit bei Askarisbefall werden nur zu oft als unverbindliche „Nervosität" abgetan oder erwecken den Verdacht auf leichte Hyperthyreose (SCHUBERT).

Bei Kindern bis zu 3 Jahren kamen im Zusammenhang mit einem Darmbefall schwerste Schockzustände mit Kreislaufkollaps, Bewußtseinstrübung oder gar psychotischen Verwirrtheitszuständen, meningitischen Reizerscheinungen und epileptiformen Krämpfen zur Beobachtung (BREUER, FALK und KIRCHER, GERMAIN und MARTY, JÖRGENSEN, MARQUEZY, BACH und STRAUSS). Im Mittelpunkt standen dabei immer das schwer gestörte Allgemeinbefinden mit Fieber bis zu 40° C und die klassischen Zeichen der Intoxikation. Im Liquor waren der Druck nicht (FANCONI) oder nur gering erhöht (WESENMAEL), und die Zellzahl und der Eiweißgehalt nur unwesentlich vermehrt (NAGEL, PENEY). Diese Zustände stellten sich besonders bei Wurmkuren ein, wobei dann bei Verwendung von Kalomel als Abführmittel auch einmal die Abgrenzung gegen die Akrodynie (SWIFT-FEER) notwendig werden kann. Sie traten aber auch im Anschluß an Operationen wegen abdomineller Askariskomplikationen auf und klangen nach 1–4 Tagen ebenso rasch wieder ab, wie sie entstanden waren, doch ist die Prognose zunächst immer zweifelhaft (FERNANDO und BALASINGHAM). Verläufe von 1–2 Wochen Dauer stellen eine Ausnahme dar. Zu dem von SPANGER, WARD und PATTERSON vermuteten Zusammenhang zwischen kortikalen Krampfanfällen und Askarisantigenen bei Erwachsenen kann HANSEN (1957) noch keine Stellung nehmen.

Erwähnt sei zuletzt noch ein von SARROUY und NOURREONIE beobachteter tödlicher Krankheitsfall eines „Syndrome neuro-oedemateuse" mit allgemeinen Ödemen, Pleuraergüssen und Aszites, arteriellem Hochdruck ohne Nierensymptome, Paresen und erheblicher Hypertonie der Muskulatur, bei dem sich bei der Sektion reichlich Askariden im Dünndarm fanden.

SCHMENGLER vermutete schließlich als Antigen bei einem komplizierten allergischen Krankheitsbild nach Art eines rheumatischen Fiebers mit Beteiligung der Pleura, des Lungeninterstitiums und der Gefäßintima der Beinvenen sowie einer akuten Schwellungskrise der Leber ursächlich eine Kombination von Askarisantigenen mit einem dentalen Fokus, wobei er allerdings die Frage offen läßt, ob die hochgradige Reaktion auf eine Autovakzine im Laufe der Beobachtung als spezifisch oder als parallergisch aufzufassen ist.

Trotz der fast vollständigen Berührung der Bevölkerung mit Askariden ist das Vorkommen einer Bluteosinophilie als Ausdruck einer allergischen Reaktionslage nicht sehr häufig. LAVIER fand bei Beobachtung der Eosinophilie von Wurmträgern über längere Perioden eine starke Schwankung der Kurven, oft in Abhängigkeit von Ereignissen, die mit der Infektion in keinerlei ursächlichem Zusammenhang standen, wie bakteriellen oder Virusinfektionen, aber auch anaphylaktischen Erscheinungen, so daß er der Eosinophilie bei Wurmträgern keinerlei statistischen, sondern lediglich einen „evolutiven Charakter" zuerkennt. Auf Gaben von ACTH oder Cortison fallen die Werte im Blute nicht regelmäßig ab (WINTER und STENDER).

In diesem Umfange besitzen die Angaben über die Häufigkeit und auch die Höhe der Bluteosinophilie bei Wurminfektion daher immer nur einen bedingten Wert, die erhöhte Zahl der Eosinophilen im Blutbild ist für den Arzt in vielen Fällen aber doch der erste Hinweis auf das Bestehen eines Wurmbefalles und sollte ihn veranlassen, in jedem Falle den Stuhl auf Wurmeier zu untersuchen. SCHUBERT errechnete aus 386 Beobachtungen von Wurmträgern folgende Prozentzahlen der Eosinophilen: 0–2 % Eosinophile in 45 %, 3–5 % Eosinophile in 27 %, 6–9 % Eosinophile in 17 %, 10–12 % Eosinophile in 8 %, 21–26 % Eosinophile in 3 % der Fälle, bei 2/3 dieser Kranken sah er die Eosinophilenzahl nach der Wurmkur zurückgehen. HEUCK und KÜSEL zählten dagegen in 30 % ihrer untersuchten Fälle mehr als 5 % Eosinophile im Blutbild aus, ebenso häufig ANDERS unter 337 Askaristrägern. SWARTZWELDER stellte bei 36 von 64 Kranken mehr als 3 % Eosinophile und bei 12 mehr als 6 % fest und DORN fand bei 60 %

seiner Fälle die Eosinophilen erhöht, EINHORN, MILLER und WHITTLER sogar in 87 %.

Eine Leukozytose sahen wir bei unseren klinischen Beobachtungen, ebenso wie SWARTZWELDER, der bei 14 von 64 Kranken mehr als 10 000 Leukozyten/cmm fand, nur bei Komplikationen auftreten. Eine anfangs wenn auch nur gering erhöhte Blutsenkung ging in 74 % nach Wurmkur zurück. Werte über 25 mm in der 2. Stunde fanden sich in 14 %, HEUCK und KÜSEL sahen bei ihren Fällen mit schweren Abdominalerscheinungen in 44 % eine beschleunigte Blutsenkung. Eine Anämie gehört dagegen nicht zum Bilde der unkomplizierten Askaridiasis.

4. Diagnose

Die Diagnose des Wurmbefalls gründet sich in erster Linie auf den Eiernachweis im Stuhl oder auch ausnahmsweise im Duodenalsaft, der jedoch lediglich die Anwesenheit geschlechtsreifer Weibchen beweist. Zum *Eiernachweis im Stuhl* genügt in vielen Fällen schon der einfache *Ausstrich* (DAVAINE 1853):

Von verschiedenen Stellen des Kotes werden mit der Öse Proben entnommen, auf dem Objektträger mit einem Tropfen Wasser, physiologischer Kochsalzlösung oder 10%iger Essigsäure zu einer dünnen Schicht verrührt, die gröberen Partikel zur Seite geschoben und das Präparat mit einem Deckgläschen abgedeckt. Für Dauer- bzw. Vergleichspräparate wird der Stuhl mit erwärmter Glyzeringelantine verrieben. Eine Kontrastfärbung gelingt mit Eosin, das die Eier selbst nicht mit anfärbt (BURLINGAME).

Die Ausbeute an positiven Befunden wird größer, wenn der Stuhl in einer etwa 1 mm dicken Schicht auf dem Objektträger ausgestrichen wird (SCHLIEPER), da die Wurmeier im Präparat dann dichter liegen. Nach dem völligen Eintrocknen muß das Präparat durch einen Tropfen Paraffin-, Zedern- oder Nelkenöl „aufgehellt" werden (HEIN). Die Aufhellung wird noch verbessert durch Verreiben des Stuhles mit 10%iger Essigsäure vor dem Eintrocknen (KORTENHAUS). Diese Nativ-Verfahren geben nach SCHLIEPER fast die gleiche Ausbeute an positiven Befunden wie die sog. Anreicherungsverfahren. JOSEPH fand sie bei der Untersuchung von 1500 Stuhlproben den Nativ-Verfahren sogar deutlich unterlegen.

Die Anreicherungsverfahren arbeiten im wesentlichen nach zwei Prinzipien:

Die *Flotationsmethoden* (FÜLLEBORN, BASS) beruhen auf der Eigenschaft der Wurmeier, infolge ihres niedrigen spezifischen Gewichtes in gesättigten Salzlösungen an die Oberfläche zu steigen und am Glas zu haften:

Zu 1 Teil Kot werden unter stetem Verreiben allmählich etwa 20 Teile gesättigte Kochsalzlösung gegeben (38 gr NaCl auf 100 ccm Wasser) und die Aufschwemmung in hohe Zylinder oder Erlenmeyerkolben gefüllt. Sofort aufsteigende Stuhlteilchen werden entfernt oder abgesiebt. Nach 10, 20 und 50 Minuten wird mit der flachen Öse von der Oberfläche Material entnommen und der zwischen der Schlinge ausgespannte Tropfen auf einem Objektträger abgetupft. WILLIS legt auf den bis zum Rand gefüllten Zylinder einen Objektträger und hebt ihn nach 15 Minuten senkrecht ab, um die benetzte Unterfläche sofort ohne Deckglas zu mikroskopieren. Außer Kochsalz sind eine Reihe anderer Salze zur Herstellung der hypertonischen Lösung empfohlen worden, so Zinksulfat (371 g/l) von FAUST, Zinkchlorid von MENDHEIM, weiter Zucker, Glyzerin und Pottasche.

Beim *Sedimentierverfahren* (TELEMANN-MIYAGAWA) werden 2–3 bohnen- bis haselnußgroße Stuhlstücke mit 5 ccm Wasser zu einem homogenen Brei zerrieben. Nach Zusatz von 5 ccm roher bzw. 1:1 verdünnter Salzsäure wird kräftig durchgeschüttelt und die Aufschwemmung durch ein Drahtsieb oder eine weitmaschige Gaze filtriert. Das Drahtsieb muß jedesmal nach dem Filtrieren sofort ausgeglüht, die Gaze verbrannt werden. Zu dem Filtrat wird die gleiche Menge Äther zugefügt, kräftig durchgeschüttelt und dann die ganze Aufschwemmung langsam zentrifugiert. Dabei bilden sich 4 Schichten: zuoberst die fetthaltige „Ätherschicht", darunter die „dicke Schicht" mit Detritus, dann die bräunlich gefärbte „Säureschicht" und eine „Bodenschicht", die die Wurmeier und pflanzlichen Detritus enthält. Das Loslösen der „dicken Schicht" mit einer Öse und die Entfernung aus dem Glase erfordert einige Übung (vgl. auch COLLIER).

LOUGHLIN und STOLL verwenden statt Äther ein Äther-Xylolgemisch, YAOITA statt Salzsäure 25%ige Antiforminlösung. Askariseier werden aber bei dieser Prozedur dadurch verändert, daß sich die Eiweißhülle auflöst.

Verwechslungen bei der mikroskopischen Untersuchung können erfolgen mit Sporen von Speisepilzen (Trüffeln), mit Pollenkörnern (z. B. von Artischocken) und mit Tierkokzidien, die mit Fleisch oder Wurst verschluckt wurden.

Bei der chemotherapeutischen Routineuntersuchung von Wurmmitteln wird zuweilen zur Kontrolle ihrer pharmakologischen Wirksamkeit noch die Ablage der Wurmeier im Stuhl quantitativ verfolgt. Ein brauchbares *Zählverfahren* stammt von ZSCHUCKE, es wurde von STOLL und HAUSHERR sowie WELLENSIEK weiter modifiziert. Die Methode bedarf aber eines besonderen Besteckes und liefert nur annähernde Werte:

Ein Spezialerlenmeyerkölbchen wird mit 10 Glasperlen beschickt, bis zur Marke 56 cm^3 mit n/10 Sodalösung bzw. Natronlauge aufgefüllt und dann soviel Stuhl zugegeben, bis der Flüssigkeitsspiegel die Marke 60 cm^3 erreicht. Durch Schütteln wird der Stuhl möglichst homogen aufgeschwemmt; harter Stuhl kann evtl. über Nacht stehen bleiben. Die Auszählung erfolgt entweder ebenfalls in einer Spezialkammer, oder es werden aus der Emulsion mit der Pipette 0,15 bzw. 0,075 cm^3 entnommen, auf einem Objektträger ausgebreitet und alle Eier ausgezählt. Die Eizahl in 1 cm^3 Kot erhält man durch Multiplikation des Zählergebnisses mit 100 bzw. 200. Je nach Konsistenz des Stuhls kann noch ein weiterer Multiplikationsfaktor eingesetzt werden. Er beträgt für „fest" 0,5, „halbfest" 0,65, „halbflüssig" 1,5, „flüssig" 2,0.

Rückschlüsse aus dem Eigehalt auf die Stärke des Wurmbefalls (ZSCHUCKE) sind so unsicher, daß derartige Berechnungen wieder weitgehend verlassen wurden.

Darüber hinaus gelingt es mit der eingehenden *Röntgenuntersuchung* des Darmes, auch noch nicht geschlechtsreife weibliche und männliche Askariden als Füllungsdefekt im Kontrastbrei nachzuweisen (BARBIERI, FISCHER, FRITZ, LAURELL, RUCKENSTEINER, SCHUBERT, SCHMITT, ZYLKA). Nach Passage des Bariumbreies durch den betreffenden Darmabschnitt zeichnen sich gelegentlich auch die Kutikularsäume und zuletzt die mit Bariumbrei gefüllten Därme der Wurmparasiten ab (Abb. 37). Die Ausbeute dieser Röntgenmethode wird sehr unterschiedlich angegeben. Während KRINGS nur in knapp 50 % der Personen mit positivem Stuhlbefund der röntgenologische Nachweis der Würmer im Darm gelang, konnte ULBRICH regelmäßig wenigstens einen Wurm bei der Durchleuchtung erkennen und ARCHER und PETERSEN bei 60 Fällen mit im Stuhl nachgewiesenen Wurmeiern 55mal auch röntgenologisch Askariden finden. Die Gegenprobe lieferten DIETHELM und HEUCK, die bei 134 röntgenologisch ermittelten Wurmträgern nur in 43 Fällen = 32,2 % auch Wurmeier im Stuhl fanden. Darüber hinaus kann bei Askaridenileus auch einmal eine unmittelbare Darstellung der Askariden auf der Abdomenleeraufnahme gelingen, wenn die befallene Darmschleife mit Gas

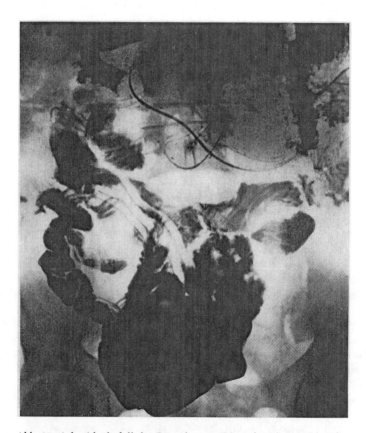

Abb. 37. Askaridenbefall des Dünndarmes. Die Askariden sind bei der Breipassage dargestellt durch Füllungsdefekt, nach Passage des Kontrastmittels durch den Restbelag auf der Kutikula und zuletzt durch Kontrastdarstellung des Wurmdarmes

gefüllt ist, so daß eine Kontrastdarstellung der Würmer in „Strudeln" oder „Bündeln" möglich wird (LENARDUZZI, ARDAO-ZERBONI, GALLART-ESQUERDO, JANKINS und BEACH, MODRE, SKAPINKER, JSAACS, WEIGEL).
Serologische Methoden sind zum Nachweis eines Askaridenbefalls unbrauchbar (H. SCHMIDT), eine negative Hautreaktion schließt nämlich einen Befall nicht sicher aus, eine positive kann wohl Zeichen einer stattgehabten Sensibilisierung sein, der Darmbefall kann aber jahrelang zurückliegen und es handelt sich um eine „inveterierte" Reaktion, schließlich kann nicht ausgeschlossen werden, daß bei wiederholter Untersuchung die Sensibilisierung auch durch die vorausgegangenen Intrakutanteste oder durch Inhalation von Askarisallergenen erfolgt ist, ohne daß jemals ein Darmbefall bestand (s. o.).

5. Therapie

Bei der *Behandlung* der Askarisseuche ist zu unterscheiden zwischen *allgemeinhygienischen* Maßnahmen zur Verhinderung der Infektion bzw. Reinfektion und der eigentlichen *medikamentösen* Therapie zur Sanierung des Darmes von den Parasiten.

a) Prophylaxe

In erster Linie wäre für eine wirksame Prophylaxe die Sanierung der Abortgruben erwünscht. Das Askarisei ist jedoch gegen Chemikalien aller Art außerordentlich resistent (s. Tabelle), so daß dieser Gedanke einer chemischen Desinfektion von Dunggruben, Abwässern und Klärschlamm in der Praxis leider undurchführbar ist.

Eine weitgehende Reduzierung des Eigehaltes von Abwässern gelingt zwar durch Vorklärung in Absetzbecken (BAUMHÖGGER, REINHOLD), in denen nach den Feststellungen von SCHMIDT und WIELAND in Stuttgart 80 % und im Endauslauf 97,5 % der im Abwasser enthaltenen Wurmeier zurückbleiben, eine vollständige Entfernung der Wurmeier ist durch diese Maßnahme aber noch nicht sicher erreicht. Selbst in den modernen zweistöckigen Kläranlagen von Wilhelmshaven wurden Spulwurmeier nicht vollständig ausgeschieden, da der stoßweise Zufluß und andere Einflüsse wie Wärme und Wind innerhalb der Klärbecken unkontrollierbare Ströme und Wirbel verursachen, die das regelmäßige Absetzen der Wurmeier und der sie enthaltenden Flöckchen stören und teilweise verhindern. Bei 44 verschiedenen Proben fanden BLAAS und PFEUFFER noch 1 Taeniaei, 10 Trichozephaluseier, 55 Oxyureneier und 507 Askarideneier. Einen weiteren, wenn auch im Hinblick auf die Bodenverseuchung nur relativen Schutz bringt die Vermeidung eines jeglichen unmittelbaren Kontaktes des vorgereinigten Abwassers mit den zum menschlichen Genuß bestimmten Erzeugnissen, wie dies z. B. auf den Berliner Rieselfeldern der Fall ist (HARMSEN). Klärschlamm, der zur Düngung weiterverwandt werden soll, wird durch Heißvergärung nicht vollständig desinfiziert, erst recht vertragen die Wurmeier Ausfaulen, Trocknen des

Tabelle 7

Resistenz von Askariseiern gegen Chemikalien

Autor	Suspensionslösung	Verhalten der Askariseier
GALLI-VALERIO	konzentrierte Kupfersulfat- und -azetatlösung	
	50 % Antiforminlösung	4 Monate lebensfähig
	2 % Schwefelsäure	schnelle Abtötung
NEUMANN	Karbolsäure	Weiterleben für mehrere Tage
	verd. Chlorkalklösung	
	konz. Chlorkalklösung mit Braunstein	schnelle Abtötung
YOSHIDA	1 % Sublimatlösung	nach 28 Tagen noch entwicklungsfähig
	10 % Formalinlösung	”
	0,5 % Kaliumpermanganat- lösung	”
	7 % Essigsäure	”
	10 % Salzsäure	”
WEBER	Formalin	noch nach Monaten entwicklungsfähig
PIEKARSKY	2 % Formalin	Larven u. Hülle 6–24 Monate lebendig
PIRINGER und SARMIENTO	0,05–5%ige Lösung von Hexyl- resorcin bei 25° und 37°	Abtötung nach 24 Stunden (Trichocephaluseier nicht angegriffen)
BROWN	1%ige Hexylresorcinlösung	Abtötung nach 5 Minuten
	0,05%ige ”	teilweise Abtötung nach 27 Stunden – vollständige Abtötung nach 386 Std.
RATSCHOW	50 % Natronlauge	nach 24 Stunden lebend

Klärschlammes und Kompostieren und bleiben dabei bis zu 120 Tagen lebensfähig (CRAM). Für die Sanierung des Klärschlammes hat BAUMHÖGGER Nacherhitzen auf über 55° C vorgeschlagen. Demgegenüber halten BORCHERT und KALBE die Kompostmasse der Großstadtabfälle für ungefährlich und geben an, daß die Wurmeier bei natürlicher Kompostierung schon in 4–10 Tagen abgetötet seien.

Zur Vernichtung der Spulwurmeier im Boden empfiehlt ENIGK die Durchgasung mit Methylbromid. Innerhalb von 24 Stunden werden bei gewöhnlicher Temperatur von 16–18° C zwar alle Eier bis zu einer Bodentiefe von 30 cm abgetötet, aber ebenso alle Insekten und Regenwürmer, so daß auch diese zudem sehr kostspielige Maßnahme für eine umfassende Bodenentseuchung ausscheidet.

Die Durchführung der Prophylaxe muß sich daher auf die sorgfältige Beseitigung der Fäkalien beschränken (Verbot der Kopfdüngung!). Außerdem ist darauf zu achten, daß nur einwandfreies Gemüse gezogen und verzehrt wird (Rieselfelder!). Besondere Vorsicht ist beim Arbeiten im Garten angebracht. Gute Reinigung und Entfernung bzw. Abtötung der dem Marktgemüse evtl. anhaftenden Wurmeier sollte nie versäumt werden. Diesen Maßnahmen kommt die schon erwähnte Empfindlichkeit des Wurmeies gegen höhere Temperaturen entgegen.

Nach den Untersuchungen von OGATA sowie JETTMAR und EXNER geht die Infektiosität der Askariseier verloren in Wasser von 70° C nach 1 Sekunde, von 65° C nach 2 Sekunden, von 60° C nach 20–30 Sekunden (nach RATSCHOW in 5 Sekunden), von 55° C nach 5–7 Minuten (nach RATSCHOW in 50 Sekunden). Ultraviolette Strahlen vernichten die Lebensfähigkeit der Eier in 10 Minuten (RATSCHOW).

Somit besteht sicher keine Infektionsgefahr beim Genuß von gekochtem Gemüse. Die Behandlung von Obst, Früchten, Wurzeln und Salaten, die roh genossen werden sollen, nach obigem Schema ist daher viel wirkungsvoller als kräftiges Waschen, Bürsten oder Einlegen in eine stark hypertonische Kochsalzlösung nach dem Prinzip der Anreicherungsverfahren. Zu hohe Kochsalzkonzentrationen führen zum Abwelken des Salates. Über die Verträglichkeit gewisser Kochsalzkonzentrationen gibt die nachfolgende Tabelle von SCHUBERT Auskunft:

Tabelle 8

NaCl-Konzentration in %	Ackersalat	Kresse	Kopfsalat
		Minuten bis zum Welken	
10	8	5	4
5	15	12	7
2,5	30	20	20

Wichtig ist ferner, daß die so behandelten Salatblätter durch ein weites Gitter oder ein geeignetes Sieb beim Abgießen der Kochsalzlösung, auf deren Oberfläche sich die Eier ansammeln, am Boden des Spülgefäßes festgehalten werden. Die Spülung kann in dieser Form einige Male wiederholt werden. Infolge zu hypertonischer Lösung etwas zusammengefallener Salat erholt sich meist wieder, wenn er einige Zeit in Leitungswasser gelegt wird (vgl. SCHUBERT: „Alte und neue Vorschläge zur Eindämmung der Askaridenverseuchung"). Die Wirksamkeit derartiger hygienischer Maßnahmen und einer sorgfältigen Gemüsereinigung hat sich erst neuerlich wieder bei den amerikanischen Truppen in Japan erwiesen (FRICK u. Mitarb.).

Gelingt es, eine Neuinfektion zu verhindern, muß sich ein Askarisbefall nach der Zeit, die der Lebensdauer eines Spulwurmes entspricht, von selbst erledigen. So konnte KELLER allein durch entsprechende hygienische Maßnahmen die 5 % Askaridenträger von 476 jugendlichen Insassen eines amerikanischen Internates nach 15 Monaten ohne irgendeine medikamentöse Wurmkur sanieren.

b) Arzneitherapie

Allgemeine Maßnahmen

Die eigentliche Arzneitherapie bezweckt die völlige Sanierung des Darmes von den Schmarotzern. Prophylaktische Maßnahmen im Stadium der Larvenwanderung sind für Askaridiasis nicht bekannt (SMIRNOW). Die Durchführung einer Wurmkur auf Grund unbestimmter Allgemeinsymptome oder gar lediglich zum Wurmnachweis ist unbedingt abzulehnen. Gröbere Ernährungsschäden sind vor der Wurmkur möglichst zu beheben, ebenso eine Blutarmut. Schwangerschaft, Herz-, Nieren- und Lebererkrankungen erfordern eine besonders strenge Indikationsstellung und eine besonders sorgfältige Durchführung der Kur. Wenn auch neuere Präparate einfacher zu handhaben sind, so dürfen über ihrer bequemeren und vielleicht auch gefahrloseren Anwendung ältere, ebenso wirksame Arzneimittel nicht vergessen werden, gerade wegen der ihnen innewohnenden Gefahren, denn in Einzelfällen sind sie beim Versagen des einen oder anderen neueren Mittels auch heute noch nicht ganz entbehrlich geworden.

Eine zweckentsprechende *Vorbereitung* auf die eigentliche medikamentöse Wurmkur mit älteren Mitteln vermag die Ergebnisse oft noch zu steigern. Die in der Hauspraxis und in der Klinik geschätzten Vorbereitungsformen haben daher auch heute noch in einem gewissen Umfang ihre Berechtigung behalten (SCHUBERT). Am 1. Vortage wird schlackenarme Kost, u. U. mit abgeschabten, rohen Karotten, gereicht. Abends erhält der Kranke 1 Eßlöffel Karlsbadersalz und einen hohen Reinigungseinlauf. Am 2. Vortage Bettruhe mit Tee- oder Saftfasten (1500 ccm) und 3 × 1 Eßlöffel Karlsbadersalz, evtl. mit Zusatz von viel Knoblauch und Zwiebeln. Leberempfindliche Patienten erhalten noch reichlich Trauben- und Fruchtzucker, B-Vitamine und erforderlichenfalls auch lipotrope Faktoren. Alkohol ist streng verboten. Durch diese Maßnahmen wird erreicht, daß das Wurmmittel durch Darminhalt nicht verdünnt wird und in möglichst hoher Konzentration am Wirkungsorte ankommt. Außerdem soll der Weg für die abzutreibenden Würmer frei sein. Am Kurtage selbst bleibt der Patient nüchtern. Die eigentliche Kur soll möglichst auf 1 Kurtag beschränkt und die Einzelgabe nicht zu sehr verzettelt werden. Manche ältere Wurmmittel reizen die Magenwand und werden daher in darmlöslichen Dragées angeboten. Beim Einschluß in Gelatinekapseln (Gelodurat) besteht aber die Möglichkeit, daß die Kapseln im salzsauren Milieu des Magens gehärtet und dann aufgelöst im Stuhl wieder ausgeschieden werden. Andere Mittel können trotz ihrer Umhüllung schon im Magen frei werden und ihre Reizwirkung auf die Schleimhaut dann trotzdem voll entfalten. In Amerika werden neuerdings Umhüllungen hergestellt, die nach einer bestimmten Benetzungszeit, also z. B. 1½ oder 4 h nach der Einnahme im Darm zerfallen („Sealins, Enseals"). Der Verabreichung des Wurmmittels folgt nach 1–2 h Intervall eine kräftige Laxierung. Gelähmte oder von ihrem Standort vertriebene Würmer werden dadurch ebenso wie evtl. toxisch wirkende resorptionsfähige Zerfallsprodukte abgetöteter Würmer oder das toxische Wurmmittel selbst möglichst rasch aus dem Dünndarm entfernt. Das Abführen ist bei derartigen Mitteln ein untrennbarer Bestandteil der Wurmkur, und der Arzt wird für die Unterlassung oder die ungenügende Durchführung durch die Schwester im Schadensfalle haftbar gemacht [vgl. Münch. med. Wschr. **99**, 1699 (1957)]. Andererseits ist nach OCHSNER, DE BAKEY und DIXON der häufigste Fehler bei der Arzneibehandlung die zu rigorose Anwendung von Abführmitteln, durch die ein Askarideniläus ausgelöst werden könne. Die Gefahr einer Resorptionssteigerung durch ölige Abführmittel (Ol. rizini) ist nach Untersuchungen von OELKERS geringer als die durch den Genuß von Alkohol. Abführmittel, die nur auf den Dickdarm wirken, sind weniger geeignet als die salinischen, die den ganzen Darm durchspülen.

Von einem guten Wurmmittel wird neben der erwiesenen Wirksamkeit vor allem ein Minimum an Nebenwirkungen und Toxizität bei möglichst guter Verträglichkeit und geringer Belastung des Patienten durch die einzuhaltenden Kurvorschriften verlangt. (Über die Bedeutung tierexperimenteller Untersuchungen zur Austestung neuer Wurmmittel siehe AUTERHOFF und ERHARDT, ERHARDT und STEWART). Bei der Auswahl eines Wurmmittels wird der Arzt bei gleicher Wirksamkeit daher immer zunächst zu dem weniger differenten, weil für den Patienten ungefährlicheren Mittel greifen.

a) Piperazin

Diese Anforderungen, die an ein gutes Wurmmittel gestellt werden, erfüllen nach zahlreichen Berichten in der neueren Literatur und den eigenen Erfahrungen weitgehend das Piperazin und seine Verbindungen. Bei etwa gleicher Wurmwirksamkeit wie Ol. chenopodii bzw. Ascaridol scheinen sie wesentlich ungefährlicher als diese zu sein. Die Durchführung der Kur ist bei der angenehmen Darreichungsform als Sirup bzw. Tabletten auch bei Säuglingen möglich und erfordert nicht unbedingt die strenge Beachtung der sonstigen Kurvorschriften für Vorbereitung und nachfolgendes Abführen. Darüber hinaus entfalten die Piperazinderivate nicht nur eine Wirkung gegen Askariden, sondern insbesondere auch gegen Oxyuren.

Piperazin wurde schon 1891 von BIESENTHAL und SCHMIDT zur Behandlung der Gicht empfohlen, in hohen Dosen über längere Zeit angewandt (KOBERT) und auch noch in neueren Lehrbüchern (GADAMER, POULSSON) als harnsäuretreibendes Mittel genannt. DESCHIENS beobachtete zuerst die Wurmwirksamkeit von Hetrazan (1-Diäthylcarbamyl-4-methyl-piperazin, Diaethylcarbamazin), und in den folgenden Jahren bemühten sich mehrere Forschergruppen um die Untersuchung dieser und ähnlicher Verbindungen bei Filaria-, Onchozerka- und Loa-loa-Infektionen (HEWITT, KENNEY, MAZOTTI, OLIVER-GONZALEZ, SANTIAGO-STEVENSON, SHOCKHOFF, SUBBAROW, WALLACE, WHITE).

Die von HEWITT und seinen Mitarbeitern erkannte Wirksamkeit auf Askariden und Oxyuren wurde in zahlreichen Nachprüfungen bestätigt (ENIGK, ERHARDT, ETTELDORF u. Mitarb., GUILHON, HOEKENGA, KANEGIS, LOUGHLIN u. Mitarb., MOURIQUAND, SANTIAGO-STEVENSON u. Mitarb., STANDEN), wobei das nicht substituierte Piperazin, ein Diäthylendiamin

$$HN \diagup_{C-C}^{H_2\ H_2}\diagdown_{}^{..} NH$$
$$H_2\ H_2$$

eine noch spezifischere Wirkung gegen Askariden und insbesondere gegen Oxyuren aufwies (FAYARD). Die Giftigkeit gegenüber dem Säugetier ist außerordentlich gering und die therapeutische Breite daher sehr günstig (Übersicht siehe bei MÖSSNER, ERHARDT).

Piperazin dringt in die lebende Zelle ein und führt zu einer Verlangsamung aller Lebensvorgänge, ohne den Gasaustausch überlebender Muskulatur zu beeinträchtigen (ABDERHALDEN). Nach VAN DER KLIPP verhindert es jedoch noch bei einer Verdünnung von 1 : 5000 die Sauerstoffabgabe beim Oxyhämoglobin.

Im Tierversuch zeigt Piperazin eine deutliche Wirkung auf das sympathische Nervensystem, so daß gewisse Derivate neuerdings auch als sogenannte Ganglienblocker angewandt wurden (SWAIN und NAEGELE). Am Zentralnervensystem steht die Lähmung des Atemzentrums im Vordergrund (HARNED, GORDONOFF), der manchmal eine Reizung bei kleineren Dosen vorausgehen kann (CROSS).

Frösche gehen nach Injektion von 25 bzw. 50 mg Piperazin unter Erbrechen, allgemeiner Mattigkeit und Atemstörungen ein (V. D. KLIPP). Während HARNED u. Mitarb. bei der pharmakologischen Prüfung von Hetrazan an Darm und Uterus keine Veränderungen feststellen konnten, fanden CROSS u. Mitarb. eine reversible Steigerung von Tonus und Kontraktionsfrequenz des Meerschweinchendarmes. Der Blutdruck sank vorübergehend stark ab mit Verkleinerung der Amplitude und Verlangsamung der Pulsfrequenz. Die Angaben von V. D. KLIPP bezüglich einer gerinnungsfördernden Wirkung auf das Blut und einer Verhinderung der Peptonisierung von Eiweiß wurden mit modernen Untersuchungsmethoden noch nicht nachgeprüft.

Die Wurmwirksamkeit beruht auf der starken Lähmung der Parasiten, der keinerlei erregende Wirkung (wie z. B. beim Santonin) vorausgeht, so daß die bei diesen Mitteln sonst so gefürchteten Komplikationen bei der Wurmkur nicht auftreten. Die Wirkung auf den Darm macht überdies auch die Verordnung eines Abführmittels überflüssig. Über den Angriffsort am Wurm, ob am Nervensystem oder an der Muskulatur, ist noch nichts Sicheres bekannt.

Nach kurzer Einwirkung von Hetrazan werden Polyella dolichoptera und Listomosoides Gondi bewegungslos (HEWITT u. Mitarb.), Rhabditis macrocerva sterben in vitro in 0,571%iger (m/50) Piperazinsebacinatlösung in 1–2 Stunden ab (TURPIN u. Mitarb.). Schweineaskariden werden in einer Piperazinlösung von 1 : 500 in 6–18 Stunden unbeweglich, erholen sich aber wieder in Ringerlösung (GODWIN und STANDEN, SABALITSCHKA und MARX), ebenso werden Menschenspulwürmer durch Einlegen in eine 1–10%ige Verdünnung eines Sirups (100 mg Piperazin/ccm) gelähmt und erholen sich wieder in frischem Wasser (SWARTZWELDER, MILLER und SAPPENFIELD). Auch bei Wurmkuren wurde wiederholt beobachtet, daß die Würmer in den ersten Tagen schlaff und fast bewegungslos abgehen (BURGSTEDT, STANDEN) und erst vom 3.–4. Kurtage an abgetötet im Stuhl erscheinen.

Die *Dosierung* wurde zunächst sehr unterschiedlich gehandhabt. BROWN und STERMAN fanden für Piperazinzitrat 15 mg/kg als kleinste heilende Menge, als höchste ohne Nebenwirkungen 46 mg/kg.

Nach den Berechnungen MÖSSMERS soll der Piperazingehalt der verabreichten Medikamente pro Einzeldosis über 18 mg/kg liegen und 32 mg/kg nicht überschreiten. WHITE und STANDEN gaben zunächst für Hydrat 50–75 mg/kg/die an, auf 2–3 Einzelgaben vor den Mahlzeiten verteilt, bei einer Kurdauer von 7 Tagen. Diese Dosierung wird bei den z. Zt. in Deutschland erhältlichen Präparaten nicht überschritten, doch wurden auch Dosen bis zu 150 mg/kg/die gut vertragen (BURGSTEDT, SWARTZWELDER, MILLER und SAPPENFIELD). MOURIQUAND u. Mitarb. sowie TURPIN gaben Kindern 0,1 g/Lebensjahr/Tag, während HILL tägl. 300 mg/Lebensjahr, maximal 1,8 g/die Adipat 1 Woche lang in 3 Einzelportionen verabreichte. SCHULTZE behandelte seine wurmkranken Kinder mit 60 mg/kg Körpergewicht ebenfalls 7 Tage lang. Nachdem sich aber gezeigt hat, daß weder die Erhöhung der Dosis noch die Aufteilung in mehrere Einzelgaben die Behandlungsergebnisse und die Verträglichkeit verbessern, wird allgemein dazu übergegangen, die wirksame Dosis in einer einmaligen Gabe am Tage zu verabreichen.

Am sichersten ist es, wie MÖSSMER gezeigt hat, die Dosis stets auf das Körpergewicht zu beziehen und die Einzeldosen schon durch die Herstellerfirma genau festlegen zu lassen, anstatt sich bei der Verordnung auf Tee- bzw. Eßlöffel festzulegen.

Während die Oxyuriasis über mehrere Tage behandelt werden muß, genügen zur Beseitigung des Askaridenbefalls Kurzkuren von höchstens 2–3 Tagen Dauer (BROWN, DUNN, GOODWIN und STANDEN, GOETERS und NORDBECK). BROWN und STERMAN, ebenso BUMBALO und PLUMMER geben je 2–3,5 g des Zitrates an 2 aufeinanderfolgenden Tagen auf einmal ein, RATSCHOW hält $3 \times$ je 800 mg Zitrat an 2 Tagen (bei Kindern $2 \times$ 800 mg) für ausreichend und erreichte mit höherer und längerer Dosierung keine besseren Ergebnisse.

BROWN, CHAN und HUSSEY ermittelten als günstigste Dosis 64–122 mg Piperazinzitrat/kg/Körpergewicht, morgens $1^{1}/_{2}$–3^{h} vor dem Frühstück, an 2 aufeinanderfolgenden Tagen. STANDEN empfiehlt für Eintagskuren bei Askaridiasis 3 g, für Kinder mit weniger als 20 kg Körpergewicht 2 g. DUNN gibt 4,5 grns/Lebensjahr. Bei Massenkuren haben ATCHLEY u. Mitarb. wie auch FIELD in 3 Dosen 1–4 g Piperazinzitrat je nach Körpergewicht verabreicht. Als bestes Behandlungsschema hat sich SWARTZWELDER u. Mitarb. eine einmalige Gabe von Piperazinzitrat, entsprechend 70 mg Hexahydrat pro lb Körpergewicht, maximal 8 mg, erwiesen, die nach 1 Woche wiederholt wird. Über die Dosierungsfragen des Piperazins und seiner Derivate hat zuletzt MÖSSMER ausführlich Stellung genommen.

Als Handelspräparate, denen zur Pufferung und Stabilisierung des stark alkalisch reagierenden Piperazins noch eine andere Substanz beigegeben ist, stehen in Deutschland Uvilon, Eraverm, Tasnon und Vermicompren zur Verfügung.

Uvilon enthält in 5 ccm (= 1 Teelöffel) 1000 mg Piperazinhydrat. Erwachsene nehmen nach Angabe der Herstellerfirma täglich 3 Teelöffel (= 1 Eßlöffel), Kinder von 1–2 Jahren täglich 1 Teelöffel, von 3–5 Jahren täglich 2 Teelöffel, Kinder ab 6 Jahren und darüber 3 Teelöffel, Säuglinge $^{1}/_{2}$ ccm pro kg Körpergewicht. Die Erwachsenendosis beträgt somit täglich 3000 mg (= 32 mg/kg/die bei einem Körpergewicht von 70 kg).

Eraverm enthält 800 mg Piperazinhydrat in 5 ccm. Erwachsene nehmen täglich 3 Teelöffel, Kinder von 1–2 Jahren ½, von 2–3 Jahren 1, von 4–6 Jahren 1½, von 7–9 Jahren 2 und von 10–12 Jahren 2½ Teelöffel ein. Die Erwachsenendosis beträgt hier nur 34 mg/kg/die.

Der Wirkstoffgehalt eines Teelöffels *Tasnon*, in dem Piperazin an Zitronensäure gebunden ist, entspricht 800 mg Piperazinhydrat. Erwachsene nehmen täglich 2× 2 Teelöffel ein, Kinder bis zum 5. Lebensjahr 2× 1 Teelöffel, Kinder vom 5.–12. Lebensjahr 3× 1 Teelöffel. Als Erwachsenendosis lassen sich somit 46 mg/kg/die errechnen.

1 Komprette *Vermicompren* enthält 0,3 g reines Piperazinadipat. Das Mittel wird wie folgt verabreicht: Erwachsene morgens 3, abends 4 Kompretten, Kleinkinder 2–3 Kompretten, Jugendliche 2× täglich 3 Kompretten, die Erwachsenendosis beträgt hier 34 mg/kg/die.

Bei Kurz-, insbesondere 1-Tageskuren, kann die angegebene Dosierung verdoppelt werden. Die Erfolgsberichte bei entsprechender klinischer Nachkontrolle sind alle durchaus befriedigend.

Neben diesen Präparaten werden im Ausland auch die Salze der Phosphor-, Öl-, Diphenylessig- und neuerdings auch der Sebacinsäure verwandt.

Nachdem sich die einzelnen Derivate des Piperazins als etwa gleich wirksam erwiesen hatten (DUNN, STANDEN, SWARTZWELDER), glaubte HARTLEY die unterschiedliche Verträglichkeit der einzelnen Präparate auf ihre verschieden gute Löslichkeit im Magen zurückführen zu können. Während er Zitrat und Phosphat als besonders leicht löslich fand, nahm er an, daß sich das schwer lösliche Adipat im Kontakt mit dem Magensaft zusätzlich mit der noch weniger löslichen Adipinsäure überziehe. Demgegenüber konnte FUHRMANN jedoch feststellen, daß in der Urinausscheidung bei freiwilligen Versuchspersonen kein Unterschied besteht. Nach Einnahme von basischem Piperazinzitrat (entsprechend jeweils 1000 mg der wasserfreien Base) wurden 32,1 ± 9,5 % und nach Einnahme von Piperazinadipat 33,2 ± 8,3 % Piperazinbase in 24 Stunden im Urin ausgeschieden. ROGERS hat diese Ergebnisse neuerdings bestätigt. Entsprechend den Untersuchungen mit Hetrazan setzt die Ausscheidung schon etwa 4 Stunden nach der Einnahme ein und ist nach 24 Stunden meist beendet (HARNED, LUBRAN).

Damit kann auch eine unterschiedliche Resorption dieser verschiedenen Mittel im Magen-Darmtrakt nicht erfolgt sein und ebensowenig eine verschiedene anthelminthische Wirksamkeit bestehen. Es empfiehlt sich daher, aus Vergleichsgründen die in den verschiedenen Arzneimitteln enthaltenen Wirkstoffmengen einheitlich auf Piperazinhydrat oder mit MÖSSMER auf den Piperazingehalt zu beziehen.

Bei der klinischen Anwendung setzt sich die Kurzkur immer mehr durch (RATSCHOW, SWARTZWELDER); bei 7-Tageskuren erlebte BURGSTEDT bei 62 Fällen nur 4 Versager, BROWN und STANDEN heilten 83 % von 23 Kindern. Keinen Versager hatten SCHULTZE und TURPIN, CAVIER und SAVATON-PILLET bei 8 bzw. 5 Kuren. SWARTZWELDER und WHITE sahen die Askariden hauptsächlich am 1. und 2. Kurtage abgehen und konnten wie RATSCHOW durch Verlängerung der Kur die Ergebnisse (3 Versager bei 25 Kuren) nicht verbessern (1 Versager bei 17 Kuren), so daß sie jetzt die 1-Tageskur bevorzugen, ebenso wie DUNN mit 90–100 % Kurerfolgen sowohl bei der 3tägigen, wie bei der einmaligen Behandlung. RATSCHOW überblickt 450 Kuren bei Kindern und Erwachsenen und hatte bei 150 Kindern 3 % Versager. Bei der 2-Tageskur fand BROWN das Verhältnis der Behandelten zu den Geheilten 13:11, bei der 3-Tageskur 15:14, der 4-Tageskur 15:13 und der 5-Tageskur 8:8, von 53 Kranken heilte er 50 mit Dosen von 64–122 mg/kg, an 2 Tagen morgens $^1/_2$–3 Stunden vor dem Frühstück gegeben, wohingegen die 5-Tageskur mit kleineren Dosen eindeutig schlechtere Ergebnisse brachte.

PALLISTER erzielte mit 3-Tageskuren in 90 %, mit 1-Tageskuren in 80 % eine Heilung. Nach einer einmaligen Dosis von 2,5–3 g (GOODWIN und STANDEN) enthielt der Stuhl bei 7 von 27 Kindern noch Wurmeier, mit einer Dosis von 2 g waren 7 von 10 Kindern saniert. Zusammenfassend geben diese Autoren ihre Behandlungserfolge mit Zitrat, Adipat und Phosphat in Tagesdosen entsprechend 3 g Piperazinhexahydrat mit 76 % an und mit Tagesdosen entsprechend 4 g mit 82–89 %. Mit Piperazinsebazat und -stearat in Tagesdosen, die 3 g Piperazinhexahydrat entsprachen, erzielten sie bei 86 % vollen Kurerfolg. FIELD u. Mitarb. heilten mit einer einmaligen Dosis bis 3,5 g 38 von 56 Wurmträgern im Alter von 1½ bis 51 Jahren, HOEKENGA gibt 85 % Erfolge an, SWARTZWELDER 87 % bei 47 Kuren. Nach Wiederholung des „Stoßes" eine Woche später betrug die Erfolgsrate 93–100 % bei 58 Kuren. MÖSSMERS Kritik der Zahlenangaben in der Literatur ist besonders beachtenswert. Die Stoßkur erfordert weder die Aufteilung der Dosis in 2 Einzelgaben noch die gleichzeitige Verordnung eines Abführmittels. Nach Verabreichung von 30–300 mg Phenolphthalein vor der Kur sanken die positiven Ergebnisse ATCHLEYS sogar von 79 auf 64 % ab. Damit ist die einmalige Piperazinbehandlung das Mittel der Wahl für Massenkuren, besonders in den unterentwickelten Ländern.

Wesentlich zur Beurteilung der Wirksamkeit der neuen Mittel waren exakt durchgeführte Vergleichsuntersuchungen: COLBOURNE gab 16 Personen 4 Tage lang je 14 mg Hetrazan/kg Körpergewicht in Sirup, 11 davon wurden wurmfrei. Von 24 Kranken, die 2× je 0,9 ccm Ol. chenopodii im Abstand von 1 h eingenommen hatten, wurden 19 wurmfrei (69 bzw. 70 %). HOEKENGA hat seine Ergebnisse an insgesamt 626 Spulwurmträgern zusammengestellt. Mit einer Tagesdosis von 24 mg Hetrazan/kg, 4 Tage lang gegeben, heilte er 80 % von 125 Kindern, mit 1,0 g Hexylresorcin betrug die Heilrate 42 % von 80 Patienten und mit einer Mischung von Ol. chenopodii, Chloroform, Eukalyptus und Menthol in Rizinusöl (Erwachsenendosis = 15 Tr. Ol. chenopodii) nur 40 % von 80 Patienten. Mit santoninsaurem Natrium lag die Heilrate von 189 Kuren je nach Dosis zwischen 37,5 % und 53,3 %. GRÜNINGER, HOLZ und PIENING erzielten bei 40 Klein- und Schulkindern mit Piperazin eine Erfolgsrate von 95 %, während sie mit Phenothiazin nur 60 % heilen konnten. Von allen Autoren wird einstimmig die gute Verträglichkeit des Piperazins bei Einhaltung der Dosierungsvorschriften betont. Dosen von 50–120 mg/kg in 24 Stunden bis zur Dauer von 7 Tagen gegeben, bewirken nach BERGSTERMANN und BOGNER, BROWN und STERMAN, DUNN, GOODWIN und STANDEN, MOURIQUAND

u. Mitarb., SOLLMAN, TURPIN u. Mitarb. sowie WECHSELBERG auch bei Säuglingen keinerlei toxische Nebenwirkungen, selbst beim gleichzeitigen Bestehen anderer Krankheiten (BURGSTEDT, SWARTZWELDER).

Hohe Dosen verursachen gelegentlich Übelkeit, Nausea und Erbrechen, Bauchschmerzen und Obstipation (ATCHLEY u. Mitarb., BROWN, BURGSTEDT, LOUGHLIN u. Mitarb., SWARTZWELDER u. Mitarb., SIMS, WHITE und STANDEN, WECHSELBERG).

BROWN und STERMAN beobachteten bei einer Kurdauer von 14 Tagen aber schon mit Tagesdosen von 75 mg/kg bei einigen ihrer Kranken weitere unangenehme Nebenerscheinungen in Form von Schwindel, Koordinations- und Sehstörungen, ebenso HOWIE nach 10 Tagen bei 5 von 58 Kranken, die täglich 56–133 mg/kg eingenommen hatten. SIMS verordnete einer 31 jährigen Frau täglich 2× 2 Teelöffel Hydrat. Nach einer Woche traten Koordinationsstörungen, Ataxie und optische Sensationen bei Lidschluß auf.

Bei erheblicher Überdosierung können Vergiftungserscheinungen auftreten, auf die früher schon HANZLIK aufmerksam gemacht hatte. Sie äußern sich in Form von hochgradiger Muskelschwäche, besonders in den Beinen, Koordinationsstörungen mit Ataxie und Gleichgewichtsstörungen, aber auch von Tremor und intermittierenden klonischen Spasmen der Extremitäten, sowie Störungen des Bewußtseins oder auch des Denkens und Wahrnehmens. Meist steht die Hypertonie der Muskulatur ganz im Vordergrunde des klinischen Erscheinungsbildes. MÖSSMER gibt in Erweiterung der WECHSELBERGschen Aufstellung die folgende Einteilung der Piperazin-Nebenwirkungen:

a) Allgemeine unspezifische Symptome:
Übelkeit, Nausea, Erbrechen, Leibschmerzen, Diarrhoe bzw. Obstipation, Kopfweh, Mattigkeit, Kreislaufstörungen, Hauterscheinungen.

b) Intoxikations- (spezifische) Symptome:
Allgemeine Muskelschwäche unter Bevorzugung der unteren Extremitäten, Muskel-Tremor.
Koordinationsstörungen, Ataxien, Gleichgewichtsstörungen mit evtl. Fallneigung.
Sehstörungen im Sinne von Akkommodationsstörungen (Miosis!) und Farbensehen.
Störungen der Bewußtseinslage, des Denk- und Wahrnehmungsvermögens.
Beeinflussung der Stimmungslage.
Störungen des Atemzentrums.

Übergänge zwischen beiden Gruppen sind fließend.

Offenbar handelt es sich um neurotoxische Wirkungen des Piperazins, wie aus elektroenzephalographischen Untersuchungen hervorgeht (WECHSELBERG). Unter ausschließlich symptomatischer Behandlung klingen diese Erscheinungen jedoch rasch und vollständig wieder ab. Veränderungen des Blutbildes und Auftreten pathologischer Bestandteile im Urin konnten bei den darauf gerichteten Untersuchungen mit Ausnahme von BOHLAND nicht beobachtet werden (SWARTZWELDER, MILLER und SAPPENFIELD, WECHSELBERG).

In einem Falle hatte ein 2½jähriges Kind versehentlich eine ganze Flasche Sirup mit einem Inhalt von 12 g Piperazin ausgetrunken und damit die Tagesdosis um das 8½fache überschritten (WECHSELBERG). Als Sofortreaktion trat ½ Stunde später Erbrechen auf, das zusammen mit Kopf- und Leibschmerzen etwa 20 Stunden anhielt. Einige Stunden nach der Einnahme stellten sich außerdem eine hochgradige Muskelschwäche in den Beinen ein mit ataktischen Gangstörungen und Fallneigung nach rechts sowie Benommenheit und Apathie. Im Verlaufe von etwa 48 Stunden bildeten sich alle diese klinischen Erscheinungen zurück, während zu dieser Zeit noch schwere allgemeine Dysrhythmien im Ekg festzustellen waren, die sich bei einer Kontrolluntersuchung 4 Tage später wieder vollständig zurückgebildet hatten. BURGSTEDT hat bei einem 2jährigen Knaben, der 440 mg/die eingenommen hatte, vorübergehend Ataxie mit Benommenheit und muskulärer Schwäche beobachtet. Bei einem 3jährigen Kinde wurde nach einer Gabe von 800 mg/kg vorübergehende Herabsetzung der Sehnenreflexe und Unvermögen, aufrecht zu sitzen, beobachtet (SWARTZWELDER, MILLER und SAPPENFIELD).

Bei einem 4½jährigen Kinde, das gleichzeitig an Poliomyelitis erkrankt war, stellten sich Überdosierungserscheinungen schon bei der doppelten Piperazindosis am 4. Tage einer sonst regelrecht durchgeführten Wurmkur ein (WECHSELBERG). Ähnlich liegen die Verhältnisse wohl bei einem Kinde mit zerebralen Anfällen in der Anamnese, bei dem BURGSTEDT während der Kur zittrige Unruhe mit Myoklonien feststellte, und bei 2 weiteren Krankheitsfällen, in denen Nausea mit Erbrechen bei einer Kranken mit Hirntumor und bei einem Kinde nach einer Lumbalpunktion aufgetreten waren. Der Beobachtung von AMBOS mit Vergiftungssymptomen am 3. Tage einer Wurmkur mit Piperazin ohne Überschreitung der therapeutischen Dosis bei einem 7jährigen Mädchen hat GREUEL jüngst eine weitere an einem 4jährigen Jungen beigefügt, bei dem unter einer ersten, 4 Tage mit der vorgeschriebenen Dosis durchgeführten Kur typische Vergiftungserscheinungen aufgetreten waren, beginnend mit Durchfall, Erbrechen und dem kennzeichnenden torkelnden Gang mit Einknicken der Beine. Dieselben Erscheinungen stellten sich am 3. Tage einer im Abstand von 2 Wochen durchgeführten Wiederholungskur unter einer Tagesdosis von 138 mg/kg erneut wieder ein, so daß der Junge in die Klinik aufgenommen werden mußte, wo die Störungen im Laufe von 48 Stunden wieder völlig verschwanden.

Nachdem auch WEBER einen derartigen Zustand bei einer 52 Jahre alten Frau nach Einnahme von 3,0 g (entsprechend 46 mg/kg) beschrieben hat, bei dem neurologische Symptome in Form einer spastischen Parese des linken Armes und von umschriebenen Sensibilitätsausfällen erst am 3. Tage auftraten und sich nach weiteren 3 Wochen eine vorübergehende Parese auch des rechten Armes einstellte, sollten die Mittel doch nicht ganz kritiklos angewandt werden, auch wenn die Zahl der Zwischenfälle, über die HANZLIK schon 1917 zusammenfassend berichtet hatte (siehe auch STEWART 1894 und SLAUGHTER 1896) und zuletzt MÖSSMER, im Hinblick auf die häufige Verwendung verschwindend gering ist.

Zurückhaltung ist geboten bei älteren, debilen Personen, bei Krampfneigung in der Vorgeschichte, sowie bei allen Erkrankungen des Zentralnervensystems. Kinder sind anscheinend mehr gefährdet als Erwachsene und sollten während der Kur ärztlich überwacht werden. Ob die Einnahme einer Testdosis vor Beginn der eigentlichen Kur vor derartigen Zwischenfällen zu schützen vermag, müßte erst die weitere Beobachtung ergeben.

Auf Überempfindlichkeitserscheinungen mit Hautveränderungen im Sinne eines toxischen Arzneimittelexanthems bei der Einnahme von Piperazinderivaten haben, soweit wir übersehen können, bisher nur BRADFORD und MÖSSMER hingewiesen.

Die Piperazinliteratur ist in den letzten Jahren außerordentlich angewachsen, so daß wir nach Darstellung der Hauptzüge für Einzelstudien noch eine Zusammenstellung der wichtigsten Arbeiten anfügen möchten, die jedoch keineswegs den Anspruch auf Vollständigkeit erheben kann.

FAYARD, GARCIA, REYES (1949), COLBOURNE, ETTELDORF und CRAWFORD, sowie REYES, MUNOZ und GARCIA (1950), CAVIER, LOUGHLIN, RAPPAPORT, JOSEPH und MULLIN, MOURIQUAND, ROMAN und COISNARD, ferner HOEKENGA sowie ROMANA, TORANZOS und MARCOLONGO (1951), COLBOURNE, HOEKENGA, TURPIN, CAVIER und SAVATON-PILLET, sowie WOODRUFF (1952), CAVIER, SIMS, STANDEN, WHITE und STANDEN (1953), BASNUEVO, BROWN und STERMAN, BRUMPF und HO-THI-SANG, BUMBALO, GUSTINA und OLEKSIAK, BURGSTEDT, GHANEM und ROY, GOODWIN und STANDEN, HOEKENGA, MALORNY, O'BRIEN, REARDEN sowie WHITE (1954) und BERGSTERMANN und BOGNER, BOECKER und ERHARDT, BROWN, BURGSTEDT, DUNN, ERHARDT, GOETERS, GOETERS und NORDBECK, GRÜNINGER, HOLZ und PIENING, HANNA und SHEHATA, HARTLEY, RICCI und CORBO, HOWIE, PALLISTER sowie SWARTZWELDER, MILLER und SAPPENFIELD (1955). ATCHLEY, WYSHAM und HEMPHILL, BROWN, CHAN und HUSSEY, FIELDS und M., HILL, MÖSSMER, RATSCHOW (1956) sowie 1957 BUMBALO und PLUMMER, CAVIER, FUHRMANN, GREUEL, SWARTZWELDER, MILLER und SAPPENFIELD, TURPIN, CAVIER und SAVATON-PILLET, WEBER. – 1958: GOODWIN und STANDEN.

β) Hexylresorzin

Auch das Hexylresorzin besitzt bei etwa gleicher Wurmwirksamkeit gegengegenüber dem Ol. chenopodii bzw. Ascaridol den beträchtlichen Vorzug der geringeren Toxizität und außerdem den der einmaligen Anwendung. Im Ausland wurde das Mittel daher in den letzten Jahren vor dem Erscheinen des Piperazins dem Ascaridol vorgezogen. Hexylresorcin wurde wie Piperazin zunächst nicht als Wurmmittel, sondern als Harndesinfiziens gebraucht (HECKENBACH und JACOBY, LEONARD) und dabei in großen Dosen von 1–3 g auch über längere Zeit gut vertragen. EICHHOLTZ und ERHARD, LAMSON u. Mitarb. sowie OELKERS und RATHJE haben ausgedehnte pharmakologische Prüfungen durchgeführt. Die Wurmwirksamkeit beruht auf den ätzenden und eiweißfällenden Eigenschaften der phenolischen Hydroxylgruppen. Das Mittel scheint sowohl auf die Kutikula selbst zu wirken, als auch sie zu durchdringen (BROWN, SCHILL, TRIM) und die Askariden zum Erstarren zu bringen. In vitro werden Askariden in 0,1%iger Hexyresorcinlösung schon in 2 Minuten abgetötet (LAMSON u. Mitarb.). In vivo ist die Wirksamkeit geringer, da das Begleiteiweiß im Darm die Kutikula der Parasiten zu schützen scheint (MOST). Ebenso wird die Resorption in öliger Lösung gehemmt (ROBBINS).

Die klinische Erfolgsrate beträgt nach amerikanischen Angaben (FAUST, LAMSON u. Mitarb., SMILLIE, WANG) 80–90%. Weniger günstige Ergebnisse erzielten dagegen RICCI und MENNA, und HOEKENGA konnte nur 42% von 80 Patienten heilen. Auch SCHEID und MENDHEIM erzielten gute Erfolge. BERNHARD behandelten 22 Askaristräger: 13 waren nach der 1. Kur wurmfrei, 4 haben nicht angesprochen, 5 konnten nicht mehr kontrolliert werden. Unsere eigenen Erfahrungen fielen ebenfalls nicht sehr günstig aus, so daß wir damals keinen Anlaß hatten, das Mittel dem Ascaridol vorzuziehen.

Hexylresorcin reizt die Schleimhäute, besonders die des Mundes und des Magens, stark und wirkt andererseits am besten, wenn es kristallin verabreicht wird, daher empfiehlt sich die Eingabe als Emulsion durch die Duodenalsonde. Die Abfüllung in Gelatinekapseln oder die Dragierung bereiten wegen der chemischen Eigenschaften des Hexylresorcins gewisse technische Schwierigkeiten, so daß sich die Verwendung von Geloduratkapseln oder der in der Praxis bewährten Fertigpräparate empfiehlt, z. B. Wurm-Agen, das pro Kapsel 0,1 g n-Hexylresorcin enthält, außerdem ist der Packung Resultin-Abführkonfekt mit 0,175 g Phenolphthalein beigegeben. Die Kapseln und Dragées dürfen im Munde aber nicht zerbissen werden, worauf besonders bei Kindern sehr geachtet werden muß. Als Dosierung genügen für Erwachsene 1,0–1,2 g, für Kinder von 2–4 Jahren 0,2 g, von 4–6 Jahren 0,4 g, von 6–8 Jahren 0,6 g und von 9–12 Jahren 0,8 g, nach Kurvorbereitung morgens nüchtern mit einem Schluck Wasser zu nehmen. Im Anschluß an die Einnahme empfiehlt es sich, den Patienten noch 4–5 Stunden fasten zu lassen und erst nach 24 Stunden ein salinisches Laxans zu verabreichen.

Die Nebenwirkungen beschränken sich auf die lokale Reizung der Schleimhäute. Das Mittel ist demzufolge bei entzündlichen Erkrankungen des Magendarmkanals und Ulcus ventriculi bzw. duodeni nicht anwendbar. Vergiftungen sind nicht bekannt.

γ) Oleum chenopodii bzw. Ascaridol

Das Oleum chenopodii ist eines der wirksamsten Mittel gegen Spulwürmer. Es wird durch Wasserdampfdestillation aus dem Samen von Chenopodium ambrosioides gewonnen (brasilianischer Gänsefuß, $\chi\eta\nu$ = Gans; $\pi o\delta\iota o\nu$ = Füßchen) und enthält etwa 60–70% Ascaridol, außerdem etwa 15–20% Cymol und eine Reihe ätherische Öle. Das farblose oder gelbe Wurmsamenöl hat einen kampferartigen Geruch und einen unangenehmen, bitterlichen, brennenden Geschmack.

In vitro bewirken schon sehr niedrige Konzentrationen beim Askaris Flucht- und Abwehrbewegungen und später Lähmungserscheinungen, die zunächst noch reversibel sind, später aber den Tod des Wurmes herbeiführen. In einer Ascaridollösung von 4 mg% sind die Askariden innerhalb von etwa 2 Stunden vollständig gelähmt (OELKERS und RATHJE), in einer 20 mg%igen Ascaridolemulsion innerhalb von 1 Stunde (OKA).

Am Warmblütler rufen Ol. chenopodii bzw. Ascaridol beträchtliche Reizerscheinungen des Magendarmkanals hervor. Die Resorption erfolgt im Dünndarm, sie ist beschleunigt nach Alkoholgenuß und bei entzündlichen Schleimhautveränderungen. Durch Lösung in Öl wird die Giftigkeit deutlich herabgesetzt (OELKERS), wenn diese Erscheinung nicht schon durch die abführende Wirkung des Rizinusöls allein zustande kommt (ZÖLLNER). Zahlreiche Untersuchungen ergaben eine beträchtliche Toxizität für den Warmblüter, so daß die therapeutische Breite des Mittels gering ist.

Resorptive Vergiftungserscheinungen manifestieren sich vor allem an der Leber und am Zentralnervensystem. Besonders gefährdet erscheinen der Nervus cochlearis und das Atemzentrum. Eine durchgreifende Laxierung des Darms bei Wurmkuren mit Ol. chenopodii bzw. Ascaridol zur Vermeidung resorptiver Vergiftungserscheinungen ist daher unerläßlich. Ebenso muß einer Wurmkur mit diesen Mitteln stets eine eingehende Vorbereitung in der eingangs beschriebenen Form vorausgehen. Die Einnahme erfolgt am Kurtage nüchtern, 2 Stunden danach ist eine Laxans zu verabreichen, spätestens 4–5 Stunden nach Kurbeginn muß eine Stuhlentleerung erfolgt sein. Verantwortlich für die kunstgerechte Durchführung der Kur bleibt auch im Krankenhaus stets der Arzt, nicht die damit beauftragte Schwester (s. o.).

Hinsichtlich der Dosierung des Ol. chenopodii besteht unter den einzelnen Autoren (BRÜNING, DARLING, SCHÜFFNER und VERWOORT, STRAUB, MAISCH, WIGAND) noch keinerlei Übereinstimmung. Welche Zahlenverwirrung in der Literatur infolge der verschiedenen Dosierungsschemata und der erheblich voneinander abweichenden Angaben über die Beziehungen zwischen Tropfenzahl, ccm und Gramm besteht, hat PANNHORST erst kürzlich außerordentlich eindringlich dargestellt. Hinzu kommt, daß der Wirkstoffgehalt des Wurmsamenöls erhebliche Unterschiede von 40–60–80 % aufweisen kann und das Öl bei längerem Stehen infolge Zersetzung an Wirksamkeit ab-, an Toxität aber zunimmt (WEILAND, BROUGHTON und METZGER). Die Dosierungsschwierigkeiten werden durch Verwendung von Fertigpräparaten in Kapseln (z. B. Chenoposan, Chenopodiol) nicht umgangen, und es empfiehlt sich daher dringend, wenn man nicht den neueren, oben beschriebenen Mitteln den Vorzug gibt, die exakt dosierbaren und in ihrer Wirkung konstanten Ascaridolpräparate zu verwenden, zumal ein wesentlicher Unterschied zwischen Ascaridol und Ol. chenopodii, der durch den Cymolgehalt des letzteren bedingt sein könnte, nicht festgestellt werden konnte (BRÜNING). Für die Dosierung des Ol. chenopodii in der Praxis erscheint am ehesten das Schema von MAISCH geeignet: Kinder im 2. Lebensjahr erhalten 0,15 g, steigend um 0,05 g pro Lebensjahr, Erwachsene 0,85–1,0 g. Diese Menge sollte nicht überschritten werden, auch wenn in der Literatur Dosen bis 1,2 und 1,5 g angegeben werden (DARLING, BARBER und HACKER, SMILLIE und PESSOA, STRAUB, ZÖLLNER). Das DAB VI erlaubt als höchste Tagesdosis 1 g.

Um Unglücksfälle zu vermeiden, sei an die Empfehlung SCHÜFFNERS erinnert, das Öl stets nur in der für 1 Kur berechneten Dosis und nie in Tropfflaschen zu verordnen.

Reines Ascaridol, aus Wurmsamenöl rektifiziert, steht, in Rizinusöl gelöst, in der 2½%igen Ascaridollösung „Bayer" zur Verfügung. Das von SCHENCK aus α-Terpinen mit Chlorophyll als Sensibilisator synthetisierte Ascaridol „Knoll (1,4-Peroxydo-p-menthen-2) kommt als Ascaricum in 2%iger Rizinuslösung in den Handel, ferner rein in Kapseln zu je 0,1, 0,15 und 0,2 g als Ascarisin. Ascaridol Kanoldt enthält in der Kinderkapsel 0,1 g, in der für Erwachsene 0,2 g und wird außerdem zusammen mit Karlsbader Salz als Askarilax vertrieben.

Die Dosierung erfolgt bei Ascaridollösung „Bayer" nach folgender Vorschrift: Kinder bis 12 Jahre erhalten 1 ccm/Lebensjahr (1 ccm = 0,025 Ascaridol). Jugendliche von 13–18 Jahren 1¼ ccm/Lebensjahr, die Erwachsenendosis beträgt 25 ccm = 0,625 g Ascaridol. Für die Kur mit Ascaricum gilt die Angabe, so viel Teilstriche der Graduierung des Fläschchens zu verabreichen, als das Kind Jahre zählt. 1 Teilstrich = ⁴/₃ ccm entspricht etwa 0,027 g Ascaridol. Die Ascaricum-Packung für Erwachsene enthält in 30 ccm 0,6 g Ascaridol. Bei Verwendung des reinen Ascaridols in Form von Ascarisin erhalten Kinder von 2–3 Jahren 1 Kapsel zu 0,1 g (rot), Kinder von 4–6 Jahren 2 Kapseln zu je 0,1 g und Kinder von 7–10 Jahren 3 Kapseln zu je 0,1 g, Kinder von 11–14 Jahren 3 Kapseln zu je 0,15 g (grau) und Erwachsene 3 Kapseln zu je 0,2 g (gelb) und 1 Stunde später ein Abführmittel. Die Verabfolgung der gewählten Gesamtdosis erfolgt in der Regel in 2 Einzelgaben im Abstand von ½–1 Stunde (BRÜNING). Dabei wird die im DAB VI angegebene größte Einzeldosis von 0,5 g Ol. chenopodii nicht überschritten, wenn nicht die Gesamtdosis auf 1 g erhöht und in 2 verschiedenen großen Einzelgaben zu 0,4 und 0,6 g aufgeteilt wird.

Gegen diese Verordnungsweise in 2 wiederholten Einzelgaben hat STRAUB Bedenken geltend gemacht und darauf hingewiesen, daß die Resorption aus dem durch die erste Ascaridolgabe gereizten Darm beschleunigt erfolgen kann, wodurch die Gefahr einer Vergiftung durch die 2. nachfolgende Gabe erhöht ist. Er hält es daher mit HALL und ZSCHUCKE für geeigneter, Ol. chenopodii bzw. Ascaridol in ausreichender Dosis auf einmal zu geben und seine Entfernung aus dem Darmkanal im richtigen Augenblick gründlich zu beschleunigen. Bei Kuren in der ambulanten Praxis, bei denen eine genaue Einhaltung der Vorschriften nicht gewährleistet ist, rät ZÖLLNER unbedingt zur Simultankur. In diesem Falle ist im Hinblick auf die noch geltenden Vorschriften des DAB VI die Verordnung in der üblichen Weise mit einem Ausrufezeichen zu versehen!

Zu der jeder Kur unbedingt nachfolgenden Laxierung kann sowohl Rizinusöl als auch ein salinisches Abführmittel verwandt werden. Wenn spätestens 3–4 Stunden nach der letzten Arzneigabe keine Stuhlentleerung eingetreten ist, darf nicht versäumt werden, die Verabfolgung des Abführmittels zu wiederholen (s. o.). Zur Beschleunigung der Darmperistaltik kann 2 Stunden nach der letzten Dosis eine voluminöse Mahlzeit gegeben werden.

Die Kurerfolge mit Ol. chenopodii und Ascaridol werden verschieden hoch angegeben. ANDERS hatte bei rund 1000 Kuren in 80% Erfolg. DORN beobachtete bei 112 regelrecht durchgeführten Kuren nur dreimal ein Versagen der Therapie (von 25 Patienten hatten nach 14 Tagen noch 22 keine Wurmeier im Stuhl), SCHÖNMEHL erzielte in 51 von 58 Fällen Eierfreiheit des Stuhles nach 1 Kur,

SCHUBERT konnte mit Ascaridol bei 35 Erwachsenen in 83 % einen kontrollierten Erfolg erreichen, mit Ol. chenopodii bei 29 Kranken in 75 %. Die Behandlungsergebnisse von GEFTER und GUSEINOV bei Kuren in der Klinik betrugen mit Ol. chenopodii 77–88 %, in der ambulanten Praxis lagen sie dagegen oft unter 30 %. Von weiteren günstigen Resultaten haben SCHEID und MENDHEIM, SCHENCK und SCHULZE-BUSCHOFF sowie ZÖLLNER berichtet, SMILLIE gibt eine Heilrate von 90–95 % an. Andere amerikanische Zahlen nennen eine durchschnittliche Heilrate von 83,2–94,4 %.

Nebenwirkungen leichterer Art wie Mattigkeit, Brechreiz, Schwindel und Parästhesien sind auch bei regelrecht durchgeführten Kuren nicht ganz selten (DORN). Ernstere Zwischenfälle bei Kuren mit Ol. chenopodii sind nach den Angaben von BRÜNING, der ein sehr großes Krankengut am Hamburger Tropeninstitut überblickt, und den Erfahrungen von MAISCH bei 16 000 Kuren innerhalb von 3 Jahren nicht aufgetreten. Immerhin erwähnte SMILLIE unter einer Gesamtzahl von 1 Million Behandlungen 22 Todesfälle.

Bei den bisher bekannt gewordenen Vergiftungsfällen ließen sich stets Kurfehler oder eine erhebliche Überdosierung nachweisen (BOSSALER, EULNER, OELKERS, PFANKUCH, ZÖLLNER). Die von LESCHKE, LEWIN sowie ZANALDI aus der Literatur errechnete Letalität von 50–75 % nach eingetretener Vergiftung ist sicher zu hoch, HÄNEL schätzt 40–50 %. Die Patienten klagen als Folge der Reizung der Schleimhäute über Übelkeit und Erbrechen. Resorptive Vergiftungserscheinungen bestehen in Unruhe, Benommenheit und Kopfschmerzen, Schwindelgefühl sowie Störungen des Gefühles, des Gesichtes und des Gehörs. Die Atemluft riecht charakteristisch nach Chenopodiumöl. Schließlich treten Krämpfe auf, meist in Form von kurzdauernden tonisch-klonischen Zuckungen einer Körperseite, es kommt zu Atemstörungen vom CHEYNE-STOKESschem Typ und schließlich zu Bewußtlosigkeit. Der Tod erfolgt unter dem Bild der Atemlähmung.

Als Folge der Affinität des Wurmsamenöls zum Nervensystem bleiben als Dauerschäden nach der Vergiftung oft Paresen, Innenohrschwerhörigkeit oder auch Optikusatrophie zurück (Zusammenfassung siehe bei ZÖLLNER). Besonders gefährdet sind Leber und Nieren. Bei tödlichen Vergiftungsfällen fanden ESSER und BUHTZ eine Hyperämie der meisten inneren Organe. Die Leber zeigte Verfettung besonders in der Läppchenperipherie, in den Nebennieren fiel der starke Lipoidschwund auf.

Die Anwendung von Chenopodiumöl ist daher bei leber- und nierengeschädigten Patienten auf jeden Fall zu vermeiden. Ferner sollten Magen- und Herzleidende sowie Schwangere von der Kur ausgeschlossen werden. Eine Kur mit Ol. chenopodii darf außerdem nicht vor Ablauf von 2 Wochen wiederholt werden. Vorsicht ist auch bei stark geschwächten Patienten, Kleinkindern und Greisen geboten.

Die Behandlung einer Vergiftung mit Ol. chenopodii wird nach Möglichkeit mit einer Magenspülung eingeleitet und durch energisches Abführen mit mindestens 40 g gelöstem Karlsbader Salz fortgesetzt. Nötigenfalls muß die Stuhlentleerung durch Hypophysin i. v. erzwungen werden (VOGT). Zweckmäßig ist die Gabe von Kohlegranulat zur Adsorption des im Darm verbliebenen Öles.

Zum Leberschutz wird Trauben- und Fruchtzucker i. v. gegeben, außerdem sind Vitamin-B-Komplex und Vitamin C und liprotrope Faktoren empfohlen worden. Bei Kreislaufschwäche ist Coffein (nach SALANT) kontraindiziert, da es die Wirkung des Wurmsamenöles unterstützt (Zusammenstellung bei FÜHNER, WIGAND sowie ZÖLLNER). (Wir selbst haben einen Vergiftungsfall infolge einer Dosierungsverwechslung mit Extr. filicis maris durch den Hausarzt erfolgreich in der Klinik behandeln können und a. o. ausführlich beschrieben.)

δ) Sonstige Spulwurmmittel

Durch die bisher aufgeführten Mittel sind ältere zu Spulwurmkuren empfohlenen Pharmaka genauso wie das Ol. chenopodii überholt. Dies gilt für *Santonin*, das KAHLER 1830 aus Zitwerblüten der turkestanischen Artemisia cina dargestellt hat. (Der Name stammt wohl von DIOSKLORIDES [um 100 n. Chr.], der Αψίντιον σαντόνιον aus dem Lande der Santones [Santoigne] erwähnt.)

Ebenso trifft dieses Urteil aber auch für *Thymol, Chloroform, Tetrachlorkohlenstoff* und *Tetrachloräthylen* zu und schließlich auch für *Benzin (Biyal)*. Ganz besonders eindringlich ist vor Kombinationsmitteln zu warnen, die überdies oft sehr unzulänglich deklariert und daher nicht genau zu dosieren sind. PENDE und GIORDANO haben erst kürzlich noch einen Todesfall durch Nephrose und Anurie nach Verabreichung eines derartigen Kombinationspräparates mitgeteilt.

Sauerstoffeinblasungen in den Darm (KRAVETZ, ferner GUSEYNOFF und TALYZIN) zur Beseitigung der Askariden dürften wohl für die Praxis einen zu großen Aufwand erfordern.

ε) Pflanzliche Anthelmintika

Pflanzliche Anthelmintika (Albizzia anthelminthica, Anacardium occidentale Linn) haben sich bisher in der Praxis nicht durchsetzen können. Noch weniger konnten die einheimischen, zu Wurmkuren empfohlenen pflanzlichen Mittel, wie rohe Karotten, Knoblauch, Lauch, Zwiebeln und Sauerkraut für sich allein eine zuverlässige Wirkung erweisen. Die sehr große Zahl der Versager ist uns aus der Nachkriegszeit, als wir über nur unzureichende Mengen wirksamer Medikamente verfügten, in nur allzu schlechter Erinnerung. Dagegen hat das aus einer ostasiatischen Rotalge (Digenea simplex) gewonnene Wurmmittel *Helminal* seit 30 Jahren in der Praxis seinen Platz behauptet. Die Wurmwirksamkeit beruht wohl größtenteils auf die Kainsäure, die extrahiert werden kann. OELKERS wie auch WIGAND empfehlen Helminal auch jetzt noch als ungiftiges Mittel besonders für die Kinderpraxis. Kleinkinder bis zu 6 Jahren erhalten nüchtern 1 gestrichenen Teelöffel Helminal-Wurmkügelchen in Brei, Marmelade oder Honig und dazu 1–2 Abführtabletten, die der Kurpackung beiliegen. Schulkinder und Jugendliche nehmen nüchtern je 2–5 Wurmtabletten unzerkaut mit etwas Flüssigkeit, dazu 2–3 (–5) Abführtabletten. Die Helminalgabe wird 1 und 2 Stunden später wiederholt, frühestens $1/2$ Stunde nach der 3. Gabe darf leichte Kost gegessen werden (BÜCHNER). Die ganze Kur dauert 3 Tage. Erwachsene nehmen in derselben Weise 3×5 Tabletten zu je 0,25 g in 1stündigem Abstand. WIGAND hat seine Behandlungserfolge verbessert, indem er bis zu 3 × 12 Tabletten und am folgenden Tage die restlichen 14 Tabletten der Kurpackung verabreichte und mittags sofort laxierte.

ζ) *Fermentpräparate*

Ein ganz neuartiges Prinzip in der Bekämpfung der Askaridiasis hat AMMON eingeführt. Es gelang ihm, ein proteolytisches Ferment aus der Gruppe der Papainasen zu stabilisieren, so daß es über längere Zeit haltbar ist und erst am Wirkungsort wieder aktiviert wird.

Das Ferment findet sich im Milchsaft der unreifen Früchte des Melonenbaumes (Carica papaya nach dem karaitischen Namen ababai) als Papain sowie im Milchsaft bestimmter Feigenarten als Ficin (ROBBINS). Die Säfte dieser Pflanzen (Leche de Higueron) wurden mit Honig oder Zucker gemischt von den Indianern Mittel- und Südamerikas schon lange als Wurmmittel benutzt. Der Saft des Stammes verursacht akute toxische Dermatitiden (HEINEMANN), andererseits beobachtete ENDLICHER, daß die Eingeborenen Hautausschläge („impetigines") mit Milchsaft behandelten. Schwere entzündliche Erkrankungen des Magen-Darmkanals bei innerer Einnahme des Milchsaftes führte dieser Autor auf Überempfindlichkeit zurück. Nach übermäßigem Genuß der Früchte des Melonenbaumes beobachtete HEINEMANN eine Gelbfärbung der Haut.

Eine breitere Anwendung dieses Wurmmittels scheiterte bislang an der kurzen Haltbarkeit der Auszüge.

Askariden und Oxyuren zeigen in einer derartigen Fermentlösung schon nach wenigen Minuten eine starke Erregung. Nach etwa 45 Minuten treten auf der Kutikula zahlreiche, etwa stecknadelkopfgroße, weißliche Flecken auf, die sich nach 60 Minuten blasig abheben und perforieren. Nach etwa 120 Minuten treten durch die Defekte der Kutikula die Genitalschläuche büschelweise aus (AMMON, HANNAK). Besonders leicht wird nach den Untersuchungen von MENDHEIM, SCHEID und RUDOLFSKY die homogene bzw. Faserschicht des Hautmuskelschlauches von aktiviertem Papain angegriffen. In vivo sind die Eingeweide des Schmarotzers nach Eröffnung der schützenden Körperhülle zusätzlich der Wirkung der Verdauungsfermente des Wirtes ausgesetzt, so daß die Auflösung wohl noch rascher vor sich geht als in vitro. Nach den klinischen Beobachtungen können daher außer in der allerersten Zeit nach Kurbeginn und einer zusätzlichen Laxierung keine abgetöteten Parasiten im Stuhl mehr beobachtet werden (BOHN, FEDTKE und ORTMANN). Zur Kontrolle eines Kurerfolges ist demzufolge nur die Stuhluntersuchung auf Wurmeier möglich, die aber frühestens 10 Tage nach der Kur vorgenommen werden kann, wenn alle bei der Auflösung der Würmer frei gewordenen Wurmeier den Darm mit Sicherheit verlassen haben (SCHMIDT). Nematodeneier werden, wie übrigens auch Bandwürmer, von aktiviertem Papain nicht aufgelöst (AMMON und DE BUSSMANN-MORGENROTH), möglicherweise infolge Fehlens angreifbarer Sulfhydrilgruppen in der Eihülle, im Gegensatz zur Kutikula, die derartige Gruppen enthält. Ebensowenig konnte eine Fermentwirkung auf den Darm des Wirtes weder im Tierversuch noch in der Klinik beobachtet werden (AMMON).

Stabilisierte keratolytische Fermente stehen in den Präparaten „Nematolyt", „Vermicym" und „Askarimors" zur Verfügung. Bei kurmäßiger Anwendung dieser Präparate ist zu beachten, daß das Ferment im Darm nicht durch Nahrungseiweiße vorzeitig verbraucht wird. Die Ernährung soll daher nach dem Vorschlage von Scheid und Mendheim 1–2 Tage eiweißfrei sein und wenig Schlacken enthalten. Nach einer milden salinischen Laxierung am Vorabend der Kur erhalten Erwachsene 20 g Nematolyt in einer frisch bereiteten Aufschwemmung, Kinder die Hälfte. Weitere Nahrungsaufnahme ist frühestens 1 Stunde nach Einnahme des Mittels erlaubt. Vermizym wird für Erwachsene in Höhe von 5×4 bis 5×5 Dragées zu je 0,21 g am Tage in stündlichem Abstand dosiert (Weise).

Die klinischen Berichte waren zunächst sehr ermutigend. Ammon sowie Bohn, Fedtke und Ortmann meldeten die ersten günstigen Kurerfolge. Fedtke und Ulrich hatten bei 7 mischinfizierten Askariträgern 6mal Erfolg. Weber berichtet von 150 Fällen, bei denen nur „wenig Mißerfolge" zu verzeichnen waren. Die von Mendheim, Schmidt und Scheid durchgeführten 23 Askaridenkuren waren alle erfolgreich. Angedaute Würmer bzw. Wurmfragmente fanden sich nur in 4 Fällen. In einer weiteren Untersuchung (1953) erzielten Scheid, Mendheim und Wiest bei 34 von 40 Askaridenträgern Wurmfreiheit, 5 Patienten wurden mit einer 2. Kur geheilt, eine Frau mit schweren Ileussymptomen nach 6tägiger Behandlung. Von 80 Erwachsenen und Kindern, die Schmidt mit Nematolyt nach Angaben der Herstellerfirma behandelte, waren 72–90 % bei mindestens 5maliger Stuhlkontrolle 2 Wochen nach Abschluß der Behandlung negativ, im Stuhl der 8 positiv gebliebenen Fälle waren nach einer weiteren Kur ebenfalls keine Würmer mehr nachweisbar. Angedaute Askariden wurden in 8 Fällen im Stuhl gefunden. Eggers sanierte 85 % von 172 Kindern, nach 3 Kuren waren die Versager auf 4–5 % zurückgegangen. Krepler und Leixnering erzielten bei 20 Nematolytkuren 14 positive Ergebnisse, davon 4 mit einer, 10 mit 2–3 Kuren, zum Teil waren die Behandelten nach 3–6 Monaten nochmals nachuntersucht worden. Löw erreichte Wurmfreiheit bei 68 Kindern, davon bei 3 nach der 2. bzw. 3. Kur. Weise berichtete von 15 erfolgreichen Askariskuren mit Vermizym. Jonxis und Bekius verwandten Velardon und befreiten von 20 Kindern 15 von ihren Askariden. Hannak fand nach einer 1-Tageskur mit Vermizym in 37 Stühlen von 52 Askariträgern keine Eier mehr (= 71 %), 6 Askariträger machten 3-Tageskuren, die bei 3 Kindern zum gewünschten Erfolg führten. Bei Doppelinfektionen mit Trichiuren betrug die Erfolgsrate 27 %. Obwohl Bohn zusammen mit Koch seine guten Anfangserfolge erneut bestätigt hat, halten Goeters sowie Weise und Wigand enzymatische Wurmmittel dagegen für nicht sehr wirkungsvoll. Schaper hatte trotz Ausdehnung der Kur auf 2 und 3 Tage mit derartigen Mitteln nur bei 7 von 16 Kindern Erfolg. Karpinski berichtet, daß von 22 askarisinfizierten Kindern 15 nach einer 1-Tageskur wurmfrei waren. Bei weiteren 4 Kindern hatte eine zweite Kur – nach 14 Tagen vorgenommen – vollen Erfolg. 3 Erkrankungen blieben resistent.

Die Verträglichkeit der Fermentpräparate ist sehr gut, doch wird die Beobachtung von BOHN bestätigt, der einen Anstieg der Eosinophilen im Blut feststellte und diese Erscheinung auf die Resorption von Askaris-Antigenen zurückführte, die bei der fermentativen Auflösung der Parasiten freigeworden waren.

FEDTKE und ULRICH sahen darüber hinaus bei 2 Kranken mit geschädigter Darmschleimhaut Exanthem und Kreislaufkollaps auftreten, ebenso HANKER bei der 1. Kur bei einem 15 Monate alten Jungen, KARPINSKI bei 2 Kindern mit sehr starkem Askarisbefall leichte allergische Exantheme mit Eosinophilie bis 14 %. Eine nachfolgende Kur mit dem gleichen Wurmmittel wurde anstandslos vertragen. SCHMIDT beobachtete bei seinen Kuren dagegen keinerlei Nebenwirkungen, obwohl sich unter seinen Patienten 4 Allergiker befunden hatten.

Trotz dieser zuletzt erwähnten Mitteilung wird man entsprechend der Empfehlung SCHUBERTS bei Kranken mit allergischer Diathese und insbesondere Asthmatikern mit der Anwendung dieser enzymatisch wirksamen Wurmmittel zurückhaltend sein, um akute allergische Reaktionen infolge intensiver Allergenausschüttung bei der Auflösung der Parasiten zu vermeiden.

Sonstige Vergiftungserscheinungen durch Enzympräparate sind nicht bekannt geworden, so daß sie – von den oben erwähnten Ausnahmen abgesehen – als gefahrlose Mittel gelten können.

II. Oxyuriasis

1. Biologie

Der Madenwurm (Enterobius vermicularis, Syn. Oxyuris vermicularis, ὀξύς = spitz, οὐρά = Schwanz, LINNAEUS, 1758; LEACH, 1853, STILES, 1905) ist ein kleiner, weißer Rundwurm. Das Männchen mißt etwa 2–5 mm, sein stumpfes Hinterende ist ventral eingerollt. Das Weibchen wird wesentlich größer, 8–13 mm lang und etwa $^1/_2$ mm dick. Der Körper endet mit einem dünnen Schwanz („Pfriemenschwanz"). Die Mundöffnung ist von 3 retraktilen Lippen umgeben, ein akzessorischer Lippenwulst dient zusammen mit dem Pharyngealbulbus als Ansaugeapparat zur Anheftung an die Darmwand und zur Fortbewegung. Die geschlechtsreifen Männchen und Weibchen leben im unteren Dünndarm und im Dickdarm auf der Oberfläche der Mukosa und besiedeln vorwiegend das Zoekum mit der Appendix und das Colon ascendens. Soweit bekannt, ernähren sie sich von feinen Bestandteilen der Darmkontenta.

Während das Männchen nach der Kopulation bald abstirbt, begibt sich das begattete Weibchen in das Rektum, um schließlich den Darmkanal aktiv durch den Anus zur Eiablage zu verlassen. Dabei kann es spannerraupenartige Bewegungen ausführen, indem es sich abwechselnd mit der Mundöffnung ansaugt und mit dem Hinterende abdrückt („Springwurm"). Bei massivem Befall werden die Würmer zuweilen in großen Mengen mit dem Stuhl ausgeschieden, so daß seine Oberfläche ein grauweißes Aussehen bekommt.

Der Uterus eines reifen Weibchens ist stark aufgebläht und enthält 5000 bis 17 000, im Durchschnitt 11 000 Eier (PIEKARSKI, REARDON), die auf einmal – meist am Abend – auf die Analhaut abgelegt werden, so daß sie mit dem Stuhl nicht in Berührung kommen. Nach der Eiablage sterben die Weibchen ab.

Das Oxyurenei hat eine leicht asymmetrische, längsovale, etwa 55×30 μ große, zitronenähnliche Form. Die glatte, durchsichtige Eischale besteht aus 4 Hüllen, deren äußere Eiweißschicht klebrig ist und so die Verbreitung der Eier begünstigt (Abb. 38 a u. b).

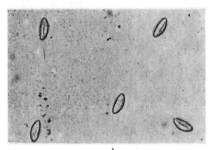 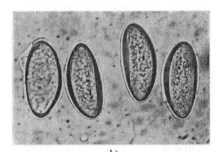

a) b)
Abb. 38. Oxyureneier, Vergr.: a) 90mal, b) 280mal

Die frisch abgelegten Eier enthalten die Larve im Kaulquappenstadium. Sie entwickeln sich im Mikroklima der Analspalte bei einer Mitteltemperatur von von 36° C, Sauerstoffzutritt und entsprechender Luftfeuchtigkeit schon in etwa 4–6 Stunden zur voll infektionstüchtigen Larve (ZAWADOWSKY und SCHALIMOW). Im ausgereiften Zustand sind die Eier bei Zimmertemperatur nur 2–3 Tage (LENTZE, OELKERS), bei Temperaturen von + 2 bis + 8° C über mehrere Wochen entwicklungsfähig. Im Magen oder Dünndarm werden die 140–150 : 10 μ großen Larven durch die Einwirkung der Verdauungsfermente aus ihrer Hülle frei. In künstlichem Magensaft verlassen 90 % der Larven innerhalb 4 Stunden das Ei (JONES und JACOBS), sie gehen aber, wenn sie im gleichen Medium bleiben, schon nach 20 Minuten zugrunde (PIEKARSKI). Frisch geschlüpfte Oxyurenlarven waren in 0,2 n HCl nach 10 Minuten tot, in 0,1 n HCl nach 1½ Stunden, in 0,05 n HCl blieben sie bis zu 24 Stunden am Leben (OELKERS). Die Möglichkeit einer Abtötung der im Magen geschlüpften Larven ist nach diesem Untersucher daher nicht sehr groß. In 2%iger Sodalösung waren die Larven nach 8 Stunden tot, in 1%iger Sodalösung lebten sie mehr als 18 Stunden. 0,1–0,5%ige Seifenlösung war wirkungslos, in 1–2%iger Seifenlösung trat der Tod nach 4–5 Stunden ein. Von einer großen Zahl geprüfter Arzneimittel erwiesen sich nur β-Naphthol und Hexylresorzin ausreichend wirksam.

Unausgereifte Oxyureneier werden im Magen dagegen rasch abgetötet und verdaut. Die Weiterentwicklung der Larven erfolgt im Dünn- und Dickdarm und ist in allen Einzelheiten noch nicht völlig aufgeklärt, da die menschliche

Infektion nicht auf Versuchstiere übertragen werden kann. Sichergestellt sind mehrere Häutungen bis zum Erreichen des geschlechtsreifen Stadiums. Gewisse zufällige Einzelbeobachtungen am Menschen legen darüber hinaus die Annahme nahe, daß diese Entwicklung entsprechend der der nächsten Anverwandten (Passalurus ambiguus bzw. Oxyuris equi) über intramurale Stadien in der Schleimhaut der Appendix oder anderer Darmabschnitte verläuft (BOECKER, dort weitere Lit. bzw. BIJLMER, ENIGK, RHEINDORF, SANDGROUND, SZIDAT und WIGAND, TESSERAUX und VIEHMANN). Eine unmittelbare Fortpflanzung im Darm (FIEBIGER) ist bisher nicht erwiesen.

Die Lebensdauer der Weibchen haben SCHÜFFNER und SWELLENGREBEL in genau beobachteten Infektionsversuchen am Menschen ermittelt. Sie nahmen 8 Infektionen mit je 60 Staubeiern und eine mit Analeiern vor. Bei 2 Personen ging die Infektion nicht an, bei den anderen 7 reiften maximal 44 % der möglichen 30 Weibchen zu geschlechtsreifen Exemplaren heran. Das erste Weibchen erschien 37 Tage p. inf. zur Eiablage am Anus, das letzte wurde nach 93 Tagen beobachtet. Die Dauer der Verwurmung bei dieser einmaligen, geringen Infektion schwankte zwischen 12 und 37 Tagen, bei größerer Dosis dürfte sie nicht länger als 56 Tage betragen. Die Zahl der Eiertage, die das Austreten eines Weibchens verrieten, lag zwischen 2 und 12. Eine einmalige Infektion muß demnach in 5 Wochen bis 3 Monaten von selbst erlöschen, wenn keine Neuinfektion eintritt.

2. Epidemiologie

Der Enterobius ist Kosmopolit, bevorzugt aber die gemäßigten Zonen. Mit geeigneten Untersuchungsmethoden lassen sich bei Schulkindern in Internaten oder Kinderheimen Befallziffern bis 80–100 % ermitteln, ausnahmsweise wurde Enterobius auch schon bei 5 Wochen alten Säuglingen festgestellt (ERHARDT und WIGAND, NEUMANN und WIEDEMANN). In der Regel werden Säuglinge jedoch nicht von Oxyuren befallen. Die Gründe für dieses Verhalten sind wohl in der Körperpflege zu suchen, aber auch in der Bifidus-Flora beim Brustkind, der schlackenarmen und eiweißreichen Kost bei künstlicher Ernährung und in den häufigen Stuhlentleerungen (CAMPO). Erwachsene sind deutlich weniger häufig befallen als Kinder, jedoch ergaben entsprechende Untersuchungen oft bis zu 50 % Enterobiusträger (Tab. 9).

Besonders gefährdet sind Schulkinder, wie sich z. B. aus den Untersuchungen von SCHRÖDER ergibt. Die Befallsquote betrug bei Kindern von 2–3 Jahren 73 %, von 4–6 Jahren 69 %, von 7–9 Jahren 85 % und von 10–12 Jahren sogar 98 %, um in höheren Altersgruppen wieder auf 51 % abzusinken. MENDHEIM und SCHEID fanden bei ihren Untersuchungen in München im Jahre 1938 unter Kindern bis zu 6 Jahren 53,1 % Oxyurenträger, von 6–10 Jahren 68,1 % und von 10 und mehr Jahren 86,4 %. Bemerkenswert ist eine spätere vergleichbare Untersuchung von MÖSSMER, die einen Rückgang der Durchseuchung von 69,2 % im Jahre 1948 auf 29,6 % im Jahre 1954 ergab, wobei sich aber eine ähnliche Verteilung auf die einzelnen Altersgruppen zeigte. Die entsprechenden

Tabelle 9
Oxyureninfektion

Jahr	Personenkreis	Anzahl	Befall		Methode	Autor
1947	Knabenheim		96,6	%	Klebestreifen	Brumpt
1947	Erwachsene Bevölkerung	570	54,8	%	Klebestreifen	Schubert
1948	Kinderheim (Schulkinder)	99	81,8	%	Cellophanwischer	Mendheim u. Scheid
1948	Kinder max. über 10 J.	182	71,4	%	Cellophanwischer	Mendheim u. Scheid
1948	Erwachsene	50	26	%	Sektion	Hesse u. Gaida
1949	Volksschüler	212	98,6	%	Analabstrich	Becker
1949	Kinderheim (Vorschulalter)	25	80	%	Analabstrich	Becker
1949	Kinderheim (Schulalter)	29	100	%	Analabstrich	Becker
1949	Medizinstudenten	122	47	%	Klebestreifen	Brede
1949	Med.-techn. Ass.-Schül.	30	46	%	Klebestreifen	Brede
1949	Berufstätige	34	45	%	Klebestreifen	Brede
1949	Kinderklinik		87	%	Klebestreifen	Ebert
1949	Kinderklinik	46	89	%	Klebestreifen	Gärtner u. Müting
1949	Mädchen 20–23 J. höh. Schul.	104	64	%	Analabstrich	Gärtner u. Müting
1949	Stuhlproben	783	75,8	%		Gärtner u. Müting
1949/50	Erwachsene (Krankenhaus)	340 179 =	53	%	Klebestreifen	Hesse u. Jahnke u. Langer
1949	Erwachsene	1000	41,3	%	Sektion	Leick
1949	Kranke mit Analekzem	215 132 =	61,3	%	Analabstrich	Papayannis
1950	Strafgefangene	460	39	%	Kur	Ernst
1950	Erwachsene (Krankenhaus)	50	60	%	Klebestreifen	Herrmann
1950	Schulkinder		80–90	%		Neumann u. Wiedemann
1950	Säuglinge		1,66	%		Neumann u. Wiedemann
1950	Klinikpatienten	250	87	%	Klebestreifen	Reinhard
1951	Heilstättenkinder	1593	87,9	%	Wischer-Stempel Klebestreifen	Goeters
1951	Schulkinder	255	11,5	%		Hannak
1951	Kinderheim		79,5	%	Klebestreifen	Luther
1951	München Erwachsene Kinder		30 70	% %		Schrudt

Fortsetzung von Tabelle 9

Jahr	Personenkreis	Anzahl	Befall	Methode	Autor
1951	Kinderstation	99	34,34 %	Schüffner-	SCHOLZ
	Neuaufnahmen	120	60 %	Swellengr.	
1951	Doppelunters.	405	31,4 %		WACHSMUTH
1952	Tschech. Kinder	5513	59,4 %	Schüffner	JIROVEC
	12jährig		74,7 %		
1952	Krankenhauspat.		40–50 %	Klebestreifen	VOGEL
1953	Erwachsene	1753	16,1 %	H-I-H	CHRISTIANSEN
	(Schweden)			Wischer	
1953	Kinderheilstätte		87,9 %	Klebestreifen	GOETERS
1953	Kinderklinik (Köln)		67 %		
1953	Studenten		47 %		
1954	Kinderklinik	210	30 %	Klebestreifen	BURGSTEDT
1954	Erwachsene	609	26 %	Cellophan.	NORN
	Krankenhauspat.			Immersionsöl	
	(Dänemark)				
1954	Schulkinder in Halle		fast 100 %		WINKLER
1955	Münchner		80 %		BERGSTERMANN
	Waisenhäuser				u. BOGNER
1955	Kranke Kinder	849	29,6 %	Klebestreifen	MÖSSMER
	einer Münchner				
	Poliklinik				
1955	Indische Schulkinder		44,4 %		MODI u. DAVE
1956	Kinderheilstätte	240	71 %	Klebestreifen	SCHRÖDER
1956	Kinder der Shet-	194	100 %	Klebestreifen	HILL
	landinseln				
1957	Großstadtkinder	60	54,5 %	Klebestreifen	SCHULTZE
	(teilweise vorbeh.)				

Zahlen lauten 23,7–33,2 und 31,8 %. Kohlenhydratreiche Ernährung begünstigt offenbar das Angehen einer Infektion, während andererseits hohe Magensäurewerte einen guten Schutz darzustellen scheinen (SCHULTZE).

Die Unterhaltung und Ausbreitung des Oxyurenbefalles erfolgt nur durch die direkte Übertragung von Mensch zu Mensch ohne Zwischenwirt. Die kurze Entwicklungszeit des Eies zum infektionstüchtigen Stadium bedingt, daß jeder Oxyurenträger für sich selbst und seine Umgebung eine gefährliche Ansteckungsquelle darstellt (Abb. 39).

Der häufigste Übertragungsmodus ist die *orale Reinfektion*. Bei der Eiablage am Anus wird ein heftiger Juckreiz verursacht, der den Träger zum Kratzen und Reiben an der Analgegend veranlaßt. Die Eier bleiben an den Fingern oder an den Fingernägeln kleben und gelangen direkt wieder zum Mund zurück. Durch derartige digitale Selbstinfektionen, insbesondere von ganzen Eigelegen, kommt der Massenbefall im Kindesalter zustande, oft mit regelmäßig auftretenden „Schwarmperioden" und erhöhter Gefahr der Selbstinfektion.

Die Übertragung auf neue Wirte erfolgt neben der *Kontaktinfektion* über Nahrungsmittel, Gebrauchsgegenstände, ja selbst über Geldscheine und Spielsachen, hauptsächlich jedoch durch die Ausbreitung der Eier mit dem *Staub*. Vom After abgefallene Eier geraten in die Wäsche und in den Zimmerstaub von Schlaf-, Wohn- und Schulräumen. Durch Anhaften an Stoffasern und Staubteilchen erhalten diese Eier ein ausgezeichnetes Schwebevermögen, so daß sie auf Fenstersimse, Möbel und Beleuchtungskörper gelangen und auf diese Weise auch unmittelbar oral bzw. nasal oder über Nahrungsmittel aufgenommen werden (LENTZE, SCHÜFFNER und SWELLENGREBEL). Die Infektionstüchtigkeit derartiger Staubeier ist von SCHÜFFNER sowie NOLAN und REARDON experimentell erwiesen worden. Diese Staubübertragung ist es vor allem, die dem Enterobius die Ausbreitung innerhalb von Wohnstätten, Schulen, Internaten, Kindergärten und -heimen ermöglicht und selbst unter günstigen hygienischen Verhältnissen zur Infektion ganzer Familien führt. So hat kürzlich SCHRÖDER in einem Kindergarten wieder feststellen können, daß jedes neu aufgenommene Kind nach einem Zeitraum von 40 Tagen befallen war. Vom After abgefallene Eier bleiben nach GOETERS auf trockener Unterlage 9, in feuchtem Milieu 12–13 Tage entwicklungsfähig. Völlig ausgereifte Eier überleben bei normaler Zimmertemperatur von $+17$ bis $+20°$ C und einer relativen Luftfeuchtigkeit von 65–80 % mindestens 2–3 Wochen (OELKERS), und in den Versuchen von SCHÜFFNER und SWELLENGREBEL ging die Infektion sogar mit etwa 20 Tage alten Staubeiern noch an.

Bei Aufbewahrung der Eier in Wasser von $+3$ bis $+5°$ C überlebten in den Untersuchungen von JONES und JACOBS nach 3 Wochen noch 90 %, bei einer Wassertemperatur von $+20$ bis $+31°$ C fast ebensoviele nach 4 Tagen, während sie bei einer Wassertemperatur von $+28$ bis $+31°$ C nach 5 Tagen bis auf wenige Exemplare abgestorben waren. Am längsten halten sich die Eier in kühler und feuchter Luft. Bei einer Temperatur von $+20$ bis $+24,8°$ C und einer relativen Luftfeuchtigkeit von 53–91 % lebten nach 2 Tagen noch über 55 %, nach 4 Tagen 43 % und nach 6 Tagen noch 31 %, bei der gleichen Temperatur und einer relativen Luftfeuchtigkeit von nur 30–54 % waren schon nach 2 Tagen mehr als 97,5 % abgestorben. Bei höheren Temperaturen von $+26$ bis $+29°$ C und hoher relativer Luftfeuchtigkeit von 64–80 % überlebten nach 90 Stunden weniger als 1 %, während unter gleichen Versuchsbedingungen bei einer niederen Luftfeuchtigkeit alle Eier schon nach 40–50 Stunden gestorben waren. Demgegenüber hat bei den Versuchen von OELKERS eine Temperatur von $52°$ C die Oxyureneier innerhalb von 10 Minuten nicht zu schädigen vermocht.

Ein Neubefall durch Selbstinfektion kann in seltenen Fällen und nur beim Erwachsenen (SCHÜFFNER und BOOL) aber auch noch dadurch eintreten, daß unter der Einwirkung proteolytischer Fermente auf die Eihülle, wie Trypsin, die Larven wider die Regel bereits am Anus frei werden und retrograd in den Darm zurückwandern. SCHÜFFNER nannte diese retrograde Infektion per anum kurz „*Retrofektion*" und führte die bei Erwachsenen trotz Ausschaltung der Fingerübertragung oft recht hartnäckigen periodischen Rückfälle darauf zurück.

3. Klinik

Die Infektion mit Enterobius verläuft in den allermeisten Fällen völlig beschwerdefrei. Nur bei etwa $^1/_5$ der Enterobiusträger kommt es, wie Reihenuntersuchungen gezeigt haben (SCHÜFFNER, SCHUBERT, ERNST), je nach Befallstärke und individueller Empfindlichkeit zu klinischen Erscheinungen, die den Betroffenen dann in ganz erheblichem Maße belästigen können. BURGSTEDT fand bei 27 von 65 Probanden mehr oder minder starke Störungen.

Gegenüber der früheren klinischen Einteilung der Oxyuriasis in akute, intermittierende und chronische Formen bzw. aktive und latente Oxyuriasis unterscheidet SCHÜFFNER entsprechend dem Infektionsmodus 4 klinisch gut definierte Krankheitstypen, deren jede auch einer besonderen Behandlung bedarf.

Typus D stellt die durch direkte digitale Übertragung erzeugte Oxyuriasis dar mit chronischer, oft massenhafter Produktion von Maden. Sie ist hauptsächlich bei Kindern und unreinen Erwachsenen zu finden.

Typus K entsteht durch Kontaktinfektion infolge indirekter Übertragung der Eier auf Nahrungsmittel oder sonstige Gebrauchsgegenstände des täglichen Lebens. Die Infektion entsteht akut und ist in längstens 56 Tagen erloschen.

Typus S infolge Staubeierinfektion verläuft spärlich, intermittierend und mit unregelmäßigen, beliebig langen Intervallen (besonders in Schulen auftretend).

Typus R ist bisher nur bei Erwachsenen nachgewiesen und verfolgt. Infolge Retrofektion handelt es sich ausschließlich um Autoinfektion. Die Infektion verläuft chronisch-intermittierend und oft im Turnus.

Obwohl der Schmarotzer schon im Altertum gut bekannt war, ist das Wissen um die durch ihn verursachten klinischen Erscheinungen erst spät erworben. Im Vordergrund der Beschwerden steht oft der unerträgliche Juckreiz am After, der in engem zeitlichen Zusammenhang beim Auswandern der Weibchen aus dem After zur Eiablage durch die bohrenden Bewegungen in den Falten der Schleimhaut und auf der Haut der Genitokruralgegend hervorgerufen wird, bei Nacht oft zu bestimmter Stunde kurz nach dem Zubettgehen, aber auch zu jeder anderen Tageszeit. Möglicherweise enthalten aber auch die Eigelege selbst Stoffe, die Juckreiz erzeugen. Diese Annahme liegt nahe bei Fällen, bei denen sich der Juckreiz von der Umgebung des Afters auf die Genitokruralgegend ausbreitet und weiter die untere Körperhälfte und schließlich sogar die gesamte Hautdecke ergreift, ohne daß sonst Hautveränderungen bestehen (SCHRÖPL). Wurmeier können nämlich bei starkem Befall ebenfalls überall auf der Körperoberfläche nachgewiesen werden. Wie weit bei diesen Fällen von Pruritus und weiter bei Hauterscheinungen, die bald dem Bilde der Urticaria chronica papulosa (Strophulus), bald dem der Scabies und „Pseudoscabies" nahestehen (SCHÜTZ), eine Sensibilisierung der Haut vorliegt (SCHRÖPL) oder eine Beteiligung des Nervensystems anzunehmen ist, ist noch nicht sicher geklärt.

Erstaunlich ist die Tatsache, daß die bei Oxyuriasis außerordentlich häufigen Ekzeme der Analfalte und der Genitokruralgegend erst 1874 erstmals mit der Wurminfektion in Zusammenhang gebracht wurden (SZERLECKY). 1877 wies MICHELSON lebende Oxyuren und Eier aller Entwicklungsstadien auf derartigen Ekzemen nach. MAJOCCHI lenkte dann 1893 die Aufmerksamkeit auf eine bis dahin im Schrifttum „sehr seltene Dermatose", die er Oxyuriasis cutanea nannte, und 1907 berichtete VIGNOLO-LUTATI erneut über dieses Krankheitsbild.

In der Umgebung des Anus und davon ausgehend die Rima ani, das Perineum, die Genitokruralfalten, das Skrotum bzw. die Labien und die angrenzenden Bezirke der Oberschenkel ergreifend findet sich ein gesättigt rotes Erythem, das sich randwärts in einzelne, teilweise vesikulös umgewandelte Knötchen auflöst und im Zentrum flächenhaft näßt (Abb. 40).

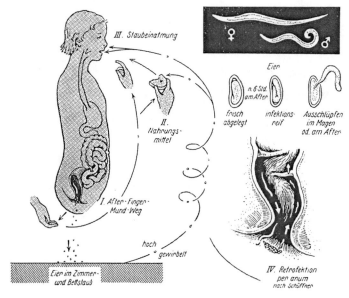

Abb. 39. Übertragung der Oxyureneier (nach REICHENOW, VOGEL u. WEYER)

In den großen Beuge-Falten bildet sich dann ein übelriechender Brei von Sekret und abgelösten Epidermisfetzen, der die Haut wie mit einem Schaum bedeckt erscheinen läßt, während an den frei liegenden Stellen dicke Schuppenkrusten auftreten. Der ganz erhebliche Juckreiz führt zu Kratzen und ausgedehnten Exkoriationen, bei längerer Bestandsdauer kommt es namentlich in der Umgebung des Anus und am Skrotum bzw. den Labien zur Infektion und Verdickung der Haut, die dann alle Zeichen des chronischen Ekzems mit Lichenifikation und Rhagadenbildung erkennen läßt. Schließlich bleibt auf die Dauer die sekundäre bakterielle Infektion und Impetiginisation nicht aus (über weitere Hautveränderungen bei Oxyuriasis s. u.).

Die Kranken werden durch den hartnäckigen, unerträglichen Juckreiz oft so gepeinigt, daß der Madenwurm von SZIDAT und WIGAND mit Recht zu den schlimmsten Quälgeistern des Menschen gerechnet wird.

Die Auswirkungen auf das allgemein-nervöse Befinden werden noch verstärkt durch den mit Rücksicht auf die Umgebung und die Gesellschaft notwendigen dauernden Zwang zur Selbstbeherrschung, so daß es verständlich wird, daß auch widerstandsfähige Personen oft verzweifeln und sogar Selbstmordabsichten äußern. Hinzu kommt die dauernde Störung des Schlafes, Kinder schreien beim Wiedererwachen in der Nacht plötzlich auf, und die dauernde Beeinträchtigung des Allgemeinbefindens führt nicht nur zu Blässe, Appetitlosigkeit, Gewichts-

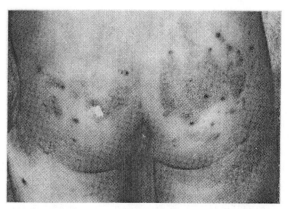

Abb. 40. Analekzem durch Oxyurenbefall bei einem dreijährigen Kinde

abnahme und Entwicklungsstörungen, sondern auch zu „neurotischen" Zustandsbildern mit Unruhe, Zuckungen, Zusammenschrecken und Kopfschmerzen (DENHOFF und LAUFER, JACOBS, MILLER und EINHORN, WELLER und SORENSEN).

Obwohl BRADY und WRIGHT in einer größeren Untersuchungsreihe einen statistisch gesicherten Zusammenhang zwischen Enuresis nocturna und Oxyuriasis nicht feststellen konnten, liegt in besonders schweren Einzelfällen doch die Annahme nahe, daß die Kinder durch den ano-perinealen Juckreiz oder auch infolge eines vom Darm auf die Blase überspringenden Reflexes (TIEMANN) den Blasen- und Darmsphinkter stark kontrahieren, so daß es dann einerseits in der Nacht zur Erschlaffung der überanstrengten Schließmuskeln und Entleerung des retinierten Urins kommt (JAQUEMIN), daß andererseits die Tenesmen das Auftreten von Hämorrhoiden, Rhagaden und sogar Mastdarmprolaps begünstigen.

Dringen die Weibchen in die Vagina ein (LEUCKART, VAUGHAN), so entstehen auch hier qualvolle Reizzustände der Schleimhaut mit vermehrter Sekretion, Hyperästhesie und Fluor (HELLER, KLEE, POWILEWICZ und FISH, SIMONS, SPITzer). Unter besonderen Umständen gelangen die Würmer aber weiter in den Uterus und dringen durch den Eileiter (MARRO) bis in die Bauchhöhle vor (KÖKER, MENKEN). In diesen Fällen können Oxyuren auch zur Ursache einer Endometritis, Salpingitis oder gar einer Peritonitis werden (BORRMANN, FRORIEP, GILL und SMITH, HÜBNER, MARQUARD, MENKEN, PAWLIK, NAIRN und DUGUID, SYMMERS, SCHMUTZLER).

Sterben die Würmer ab, so werden sie unter Ausbildung von Fremdkörpergranulomen, die reich an Eosinophilen und Riesenzellen sind und immer Wurmeier enthalten, abgekapselt. Der Reiz zur Granulombildung geht anscheinend in erster Linie von den Eiern aus, weniger von den Würmern selbst oder ihren Abbauprodukten (FISCHER, KÖKER). Verwechslung mit spezifischen Tuberkeln liegt makroskopisch und manchmal auch mikroskopisch nahe. Die Granulome können einschmelzen und so wiederum Anlaß von schwer zu erkennenden, bedrohlichen Komplikationen werden, oder sie verkalken und werden dann oft zufällig bei einer Laparoskopie entdeckt.

Der Juckreiz verursacht darüber hinaus möglicherweise im Zusammenwirken mit der regionären Hyperämie und einer vom Mastdarm ausgehenden Reizung der sakralen vegetativen Nerven eine Erregung des Genitales und führt so bei beiden Geschlechtern zur Masturbation.

Bemerkenswert erscheint in diesem Zusammenhang die Deutung von Hautveränderungen durch SCHRÖPL, die er bei Oxyurenträgern im Verein mit Sensibilitätsstörungen an der unteren Körperhälfte vorwiegend an den Hüften, den Außen- und Innenseiten der Oberschenkel unter Aussparung der Anal- und Genitokruralgegend sowie der Unterschenkel und Füße beobachtet hat, wie SCHÜTZ aber auch über die ganze Körperdecke und hier vornehmlich im Gesicht, an der Stirn und an den seitlichen Teilen des Halses ausgestreut fand. Es handelt sich dabei um stecknadelkopf- bis erbsgroße, mäßig scharf begrenzte, hautfarbene oder gesättigt hell- bis lividrote, einzeln und gruppiert stehende, oft follikular

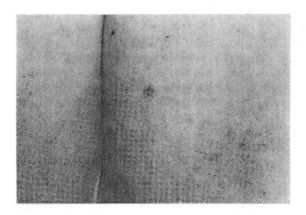

Abb. 41. Prurigo simplex bei Oxyuriasis

gebundene, heftig juckende Knötchen (Abb. 41), die sehr oft exkoriiert und dann von einer braunroten Blutkruste bedeckt sind (Abb. 42), nie nässen und die für Prurigo nodularis HEBRAE charakteristische Verdickung der Oberhaut vermissen lassen. SCHRÖPL stellt diese Erscheinungsbilder dem Prurigo mitis UNNA bzw. Prurigo simplex BROCQ an die Seite und betont, daß die von WINTERNITZ und ZULEGER gewählte Bezeichnung „Neurodermitis durch Oxyuren" zu weit gefaßt ist, da sich darunter die verschiedensten Krankheitsbilder vereinigen, die mit den zu beschreibenden in keinerlei Zusammenhang stehen. SCHRÖPL vermutet als Ursache einen viszerokutanen Reflex, ausgehend von einer Reizung sensibler, vegetativer Nervenendigungen im Darm durch den Oxyurenbefall der Schleimhaut im Sinne HEADs, ein Reflexmechanismus, wie er auch sonst bei viszeralen Erkrankungen häufig beobachtet werden kann (s. b. FISCHER und KÄPPEL). Bezeichnenderweise finden sich die beschriebenen Krankheitsveränderungen vornehmlich im Gebiet des 1.–3. Lumbaldermatoms, das CLARA dem Colon und Rektum zuordnet. Das Wesentliche dieser Deutung erblickt GOTTRON darin, daß die Reaktionserscheinungen als auf nervalem Weg zustande gekommen betrachtet und daß nicht humoralphysiologische Bedingtheit als vorwiegend erachtet wird. Es liegt daher nahe, auch die Hauterscheinungen, die bei Wurmbefall im Gesicht beobachtet werden können, auf einen derartigen Reflexbogen zurückzuführen, der sich aus dem Einstrahlungsgebiet sensibler Vagus- und möglicherweise auch Phrenikusfasern im Zervikalmark und den hier bestehenden engen Beziehungen zum Endkern der spinalen Wurzel des N. trigeminus im Nucleus terminalis tractus spinalis und der Hintersäule im 2. Halssegment ergibt. Sollte das Bohren der Kinder in der Nase, das im Volke als Zeichen des Wurmbefalls gilt, auf einem ähnlichen reflektorischen Geschehen beruhen, das die Parästhesie der Nasenschleimhaut auslöst?

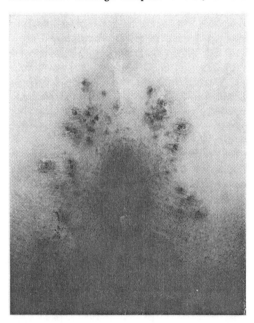

Abb. 42. Papulöse perianale Ekzemreaktion bei Oxyurenbefall

Die sonstige klinische Bedeutung des Oxyurenbefalles ist noch nicht eindeutig geklärt. Unbestimmte Bauchschmerzen, Verdauungsstörungen, die teils mit Durchfällen, teils mit Verstopfung, ja sogar mit Subileus einhergehen, oder periproktitische Abszesse wurden genauso mit einer Darmbesiedelung in Zusammenhang gebracht (ANSCHÜTZ, STRAUSS) wie Allgemeinbeschwerden in Form von Kopfschmerzen und Müdigkeit, schlechter Mundgeruch, Nausea und Erbrechen.

Da intramurale Entwicklungsstadien beim Menschen mit großer Wahrscheinlichkeit durchlaufen, aber noch nicht ganz sicher bewiesen sind, lassen sich entzündliche Reizerscheinungen der Schleimhaut nur vermutungsweise auf eine örtliche Verletzung des Darmes beziehen. Bei der Sektion können die Parasiten mit dem Messerrücken von der Schleimhaut im allgemeinen leicht abgestreift werden, mikroskopisch sind sie dagegen wesentlich schwerer und oft nur in Serienschnitten festzustellen. Über Befunde von Wurmexemplaren in Mukosa und sogar Submukosa des Kolons und Rektums liegen eine Reihe von Mitteilungen vor (ANDRÄ, ASCHOFF, BÜRGER, FRIES, HUECK, LÄWEN und REINHARDT, RHEINDORF, UNTERBERGER). Meist sind die Wurmleiber von einer nekrotischen Zone umgeben, und gelegentlich finden sich sogar mehrere Exemplare bindegewebig eingescheidet, während eine entzündliche Zellinfiltration der Umgebung in der Regel vermißt wird (BIJLMER). In Knötchen auf den PEYERschen Plaques konnte WAGENER ebenfalls Oxyuren nachweisen.

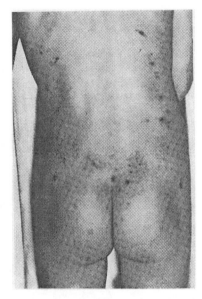

Abb. 43. Strophulus (Urticaria papulosa) bei Oxyuriasis

Auch selbst wenn HIPPIUS und LEWINSON noch dicht unter der Serosa Oxyurengranulome und KASTRANEK einen Oxyuris im Mesenteriallymphknoten festgestellt haben, so ist es doch recht unwahrscheinlich, daß der kleine, weiche Wurm eine unveränderte oder kranke Darmwand (oder gar das Scheidengewölbe) durchbohrt (ANSCHÜTZ, FISCHER, RHEINDORF, KONJETZNY) und so in die Bauchhöhle eindringt (HUECK, WAGENER). Eine weitere Ausbreitung auf dem Lymph- oder Blutwege (BRANDT, FRENCH, NATHAN) erscheint sowohl PETER als auch SYMMERS im höchsten Grade unwahrscheinlich, BIJLMER hielt eine gangränös-ulzeröse Enterokolitis im Gegensatz zu LÄWEN und REINHARDT nicht für die Folge, sondern für die Ursache des Eindringens in die Darmschleimhaut.

Von ganz besonderer Bedeutung für die Klinik ist die Frage eines Zusammenhanges der Darmbesiedlung mit der Auslösung einer akuten oder chronischen Appendizitis. RHEINDORF fand bei Kindern in operativ entfernten Wurmfortsätzen in 50 % Oxyuren, ASCHOFF dagegen nur in 20 %, BONELLI neuerlich in 25,4 %, LÄWEN und REINHARDT bei Männern in 6, bei Frauen in 12 %. Bei Sektionen und in makroskopisch sonst unveränderten Operationspräparaten stellte

RHEINDORF weiter in etwa gleicher Häufigkeit (37 % bzw. 32 %) Oxyuren im Wurmfortsatz fest (Abb. 44). GORDON jedoch erkannte auf Grund seiner Untersuchungen an über 26 000 Wurmfortsätzen keinen signifikanten ursächlichen Zusammenhang.

In Wurmfortsätzen, die wegen Verdacht auf Appendizitis operativ entfernt worden waren, bei der Untersuchung aber die entsprechenden entzündlichen Veränderungen nicht aufwiesen, fand demgegenüber BECKER wesentlich häufiger

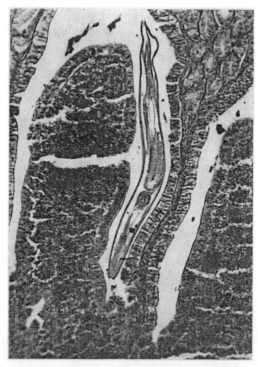

Abb. 44. Ältere dritte Larve von Passalurus ambiguus in einer Schleimhautkrypte der Appendix eines Kindes. (Färbung: Hämatoxylin Delafield, Vergrößerung etwa 1:100 nach BOECKER)

eine Besiedlung durch Oxyuren, als es dem Durchschnitt des sonstigen Sektionsmaterials entsprach. Während HILLMANN als Ursache der klinischen Beschwerden eine Hyperperistaltik des Wurmfortsatzes annimmt, weist WELCKER auf eine durch Wurmtoxine bedingte Schwellung benachbarter Mesenteriallymphknoten hin, die er bei 90 % aller Fälle von Oxyuriasis des Wurmfortsatzes aufgefunden hat. Von 700 krankhaften Veränderungen der Mesenteriallymphknoten war $1/3$ tuberkulöser Natur, bei den restlichen $2/3$ wies dieser Untersucher in 45–50 % gleichzeitig eine Besiedelung des Wurmfortsatzes mit Madenwürmern nach. Die entsprechenden Veränderungen in den Lymphknoten zeichneten sich durch den hohen Gehalt an Eosinophilen aus, außerdem zeigte auch die Darmwand eine vermehrte Gewebseosinophilie.

Aschoff hielt die Schleimhautdefekte, Spalten, Zerstörungen der Follikel und Epithelschäden im histologischen Präparat für Kunstprodukte und lehnte wie Christeller und Mayer sowie später auch Ashburn im Gegensatz zu Rheindorf und ferner Läwen und Reinhardt eine ursächliche Mitwirkung der Oxyuren bei der akuten phlegmonösen Appendizitis ab. Er nahm für die durch Oxyuren verursachten Krankheitsstörungen ein eigenes Krankheitsbild an, dem er die Bezeichnung Appendicopathia oxyurica gab (Aschoff). Diese Erkrankung unterscheidet sich klinisch von der akuten phlegmonösen Appendizitis durch ein wesentlich gutartigeres Gesamtbild. Die Schmerzen im rechten Unterbauch treten kaum einmal akut auf, sondern bestehen zeitweise oft schon seit Monaten und Jahren in wechselnd starkem Ausmaße mit gelegentlichem Erbrechen, aber ohne höhergradige Temperatursteigerung. Bei einer geringen Empfindlichkeit des Mc Burneyschen Druckpunktes ist die Bauchdeckenspannung meist nicht vermehrt, die Leukozyten sind im Blute nicht erhöht oder linksverschoben, und die Blutsenkung ist nicht beschleunigt. Die Pulsfrequenz ist erhöht und stellt daher keinerlei Unterscheidungsmerkmal gegenüber der akuten Appendizitis dar. Die seltenen, stürmisch verlaufenden und bedrohlich erscheinenden Formen (Jaroschka, Welcker) kann Läwen klinisch von einer akuten Appendizitis jedoch nicht unterscheiden, nach Eröffnung der Bauchhöhle spricht ein seröser Erguß eher für eine Oxyuriasis des Wurmfortsatzes als für eine akute phlegmonöse Ap-

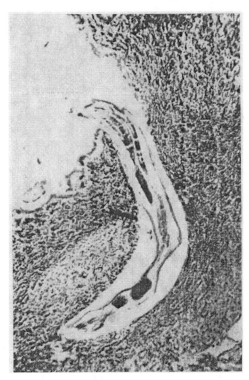

Abb. 45. Enterobius-Larve in der Mukosa einer menschlichen Appendix (aus Boecker nach Belding)

pendizitis. Besonders schwierig kann klinisch die Abgrenzung der Appendicopathia oxyurica gegen eine abszedierende histioretikuläre Lymphadenitis Knapp-Masshoff werden, und im Zweifelsfalle wird nur die histologische Untersuchung eine Entscheidung bringen können.

In neueren Untersuchungen hat BOECKER die von RHEINDORF seinerzeit beschriebenen Gewebsveränderungen (s. auch SANDGROUND u. Abb. 45) in gleichem Ausmaße und in gleicher Art auch bei der Kaninchenoxyuriasis festgestellt, beispielsweise die „Wurmgänge", die sowohl von Enterobius als auch von Passalurus hervorgerufen werden. Dadurch erhalten die Angaben von RHEINDORF, die ASCHOFF damals als nicht zutreffend bezeichnete, eine nachträgliche Bestätigung und erfordern eine nochmalige eingehende klinische Überprüfung des gesamten Fragenkomplexes.

4. Diagnose

Soweit bestimmte Hautveränderungen (s. o.) eine Blickdiagnose nicht erlauben, ist das klinische Leitsymptom für die Feststellung des Oxyurenbefalls das hartnäckige Afterjucken. Zur Zeit des stärksten Juckreizes können die Weibchen in der Analspalte aufgesucht werden (HEMPEL), stärkere Infektionen verraten sich gelegentlich durch den Spontanabgang von Würmern auf dem Stuhl oder auch nach Probeklistier (HELLER). Auf Grund der Ablage am äußeren Analring finden sich Oxyureneier dagegen in der Regel nicht im Stuhl, sie müssen vielmehr am Ort der Ablage selbst in der Afterspalte aufgesucht werden. Bei leichtem Befall, bei dem nicht an jedem Tag legereife Weibchen zur Eiablage kommen, sind wiederholte Untersuchungen erforderlich, bevor eine Infektion ausgeschlossen werden kann.

Von den zahlreichen zum Einachweis in der Analspalte angegebenen Methoden und Instrumenten (Zusammenstellung bei MENDHEIM und SCHEID) haben sich der Analwischer nach SCHÜFFNER und SWELLENGREBEL und neuerdings der Cellophanklebestreifen nach GRAHAM, eine Weiterentwicklung des von HALL angegebenen sog. „NIH-Cellophan-Wischers", am besten bewährt und finden jetzt allgemein Verwendung.

Außerordentlich rasch und einfach zu handhaben ist die *Klebestreifenmethode:* Ein etwa 8 cm langer Cellophanklebestreifen, wie er überall im Büro verwandt wird („Tesafilm" Beiersdorf & Co., „Cellophanklebestreifen" Kalle & Co.), wird am Abend längs (ROSSEL) oder quer (EBERT, GIERTHMÜHLEN) auf die Rima ani aufgeklebt und über Nacht belassen. Wenn diese Nacht- bzw. Verweilstreifen auch eine ergiebigere Ausbeute an Wurmeiern gewährleisten sollen, so wird die richtige Anlage durch die Schweißbildung und bei Erwachsenen auch noch durch die Behaarung sehr erschwert, noch mehr aber die Durchmusterung der Streifen unter dem Mikroskop infolge der starken Zerknitterung. Es empfiehlt sich daher, mit BRUMPT, BREDE sowie BEAVER die Untersuchung erst morgens nach dem Aufwachen und vor dem ersten Stuhlgang vorzunehmen. Der Streifen wird an beiden Enden etwas umgeschlagen, so daß die Klebeseiten aufeinander liegen, an diesen Umschlagstellen dann gefaßt und mit der Klebeseite nach außen zu einer Schleife umgebogen. Während GRAHAM die Analgegend nur abtupft, legen JACOBS den Streifen um einen Holzspatel, v. HOFE, STOLL, CHENOWETH und PECK um ein Reagenzglas, um die Klebefläche besser auf die Analgegend aufpres-

sen zu können. WACHSMUTH legt Wert darauf, daß der Streifen möglichst mehrmals in einem Arbeitsgang kurz aufgeklebt und wieder abgezogen wird.
Zur mikroskopischen Untersuchung kann der Streifen unmittelbar auf den Objektträger geklebt werden. Dabei entstehen leicht Luftblasen, die sehr stören (HITCHCOCK), weshalb STOLL und Mitarb. einen Tropfen n/10 NaOH, NORN Immersionsöl zwischen Streifen und Objektträger bringen und BEAVER den Streifen mit Toluol „aufklärt". BREDE knickt den Streifen in der Mitte und faltet ihn so, daß die Klebeseiten aufeinander liegen und erhält dadurch eine Verdoppelung der Gesichtsfelder.

Als erster hat BRUMPT nach dem Kriege diese Technik aus Amerika übernommen und BREDE hat sie in Deutschland bekanntgemacht.

In zahlreichen Vergleichsuntersuchungen hat sich die Überlegenheit des Cellophanstreifens über alle anderen Verfahren erwiesen (BEAVER, BREDE, EBERT, JACOBS, SCHÜFFNER und SWELLENGREBEL, WACHSMUTH). SCHRÖDER ergab sich bei einmaliger Anwendung des Klebestreifens eine Erfolgsquote von 95,4 %, mit der Stempelmethode aber nur eine solche von 65,7 % und mit dem Wischer lediglich von 40 %. BEAVER betont die leichte Handhabung der Methode und ihre Unabhängigkeit von der Technik, so daß sie auch bei verschiedenen Untersuchern gleichmäßige Ergebnisse liefert und im Einzelfalle sogar einer verständigen Mutter überlassen werden kann. Im Gegensatz zu GIERTHMÜHLEN erzielte WACHSMUTH bei Erwachsenen mit dem Morgenstreifen eindeutig bessere Ergebnisse als mit dem Verweilstreifen.

Die Klebestreifenmethode eignet sich nicht nur zur Diagnose der Oxyuriasis, sondern ebenso hervorragend zur Kontrolle eines Behandlungserfolges, die mindestens 37, besser noch 93 Tage lang 1–2mal/Woche durchgeführt werden muß, um bindende Aussagen zu gestatten. Ein weiterer Vorteil ist ihre relative Ungefährlichkeit, während bei der SCHÜFFNERschen Methode die Staubinfektion nicht ganz sicher ausgeschlossen werden kann.

Der von SCHÜFFNER und SWELLENGREBEL angegebene *Glasstempel* besteht aus einem mörserähnlichen, 10 cm langen, dickwandigen Glasrohr mit einer mattierten, kugelförmigen Auftreibung von $1^3/_4$ cm Durchmesser an der einen Seite. Die Analhaut wird mit dem nassen Stempel unter reibenden und drehenden Bewegungen etwa 10–15 Sekunden lang kräftig massiert, bis eine Emulsion aus Wasser, Stuhlresten, Epithelien, Schweiß und Schleim entsteht, die erforderlichenfalls mit Hilfe eines Tropfens Wasser auf dem Objektträger ausgestrichen wird. Es empfiehlt sich, nicht sofort unter dem Deckglas zu mikroskopieren, sondern das Präparat eintrocknen zu lassen, es dann nach HEIN mit Zedern- oder Paraffinöl aufzuhellen und mit der kleinsten Vergrößerung zu betrachten. Die Enterobiuseier heben sich durch ihre Lichtbrechung sehr deutlich ab.

Die Reinigung des Glaswischers bereitet keine Schwierigkeiten, wenn sie sofort nach der Untersuchung vorgenommen wird. Der Vorteil der Methode ist, daß die ganze Oberfläche des Analringes abgestreift wird und daß die Entnahme für den Patienten weitaus erträglicher ist als z. B. mit dem Objektträger (PETERSEN und FAHEY) oder dem Cellophanwischer, der immer etwas kratzt. An Stelle des Originalstempels kann auch ein an der Kuppe aufgerauhtes Reagenzglas verwendet werden. Mit ihrer Methode konnten SCHÜFFNER und SWELLENGREBEL dreimal ergiebigere Präparate herstellen als mit dem NIH-Wischer, gleichzeitig war die Stempelmethode dreimal weniger zeitraubend. Die positive Ausbeute ist mit der Methode aber geringer als mit der Klebestreifenmethode, selbst dann, wenn der Klebestreifen erst nach dem Wischer gebraucht wird (BEAVER).

5. Prophylaxe

Entsprechend der Übertragungsweise hat sich eine wirksame Krankheitsvorbeugung sowohl gegen die dauernde Selbstinfektion als auch gegen die Kontakt- und Staubinfektion zu richten. An erster Stelle steht die körperliche Reinlichkeit sowie die Sauberhaltung der Wohnstätten und besonders der Schulen, von denen aus immer wieder Eier ausgestreut werden. Wirksamer als das Aufwischen der Böden mit phenol- und kresolhaltigen Lösungen ist der Gebrauch des Staubsaugers. Eine völlige Beseitigung der Staubeier wird aber bei ihrer weiten Verbreitung nie ganz zu erreichen sein.

Die Eindämmung der Eiaussaat muß daher zuerst am Befallenen selbst einsetzen. Die diesbezüglichen Maßnahmen vermögen gleichzeitig die orale Reinfektion durch Fingerübertragung wesentlich einzuschränken und der Retrofektion durch Verhinderung der Eiablage und Beseitigung der Eier vor dem Ausschlüpfen der Larven den Boden zu entziehen. Wurmkuren bei bloßen Wurmträgern ohne klinische Erscheinungen sind unter diesem seuchenhygienischen Gesichtspunkt, besonders im Rahmen von Familieninfektionen, ärztlich durchaus zu rechtfertigen.

Durch die Entfernung legereifer Weibchen aus dem Rektum wird die Eiablage am Anus zwar wesentlich eingeschränkt, aber nicht in jedem Falle ganz verhindert werden. Regelmäßiges *Abführen* (WARNECKE, WIGAND), das den Wurmträger im Vergleich zu dem erzielten Erfolg aber erheblich belastet, oder allabendliche *Klysmen* mit 1–2 l oder Kleinklysmen mit 50–100 ccm sollen den Dickdarm leerspülen. Außer der Verwendung von kaltem Wasser werden Zusätze wie Essig, Liqu. alum. acet. (1 Eßlöffel auf 1 Ltr. Wasser), Seife und Äther (DOUGLAS, SPEIDEL) empfohlen, wobei aber daran erinnert sei, daß SCHEIBE und DUCHO erst kürzlich einen Todesfall innerhalb von 40 Min. bei einer 26 Jahre alten Frau mitgeteilt haben, die zur Beseitigung eines Madenwurmbefalls einen Einlauf, bestehend aus ³/₄ Liter Wasser und 200 g Äther, erhalten hatte. Ferner wurden Filmaron (8 g in 20 ccm Erdnußöl, für Kinder 3–5 g in 15 ccm, CITRON, REMOUCHAMPS) und Ol. chenopodii (10–20 Tropfen mit 5 g Gummi arab. und 100 ccm Wasser gut verrieben und nach Umschütteln mit 1–1¹/₂ Ltr. Wasser aufgefüllt, STURSBERG) zu derartigen Einläufen beigesetzt.

Analsalben, die überaus zahlreich angeboten werden, vermögen, auch wenn sie wurmschädigende Beimengungen wie Gentianaviolett (NIKOLOWSKI), Phenothiazin (WACHSMUTH), Hexachlorcyclohexan (EGGERS und WILDE, HERRMANN, SCHNEIDER) oder Hexylresorzin (BIRK, REICHMANN, LOMBARD) enthalten, die Eiablage nicht sicher zu verhindern. Ihre tatsächliche Wirkung beruht sicher nicht auf der Vernichtung der abgelegten und der im Uterus der Weibchen enthaltenen Eier, die gegen die verschiedensten chemischen Einwirkungen ja ähnlich resistent sind wie die Askariseier. Nach ZAWADOWSKI und SCHALIMOW schadet Aufenthalt in 0,1%iger Sublimat- und 1%iger Kupfersulfat- und Kupferchloridlösung den Eiern nicht. OELKERS und ZESSLER fanden 0,05–1%ige Lösungen oder Suspensionen von Phenol, Kresol, Thymol, Chlorthymol, Calvacol, p-Dichlorbenzol, Naphthalin, β-Naphthol, Ascaridiol, p-Cymol, Filmaron, Santonin, Lubisan, Pyrethrin, Rutenon, Ol. chenopodii, Ol. therebintinae und Ol. tanaceti, ebenso Hexylresorcin wirkungslos, KOCH Formalin, Methylviolett, Rivanol und Trypaflavin. KNISS stellte eine gewisse Wirkung von Thymol und p-Dichlorbenzol fest, während Quecksilber bzw. -Präzipitat keine chemisch-toxische Wirkung entfalten. Ebenso resistent verhalten sich die Eier gegen Seifen und Alkalien, während sie von freien Säuren rasch geschädigt werden (OELKERS, VIX).

Soweit die Analsalben nicht den Zutritt von Sauerstoff unterbinden und dadurch eine Weiterentwicklung der Eier zum Larvenstadium verhindern, beruht ihr Erfolg in erster Linie auf der mit der Anwendung verbundenen *Analtoilette*, die die Entfernung der abgelegten Eier möglichst noch vor Erreichen des infektionstüchtigen Larvenstadiums bezweckt. Dasselbe gilt wohl auch für die verschiedenen Wattevorlagen und Puderungen der Analgegend zum Abfangen der Weibchen (DANNIGER, KRETSCHMER, OXENIUS, SCHEID, WIGAND). Am sichersten gelingt die Entfernung der Eigelege durch regelmäßig durchgeführte Analwaschungen (SCHÜFFNER und BOOL), die am besten abends vor dem Einschlafen und morgens beim Aufstehen vorgenommen werden. Gut bewährt hat sich eine dritte Waschung um Mitternacht, während die regelmäßige Reinigung des Afters nach dem Stuhlgang im Hinblick auf die Lebensgewohnheiten der Oxyuren nicht sehr sinnvoll erscheint. SCHÜFFNER hat nachgewiesen, daß durch eine Waschung fast alle Eier vom Analring entfernt werden können. Zur Verhütung einer Staubinfektion durch den Waschlappen sollten die ihm anhaftenden Eier nach jedem Gebrauch jedoch durch heißes Wasser abgetötet werden.

Eine regelmäßige Analtoilette ist außerdem die einzige wirksame Maßnahme gegen die Reinfektion, die erfahrungsgemäß durch Wurmmittel kaum zu beeinflussen ist. Konsequent und lange genug durchgeführt, so daß eine digitale Reinfektion nicht mehr erfolgen kann, reicht eine derartige Behandlung allein schon aus, um einen Oxyurenbefall in etwa 3 Monaten auszuheilen (FRANKE). Der tatsächliche Erfolg zahlreicher, an sich wirkungsloser Mittel beruht nach BECKER und ERHARDT auf der mit ihrer Anwendung verbundenen Einhaltung dieser allgemein-hygienischen Kurvorschriften.

Das Tragen einer geschlossenen Nachthose ist gegenüber der sorgfältigen Analtoilette von untergeordneter Bedeutung und vermag zudem die Weiterverbreitung von Staubeiern nicht zu verhindern (LENTZE). Die Ermahnung zur Sauberhaltung der Hände und zur sorgfältigen Reinigung der Fingernägel wird wohl kein Arzt vergessen.

6. Arzneitherapie

Die Notwendigkeit einer Wurmkur besteht unbedingt in allen Fällen von „aktiver" Oxyuriasis, besonders der des Kindes (HAMBURGER), bei der die digitale, oft massenhafte Reinfektion die Hauptrolle spielt. Nach SCHÜFFNER genügt es dabei, der Wurmkolonie einen gehörigen Schlag beizubringen. Eine Wiederholungskur hält dieser Untersucher nur dann für erforderlich, wenn keine Besserung der Beschwerden und des Wurmbefalles eintritt. Aus epidemiologischen Gründen kann bei Gruppeninfektionen aber auch die Sanierung der ganzen Lebensgemeinschaft wünschenswert erscheinen. Kontaktinfektionen heilen von selbst aus, wenn sie ein einmaliges Ereignis darstellen und wenn keine Reinfektion erfolgt. Selten wird auch ein Befall durch Staubeierinfektion Anlaß zu Klagen geben, so daß sich eine Wurmkur in zahlreichen dieser Fälle, besonders bei Erwachsenen, erübrigt.

Die Beurteilung eines Wurmmittels, das mit dem Ziele der völligen Sanierung des Darmes von allen Würmern kurmäßig angewandt wird, ist ohne die Kenntnis der Untersuchungen von SCHÜFFNER und SWELLENGREBEL nicht möglich. Diese Autoren ermittelten als frühesten Zeitpunkt der Eiablage den 37. Tag nach der Infektion und die minimale und maximale Lebensdauer eines Oxyurenweibchens mit 5 Wochen bzw. 3 Monaten. Demnach kann mit Sicherheit dann eine *Reinfektion*, sei es durch Kontakt- oder Staubinfektion angenommen werden, wenn ein neuer Wurmbefall erst 93 Tage nach der Kur oder später auftritt. Eine Reinfektion ist dagegen ausgeschlossen, wenn schon vor dem 37. Tage nach der Kur wieder Wurmeier gefunden werden.

Ein *Rezidiv* im eigentlichen Sinne will SCHÜFFNER nur auf den Fall der Retrofektion beschränkt wissen. Für diesen Infektionsmodus gelten dieselben Standard-Zeiten, die aus den oben erwähnten Infektionsexperimenten SCHÜFFNERS abgeleitet wurden. Ein Rezidiv kann also frühestens 37 und spätestens 93 Tage nach der Kur manifest werden. Wenn 93 Tage nach der Kur oder später wieder Würmer erscheinen, ist ein Rezidiv ausgeschlossen.

Ein Neubefall, der zwischen dem 37. und 93. Tag auftritt, läßt sich nicht näher differenzieren.

Ein sog. *„Relaps"* liegt dagegen vor, wenn schon vor dem 37. Tage wieder Würmer oder deren Eier festgestellt werden. Die Gründe für das Auftreten dieser „frühen Würmer" sind mannigfaltig.

Bei einem Versagen des angewandten Mittels sind schon wenige Tage nach Kurende wieder Würmer bzw. Wurmgelege am Anus zu erwarten.

Aus den Untersuchungen von OELKERS ist bekannt, daß gewisse Larvenstadien eine erhöhte Resistenz gegen die verschiedensten Wurmmittel besitzen. Derartige Exemplare werden, zumal wenn sie sich bei der Kur evtl. noch intramural befanden, ausgespart, so daß sie sich nach Kurende normal weiterentwickeln und gewöhnlich in der 2. Hälfte der in Frage kommenden 5-Wochen-Grenze Geschlechtsreife erlangen.

In der Praxis läßt sich je nach ihrem zeitlichen Auftreten eine derartige Differenzierung jedoch nicht durchführen, da es sich bei den „frühen Würmern" außerdem noch um Individuen handeln kann, die sich durch ihren versteckten Sitz im Blinddarm oder der Appendix während der Kur der direkten Einwirkung des vorbeistreichenden Wurmmittels entzogen hatten. Sie erlauben daher kein Urteil über seine Wirksamkeit.

Diese „frühen Würmer" müssen also mit besonderer Vorsicht beurteilt werden. Sie verdienen aber deshalb noch besondere Beachtung, weil die endgültige Ausheilung davon abhängt, ob es gelingt, in dieser Zeit der Relapse die Fingerübertragung zu verhindern bzw. der Retrofektion den Boden zu entziehen und so Reinfektion und Rezidiv auszuschalten (SCHÜFFNER). Nach dem Gesagten dürfte es klar sein, daß eine Wiederholungskur die ihr zugedachte Aufgabe nicht erfüllen kann und nur dann einen Sinn hat, wenn die Zeit der Relapse abgelaufen ist.

Da die Weibchen ihre Eier nicht kontinuierlich ablegen und nicht regelmäßig zur Eiablage am Anus erscheinen, bedarf es zur Feststellung eines Relapses der besonderen Aufmerksamkeit der Untersucher und möglichst täglicher Kontrolle auf neu aufgetretene Eigelege. Berichte über Kurerfolge, die diese Verhältnisse nicht berücksichtigen, sind für eine sachliche Beurteilung nicht brauchbar. Dies hat SCHRÖDER sehr überzeugend belegt. Hätte er sich auf eine Kontrollperiode von 7 Tagen beschränkt, so wäre die Erfolgsrate auf 88 % anzusetzen gewesen, nach 15 Tagen noch auf 64 %. Tatsächlich betrug die effektive Heilrate einer zweitägigen Kur aber nur 16 %!

a) *Piperazin*

Wie in der Behandlung der Ascaridiasis haben sich auch für die Behandlung der Enterobiasis die Piperazinpräparate einen hervorragenden Platz gegenüber den bisher üblichen und gebräuchlichen Mitteln erworben. Nach allen Berichten scheinen sie gegen Oxyuren sogar noch wirksamer zu sein als gegen Askariden. ERHARDT hat an Mäusen und Kaninchen eingehende Versuche durchgeführt und für die Kaninchen-Oxyuriasis den sehr günstigen therapeutischen Index von 1:6 ermittelt.

Für die Dosierung hat sich die Angabe von WHITE und STANDEN als richtig erwiesen, daß weniger als 40 mg/kg Körpergewicht und Tag wirkungslos sind. Vereinzelt werden bis zu 100 und 150 mg/kg täglich verabreicht, als höchste Tagesdosis werden aber 2 g nicht überschritten. Diese Art der Dosierung ist bei Kindern weitaus zuverlässiger als die nach Lebensjahren.

Die ersten Untersucher teilten zunächst aus Gründen der besseren Verträglichkeit die ermittelte Tagesdosis noch in mehrere Einzelgaben auf, jedoch ist diese Vorsichtsmaßnahme bei Verwendung der gut verträglichen Fertigpräparate nicht mehr erforderlich (BURGSTEDT, GOETERS und NORDBECK), und BROWN konnte mit der mehr verzettelten Darreichungsweise, selbst bei längerer Kurdauer, die guten Kurerfolge nicht erreichen, die er bei einmaliger Verabreichung der gesamten Tagesmenge erzielte.

Dagegen besteht über die Dauer der Kur bei den verschiedenen Untersuchern noch keine einheitliche Auffassung, und die Zahlenangaben, die auf Grund klinischer Prüfungen erhalten wurden, erlauben noch kein endgültiges Urteil.

Bei genau beobachteten Wurmkuren konnte festgestellt werden, daß die meisten Würmer in den ersten 3–4 Behandlungstagen abgehen (BURGSTEDT, SCHULTZE), wobei ein großer Teil sich noch bewegt, und nach 3–4 Behandlungen bei Kontrolle mit dem Cellophanklebestreifen noch in etwa der Hälfte der Fälle positive Eierbefunde erhoben werden. Erst am 6.–7. Kurtage geht die Zahl der noch positiven Wurmeierbefunde rasch zurück. Dementsprechend raten diese Untersucher unbedingt dazu, die Verabreichung des Wurmmittels nicht vor dem 7. Kurtage einzustellen, und ebenso bevorzugen BROWN sowie SWARTZWELDER nach sorgfältiger klinischer Prüfung jetzt die 6- bzw. 7-Tage-Kur, während BUMBALO immer noch eine Kurdauer von 14 Tagen beibehält und erst neuerdings wieder betont hat, daß er bei seinen Untersuchungen bei kurzdauernder Behandlung trotz Erhöhung der Dosis deutlich schlechtere Ergebnisse zu verzeichnen hatte. Demgegenüber konnten GOETERS und NORDBECK und ebenso SCHRÖDER gleich gute Ergebnisse mit Kurzkuren erzielen. Sie ermittelten nach einer Kur von 2 Tagen Dauer eine Heilquote von 76,6 %, von 3 Tagen Dauer eine solche von 83,3 % und nach einer Kur von 4 bzw. 7 Tagen Dauer eine Heilrate von 94,8 bzw. 88,5 % bei insgesamt 234 Kindern. Eine Verdoppelung der üblichen Dosis vermochte die Ergebnisse nicht zu verbessern. SCHRÖDER erzielte bei 65 Kindern mit Uvilon einen gut kontrollierten Heilerfolg in 84 % mit der 7-Tage-Kur, mit der 4-Tage-Kur in 80 %, während die effektive Heilrate bei genügend langer Nachkontrolle auf 16 % absank, wenn das in gleicher Höhe dosierte Mittel nur jeden 2. Tag gegeben wurde.

Die Einhaltung einer besonderen Diät während der Kur und Abführmaßnahmen sind nicht erforderlich. Routinemäßg durchgeführte Wiederholungskuren nach 14 Tagen, wie sie gelegentlich immer noch empfohlen werden, sollten unterbleiben (s.o.).

Die klinischen Erfolgsberichte sind außerordentlich ermutigend, ihre Angaben über die Heilungsraten bei Kindern und Erwachsenen schwanken je nach Art des angewandten Kurschemas zwischen 80 und 95 % (MOURIQUAND, ROMAN und COISNARD 1951, TURPIN, CAVIER und SAVATON-PILLET 1952, WHITE und STANDEN 1953, BUMBALO, GUSTINA und OLEKSIAK, GHANEM sowie WHITE 1954, AKAGI BERGSTERMANN und BOGNER, BROWN und CHAN, BURGSTEDT, GOETERS und NORDBECK, GOETERS und SCHMIDT, GÖTTING, MÖSSMER, RICCI und CARBO (1955), SCHRÖDER, BROWN und HUSSEY, HILL (1956), BUMBALO und PLUMMER, CAVIER, RIBIERRE, SCHULZE, SWARTZWELDER, MILLER und SAPPENFIELD, TURPIN, CAVIER und SAVATON-PILLET (1957).

Besonders aufschlußreich sind Vergleichsuntersuchungen, z. B. von WHITE und STANDEN, die mit Piperazinhydrat in ausreichender Dosierung eine Heilquote von 85 %, mit Gentianaviolett von 70 % erzielten, während Diphenan praktisch versagte. In der Gruppe, die mit diesem letzterwähnten Mittel behandelt wurde und in der nur zum Schein behandelten Kontrollgruppe ergab sich eine spontane Heilungsrate von 15–20 %. BERGSTERMANN und BOGNER erzielten mit Rosanilinfarbstoffen Heilerfolge je nach Dosierung in 40–60 %, mit Piperazinzitrat in 80 %, GRÜNINGER, HOLZ und PIENING bei 180 Kindern mit einem Phenothiazinpräparat in 73 %, mit Piperazinzitrat in 93,4 %.

b) *Antibiotika*

Ein ganz neuartiges Gebiet schien sich für die Behandlung der Oxyuriasis zu eröffnen, als WELLS, SHOOKHOFF, MULLIN, STERMAN, LOUGHLIN und RAPPAPORT in Laboratoriumsversuchen eine bemerkenswerte Wirkung bestimmter Antibiotika auf die Mäuseoxyuriasis feststellten. BROWN konnte bei der Katzenoxyuriasis allerdings keine Wirkung finden.

WELLS und Mitarb. behandelten 61 Kranke mit Terramycinhydrochlorid und gaben 2 Tage lang je 4×500 mg, 2 Tage lang je 4×250 mg und 14 Tage lang je 1×250 mg, Kindern von 2–5 Jahren nach demselben Schema 100, 50 und 50 mg, Kindern von 6–10 Jahren entsprechend 4× täglich 250, 2× täglich 250 und 1× täglich 250 mg. Bei allen Untersuchten erlosch die Infektion in wenigen Tagen. KENDIG und ARNOLD befreiten 39 von 54 Kindern (= 72 %) mit einer täglichen Dosis von 10 mg/kg Körpergewicht über 7 Tage von ihren Würmern, nach Verdoppelung der Tagesdosis und Verkürzung der Kur auf 3 Tage aber nur 4 von 16 Kranken. BUMBALO, GUSTINA, BONA und OLEKSIAK heilten mit einer 7-Tage-Kur und Tagesdosen von 20 mg/kg Körpergewicht 85 % von 39 Kindern, die Erfolgsrate sank aber trotz Ausdehnung der Kur auf 14 Tage auf 38 % ab, als bei einer anderen Gruppe von 59 Kindern die Tagesdosis auf die Hälfte reduziert wurde (BUMBALO, GUSTINA und OLEKSIAK).

LOUGHLIN und MULLIN heilten von 92 Kranken im Alter von 7 Monaten bis 63 Jahren 87 %, indem sie täglich 1–2 g Terramyzin in zwei gleichen Einzeldosen verabreichten. GOETERS behandelte 154 Patienten im Alter von 15 Monaten bis 71 Jahren, die vorher z. T. 2–6 erfolglose Kuren mit anderen Mitteln durchgemacht hatten. Die Dosierung betrug täglich 2 g Terramyzin, eine Woche lang gegeben, Kinder von 5–10 Jahren erhielten 1,5 g, jüngere 1 g täglich. Bei 11 Kranken, die vorher durch Piperazin ihre Würmer nicht verloren hatten, war die Terramyzinkur in 9 Fällen erfolgreich. Die Infektion erlosch in wenigen Tagen, doch vermochte eine längere Zeit fortgesetzte Verabreichung niedrigerer Terramyzindosen nicht vor Neuinfektion zu schützen. Da GOETERS schon 48 Stunden nach Kurbeginn deutliche morphologische Veränderungen an den Oxyureneiern feststellen konnte, vermutet er eine intrauterine Schädigung derselben durch Terramyzin und nimmt an, daß dadurch schon zu Beginn der Behandlung Autoinfektionen weitgehend ausgeschaltet werden. Ob die Antibiotika ihre Wirkung über die Beeinflussung der Darmflora des Wirtes entfalten, ist nicht bekannt, doch läßt der rasche Wirkungseintritt eher eine unmittelbare Schädigung der Schmarotzer vermuten. GOETERS wie LOUGHLIN sind der Ansicht, daß Terramyzin und Piperazin verschiedene Angriffspunkte besitzen, so daß durch evtl. aufeinanderfolgende Gabe der beiden Mittel die Behandlung abgekürzt werden könnte, GOETERS rät aus rein wirtschaftlichen Gründen zur Anwendung von Terramyzin jedoch erst nach erfolglos durchgeführter Piperazinkur.

Gegenüber den bisher besprochenen Mitteln haben die älteren Medikamente etwas an Bedeutung verloren, obwohl auch mit diesen Arzneistoffen bei richtiger Anwendung durchaus befriedigende Kurerfolge erzielt werden.

c) *Para-Rosanilinderivate*

Die N-Methylderivate des Pararosanilins werden als Farbstoffe vielfach verwendet (Brillant- bzw. Malachitgrün, Methylviolett, Pyoktanin). Für die Wurmtherapie haben sich Gentianaviolett, ein Gemisch nieder- und höhermethylierter Rosaniline bzw. Pararosaniline, Kristallviolett (Hexa-Methyl-p-rosanilin) und die Carbinolbasen des Penta- und Hexamethylpararosanilins bewährt, die in den deutschen Handelspräparaten „Atrimon", „Badil", „Pyoverm" und „Vermolysin" erhältlich sind.

Nach den Untersuchungen von OELKERS entfalten diese Farbstoffe jedoch erst nach längerdauernder Einwirkung ihre vermiziden Eigenschaften. Menschliche Oxyuren blieben in einer Gentianaviolettlösung von 10–15 mg% während der gesamten Versuchsdauer von 4–6 Stunden anscheinend ungeschädigt und starben erst in Lösungen von 18–20 mg% innerhalb von 1½–2 Stunden, jedoch wirkten diese Lösungen bei in-vitro-Versuchen schon in wesentlich geringerer Konzentration zunächst erregend, dann tödlich auf Enchytraeen. Die Tiere konnten sich, auch wenn sie noch nicht abgestorben waren, in Wasser nicht mehr erholen. Eintageskuren sind daher mit diesen Farbstoffen nicht möglich. Die Carbinolbasen besitzen nach den sehr eingehenden pharmakologischen Untersuchungen von BROCK und ERHARDT die gleiche Wurmwirksamkeit wie die Farbstoffe selbst, bei viel schwächerer Toxizität und geringerer Färbung. Die Angabe HÄNELS über die toxische Wirkung auf den Warmblüter konnten BROCK und ERHARDT bei ihren Kontrollversuchen nicht bestätigen.

Die therapeutischen Dosen betragen im allgemeinen für Erwachsene 30–60 mg, für Kinder 10 mg pro Lebensjahr, verteilt auf 2–3 Einzelgaben. Die Kur dauert 7 Tage und kann erforderlichenfalls nach 2 Wochen wiederholt werden, falls nicht nach dem Vorschlag von SCHÜFFNER das Mittel gewechselt wird.

Die klinischen Erfolgsberichte, besonders aus dem Ausland, meldeten recht beachtliche Kur-Erfolge bis 90% (D'ANTONI und SAWITZ, DESCHIENS, DRUKKER, FAUST, GLANZMANN, PETERSEN und FAHEY, RACHET, WRIGHT, BRADY und BOZICEVICH), die auch in Deutschland zunächst bestätigt wurden: HARTENSTEIN behandelte 136 Schulkinder und 42 Erwachsene mit meist chronischer Oxyuriasis. 102 Kinder und 29 Erwachsene waren bis 4 Wochen nach Abschluß der Kur wurmfrei, bei 5 Kranken konnte dagegen trotz intensiver Färbung des Stuhls und Abgang toter Würmer nie völlige Wurmfreiheit erzielt werden, bei 11 machten sich von der 2.–4. Woche nach Abschluß der Behandlung wieder Oxyuren im Stuhl bemerkbar. PAPAYANNIS befreite 95,3% seiner 132 Oxyurenträger nach 2 achttägigen Kuren mit einer Woche Pause von ihren Würmern, SCHMIDT und MENDHEIM stellten an 84 Kindern 28 Tage nach Beendigung der 2. Kur 94% Heilungen fest, von 100 mit zwei Atrimonkuren im Abstand von 4 Wochen behandelten Erwachsenen SCHMIDTs wurden 95% wurmfrei.

Bei der weiteren Anwendung der Präparate wurden aber auch weniger günstige Stimmen laut: REINHARD fand bei 72 Wurmträgern unmittelbar nach Kurende noch bei 41% Wurmeier, 5 Wochen später bei 89%, nach einer 2. Kur 18 bzw. 69%. TRUBE behandelte 42 Parasitenbefallene, bei 6 von 24 genauer kontrollierten Kindern wurden schon in den ersten 14 Tagen nach der Krankenhausbehandlung wieder Würmer festgestellt, 3 waren 14 Tage, 3 weitere 4 Wochen wurmfrei, nach 8 Wochen nur noch 12 ohne Würmer. ULLRICH konnte 29 klinisch behandelte Patienten genügend lange nachuntersuchen: 13 waren 4–6 Wochen wurmfrei, 8mal traten nach der 1. Kur Relapse auf, in 6 Fällen zeigten sich nach 37 Tagen erneut Oxyuren im Stuhl, und 2 Fälle waren als Versager anzusehen. WHITE und STANDEN gaben 70 % Heilerfolge an, BERGSTERMANN und BOGNER erzielten je nach Dosierung durchschnittlich nur 40–60 %, bei GIERTMÜHLEN versagte das Mittel ganz.

Die Farbstoffe reizen die Schleimhäute sehr stark und müssen deshalb besonders sorgfältig dragiert sein. Störungen treten auf, wenn die Dragées, besonders von Kindern, zerbissen werden, oder wenn sie sich schon im Magen auflösen, z. B. bei Superazidität oder bei zu langer Verweildauer im Magen, die sich dann einstellt, wenn die Einnahme nicht vor dem Essen erfolgte (TRUBE, ULLRICH und KREBS). Die auf dieser lokal reizenden Wirkung des Mittels beruhenden Nebenwirkungen wie Übelkeit, Erbrechen, Durchfälle und Leibschmerzen verschwinden rasch, wenn Fehler bei der Einnahme vermieden oder die Dosis vermindert bzw. die Medikation einige Tage ausgesetzt wird. Die resorptiven Wirkungen des Mittels äußern sich in Kopfschmerzen, Schwindelerscheinungen und Mattigkeit, darüber hinaus hat SCHNEIDER Leberschmerzen und vermehrte Urobilinogenausscheidung im Urin beobachtet.

Bei gastrointestinalen Erkrankungen, Herz-, Leber- und Nierenschädigungen sowie während der Schwangerschaft sollten Pararosanilin-Farbstoffe nicht verordnet werden, eine absolute Gegenindikation stellt nach BRADY außerdem der gleichzeitige Befall mit Askariden dar.

d) *Phenothiazin*

Von den zahlreichen im Tierversuch von BROCK und ERHARDT eingehend nachgeprüften Oxyurenmitteln hat sich auch das Phenothiazin, das über die Veterinärmedizin Eingang in den Arzneischatz gegen Oxyuren fand (MANSON-BAHR), als brauchbar erwiesen.

Die Wirksamkeit gegen Oxyuren im Sinne eines Kontaktgiftes beruht wohl auf Umwandlungsprodukten des Phenothiazins, die nach Resorption auch im Serum zu finden sind, und dem Urin zuweilen eine rote Farbe verleihen.

Die Dosierung wurde gegenüber den ersten Angaben von KUITUNEN-ECKBAUM und MANSON-BAHR, die bei Erwachsenen in 5 Tagen bis zu 7–8 g gaben, in der Folgezeit immer mehr verringert, bis WACHSMUTH als durchschnittliche Normaldosis 60 mg/kg Körpergewicht und Kur angegeben und die Maximaldosis auf 90 mg/kg Körpergewicht und Kur beschränkt hat, wobei zuletzt der 2-Tages-Kur (HÄNEL) der Vorzug vor einer längeren Kurdauer gegeben wurde. Danach erhalten Erwachsene am 1. Tage 4×3 Tabletten und am 2. Tage 3×3 Tabletten zu je 0,2 g, wie sie z. B. in dem Fabrikpräparat „Contaverm" in Verbindung mit Phenolphthalein geliefert werden, Kinder nach Gewicht (und nicht nach Lebensalter) entsprechend der Normdosis (60 mg/kg Körpergewicht und Kur) weniger.

Mit dieser Dosierung haben WACHSMUTH bei 400 Contavermkuren, die größtenteils bei Erwachsenen durchgeführt wurden, und mit ihm BERCOVITZ, PAGE und DE BEER, ERNST, EUCKER, HÄNEL und WEISS sowie SCHEIBE keinerlei Nebenwirkungen beobachtet. In einer eingehenden Untersuchung setzt sich WACHSMUTH nochmals mit den zahlreichen Veröffentlichungen der letzten Jahre auseinander, in denen von schweren hämolytischen Anämien, Leber-, Nieren- und Pankreasschädigungen, am eindrucksvollsten in dem Selbstversuch von NIKOLOWSKI, ja sogar von Todesfällen nach dem Gebrauch von Phenothiazin berichtet wurde (DE EDS, STOCKTON und THOMAS, HUBBLE, HUMPHREY, MALORNY, MILLER und ALLEN, OTTMANN, Zus. s. b. OELKERS) und die zu einer weitgehenden Ablehnung des Mittels geführt haben (BERGSTERMANN). Blutbildkontrollen, die WACHSMUTH vor und nach der Kur durchgeführt hat, zeigten keine signifikanten Veränderungen, insbesondere kein Absinken des Hb-Spiegels. Soweit Nebenwirkungen aufgetreten und beschrieben worden sind, führt sie WACHSMUTH auf die früher mögliche Verwendung ungenügend gereinigter Präparate und in letzter Zeit auf Überdosierung um mindestens das 2- bis 3fache der Norm zurück. Schließlich warnt aber auch WACHSMUTH wie vor ihm HAASE, KÖRVER sowie KÖTTGEN und KUSCHINSKY und zuletzt MALORNY sehr eindringlich vor der Verwendung phenothiazinhaltiger Wurmschokolade auf Grund der Dosierungsschwierigkeiten, besonders bei Kindern, den veränderten Resorptionsverhältnissen infolge der Darreichungsform und einer eventuellen oxydativen Veränderung des Phenothiazins bei der Herstellung bzw. der Aufbewahrung der Wurmschokolade, die gefährliche Schädigungen in keinem Fall ausschließen.

Die Kurerfolge mit einwandfreien Zubereitungen sind im allgemeinen nicht ungünstig, von 200 Patienten MENDHEIM und SCHEIDS, unter denen sich auch 50 Kinder befanden, waren nach der 1. Kur 79 %, nach der 2. Kur weitere 6,5 % geheilt bei Kontrolle über 2 Monate nach Kurende. ERNST hat 95 % von 180 Gefangenen durch 2 Kuren von ihren Enterobien befreit, von 33 Kindern, über die EUCKER berichtet, wurden 23 ohne Relapse wurmfrei. Weniger günstig äußert sich dagegen GIERTMÜHLEN.

Am 3. und 4. Kurtage gehen auch bei der 2-Tage-Kur gefärbte, teils noch bewegliche, teils tote Oxyuren in großen Mengen ab. Laufende Blut- und Urinkontrolle auf vermehrte Urobilinogenausscheidung während und nach der Kur erscheint jedoch dringend angezeigt. Bei schwächlichen Kindern, Vorliegen von Blutkrankheiten sowie Leber- und Nierenschädigung darf das Präparat nicht verordnet werden.

e) Hexachlorzyklohexan

Hexachlorzyklohexan, ein weiteres Kontaktgift, hat sich nicht durchsetzen können. Nach anfänglich günstigen Berichten von BREDE und EGGERS und WILDE konnte sich HESSE, JAHNKE und LANGER von der Wirksamkeit des Mittels nicht überzeugen. Insbesondere scheinen auch die toxischen Wirkungen des Präparates noch nicht völlig abgeklärt zu sein (BUCK und PFANNEMÜLLER, GRAEVE und HERRNRING, HERKEN, KOECHER). HERMAN hat die Verwendung in Analsalben zur Vernichtung der Eier vorgeschlagen. VELBINGER gibt als Dosis tolerata nur 16–18 mg/kg Körpergewicht an, wohingegen nach BARNES, TELEKY und MOESCHLIN die letale Dosis für den Menschen bei oraler Aufnahme 150 mg/kg Körpergewicht betragen soll. BARNES hat dagegen schon bei einer Dosierung von 1 mg/kg Körpergewicht Vergiftungserscheinungen beobachtet.

f) Hexylresorzin

Hexylresorzin wurde außer zur Behandlung der Askaridiasis auch gegen Enterobien empfohlen. Es hat insbesondere in der kombinierten 1tägigen oralen und rektalen Anwendung zu befriedigenden Ergebnissen geführt (BERNHARD, BIRK, LOMBARD).

g) Egressin

Egressin, ein Abkömmling des Thymols, wurde von EICHHOLTZ und HOTOVY pharmakologisch geprüft und wegen seiner geringen Giftigkeit und der guten klinischen Erfolge für Oxyuren-Kuren empfohlen (EIHHOLTZ, HOTOVY, SAUER und WEISSFLUG, HOFMEIER). Von HESSE, JAHNKE und LANGER sowie ASKUE wurden diese Ergebnisse aber nicht bestätigt.

h) Vermella

Bei der pharmakologischen Prüfung durch OELKERS hat ein halogeniertes Oxyderivat des 1-Methyl-4-isopropyl-benzols *(Vermella)* eine gute Wirkung gegen Oxyuren und überraschenderweise auch eine Wirkung gegen Oxyurenlarven gezeigt. In einer Lösung von 1–1,5 mg% starben menschliche Oxyuren innerhalb von 1½–2 Stunden ab. Das Mittel scheint außerdem gegen Askariden und Taenien sowie gegen Ankylostoma wirksam zu sein. HEUCK führte 40 erfolgreiche Oxyurenkuren durch, und MEISEL hatte bei 20 Kuren 2 Versager. GERLACH, KIENINGER und STEIN bestätigten ebenfalls die gute Wirksamkeit des Mittels, doch fehlen bisher noch größere Untersuchungsreihen.

i) Enzympräparate

Gute Kurerfolge bei Oxyuriasis wurden auch bei der Einführung der *Enzympräparate* erwähnt (FEDTKE und ULRICH, HANNAK, LÖW, WEISE), doch sind diese Beobachtungen noch nicht an Hand größerer systematischer Untersuchungsreihen nachgeprüft worden.

III. Trichocephalosis

1. Biologie

Der Peitschenwurm, Trichocephalus trichiuris: BLANCHARD 1895, (Syn.: Trichuris trichiura: LINNAEUS 1771, STILES 1901, Trichocephalus dispar: RUDOLPHI 1802) schließt sich hinsichtlich seines Vorkommens, seiner Epidemiologie und seines Übertragungsmodus eng an den Ascaris lumbricoides an.

Seinen Namen hat der Trichocephalus (Fadenkopf: GOEZE 1782) von seiner eigentümlichen, peitschenförmigen Gestalt. (Die Bezeichnung Trichuris = Fadenschwanz, ROEDERER 1761, trifft nicht zu.) Die vorderen ²/₃ des Körpers sind dünn und fadenförmig, während das Hinterende, das die Gonaden enthält, bis auf 1 mm Breite wurstförmig verdickt ist. Beim Männchen ist dieser verdickte hintere Körperabschnitt eingerollt und trägt ein Spiculum in einer charakteristischen Scheide. Die Gesamtlänge des Wurmes beträgt 3–5 cm (Abb. 46).

Die geschlechtsreifen Schmarotzer leben im oberen Dickdarm und in den untersten Dünndarmabschnitten, gelegentlich wird auch der Wurmfortsatz besiedelt. Unter 369 Obduktionen in Paris waren bei 50,7 % das Coecum, bei 8,5 % die Appendix befallen (PIEKARSKI). Der Parasit bohrt sich mit seinem schlanken Vorderteil in die obersten Schichten der Darmmukosa ein und verankert sich so im Darmlumen (Abb. 47). Gewöhnlich treten keinerlei entzündliche Reaktionen der Darmschleimhaut an derartigen Anheftungsstellen auf, doch wurden bei Sektionen auch beetartige Wucherungen der Darmschleimhaut, die bis zur Serosa von eosinophilen Leukozyten durchtränkt waren und in sich mehrere Wurmexemplare beherbergten, beobachtet (NAUCK; STAHR). Anscheinend ernährt sich der Schmarotzer nicht vom Darminhalt, sondern vom Gewebe seines Wirtes (HOEPPLI). Die Lebensdauer scheint mehrere Jahre zu betragen (VOGEL).

Das Trichocephalusweibchen legt am Tage weit weniger Eier als das Askaridenweibchen. BERGSTERMANN, MENDHEIM und SCHEID schätzen die Zahl auf 2000, HANNAK gibt 12 000 an.

Das Ei besitzt eine charakteristische, ovale, zitronenförmige Gestalt mit einer 4schichtigen Schale und deutlichen Polpfropfen, wie Sektkorken, an denen sie leicht zu erkennen sind (Abb. 48). Die Größe beträgt etwa $22 \times 50\,\mu$. Die Eier des Trichocephalus sind gegenüber chemischen Einflüssen ähnlich resistent wie die Askariseier und entwickeln sich in gesättigten Lösungen von Kochsalz, Kupfersulfat, Kupfernitrat, Kaliumnitrat und 10%iger Salzsäure normal weiter, bedingt auch in Sublimat, während sie von organischen Lösungsmitteln schnell abgetötet werden (J. DINNIK und N. N. DINNIK). Auch gegen Austrocknung und Sonnenlicht sind die Trichocephaluseier empfindlicher als die Askariseier (BROWN; SPINDLER). Bei Temperaturen unter $+8°$ C geht die Entwicklung nicht weiter, und bei Temperaturen von mehr als $+52$ und weniger als $-9°$ C sterben sie ab.

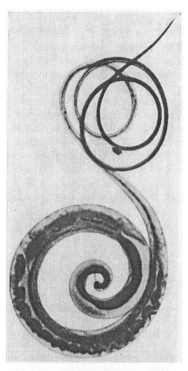

Abb. 46. Trichocephalus trichiuris (10mal vergr., nach BERGSTERMANN, MENDHEIM u. SCHEID). Am eingerollten Hinterende ist die Spiculumscheide erkennbar

Die Entwicklung zur infektionstüchtigen Larve in der Eischale dauert unter optimalen Bedingungen 14–35 Tage, in unseren Breiten 4–6–12 Monate (Tab. 10.)

Nach der oralen Aufnahme der Eier durch den neuen Wirt schlüpfen die Larven im Dünndarm aus, machen jedoch nicht den komplizierten Entwicklungsgang der Askaridenlarven durch, sondern dringen nur für etwa 10 Tage in die

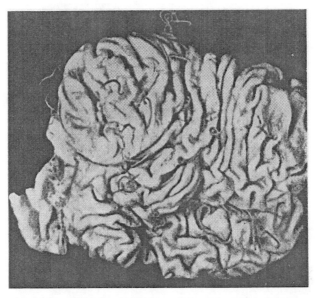

Abb. 47. Darmbefall mit Trichocephalus (aus BERGSTERMANN, MENDHEIM und SCHEID). Menschliches Coecum mit Peitschenwurmbefall (4/5 nat. Gr.)

Tabelle 10

Entwicklungsdauer von Trichurislarven

(nach PIEKARSKI)

Temp. °C			
40	zu ³/₄ abgestorben		
35	Entwicklungsdauer	11	Tage
30	„	17	„
25	„	29	„
20	„	57	„
15	„	120	„
8	Entwicklungsstillstand		
3	abgestorben in 5–9 Tagen.		

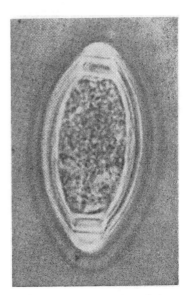

Abb. 48. Ei von Trichocephalus

LIEBERKÜHNschen Krypten ein, bevor sie sich endgütig im oberen Dickdarm ansiedeln und hier in etwa 4–5 Wochen zum geschlechtsreifen Tier heranwachsen (VOGEL und MINNING). BERGSTERMANN, MENDHEIM und SCHEID schätzen die Präpatentperiode (WETZEL, NEUHAUS) auf ca. 90 Tage, PIEKARSKI auf 1–2 Monate.

2. Epidemiologie

Der Trichocephalus ist über die ganze Erde verbreitet, bevorzugt kommt er aber in den wärmeren Zonen vor. In Europa wird er im allgemeinen seltener als der Askaris lumbricoides angetroffen (s. Tab. 11) und trat z. B. in den Unter-

Tabelle 11
Trichiuren-Befall

Jahr	Personenkreis	Anzahl	Befall	Autor
1935	Kinder im Krankenhaus (Hamburg)	800	4 %	SCHÄFER
1937	Kinder (Finkenwärder)	1073	27,0 %	DENECKE
1937	Gesamtbevölkerung (Finkenwärder)	5124	18,8 %	DENECKE
1938	Landbevölkerung (Kurisches Haff)	9667	42,8 %	DEMBROWSKI u. SZIDAT
1938	Bevölkerung (Südbaden)	828	12,1 %	MAY
1940	Schulkinder (Kiel)	1188	11,0 %	JASPERSEN
1948	Bevölkerung (Südbaden)	1188	2,9 %	SCHLIEPER
1949	Medizinisches Untersuchungsamt (Münster)	783	4,8 %	GÄRTNER u. MÜTING
1949	Schulkinder (Bonn)	200	1,5 %	PIEKARSKI
1950	Schulkinder (Nordbaden)	500	25,0 %	HANNAK
1950	Kinder (Oberbayern)	826	9 %	MENDHEIM u. SCHEID
	Erwachsene (Oberbayern)		8,5 %	

suchungen von SCHUBERT und FRANK nicht nennenswert hervor. Doppelinfektionen sind bei der sich entsprechenden Übertragungsweise häufig.

3. Klinik

Das klinische Bild der Trichocephalosis hängt nach älteren Angaben von der Stärke des Befalles ab. Schwache Infektionen, wie sie hierzulande überwiegen, verlaufen meistens unbemerkt (MOHR). So kommt es, daß v. BERGMANN und TELEMANN der Trichocephalosis keine große klinische Bedeutung beimessen und WIGAND es überhaupt dahingestellt sein läßt, ob ein essentielles Krankheitsbild existiert.

Demgegenüber haben BOEHNKE, ferner HANNAK sowie TEUSCH auch bei spärlicher Darmbesiedlung Störungen beschrieben, wie sie ANTOGNINI, BURROWS sowie SWARTZWELDER erst für mittelstarke Infektionen angegeben hatten.

Im Vordergrund der Beschwerden stehen neben uncharakteristischen Störungen des Allgemeinbefindens, Appetitlosigkeit, Übelkeit und Brechreiz intestinale Symptome, die bei Kindern an Appendizitis, Tuberkulose der abdominalen Lymphknoten und Nabelkoliken denken lassen. Der Leib ist druckschmerzhaft, besonders in der Gegend des Zoekums, gelegentlich läßt sich ein spastisch kontrahierter Darmabschnitt tasten. Ziehende und bohrende, zeitweilig sogar kolikartige Schmerzen im rechten Oberbauch erfordern die Abgrenzung gegen Erkrankungen der Gallenwege, des Pankreas oder des Duodenums. Der Stuhl ist obstipiert, seltener durchfällig, Blutbeimengungen wurden bei diesen leichteren Fällen nicht beobachtet.

Bei massivem Befall mit bis zu 1000 Exemplaren beschrieben NAUCK und Ross eine chronische Kolitis mit hartnäckigen, z. T. blutigen Diarrhoen, Gewichtsverlust und einer hypochromen Anämie, deren Genese durch Blutverlust allein nicht ganz erklärbar war. Wie BRÜNNING und BISCHOFF hervorheben, können schwere Masseninvasionen hochgradige, selbst tödliche Anämien und den HERTERschen Infantilismus hervorrufen. Von 14 weiteren derartigen schweren Krankheitsfällen, die DIECKMANN, GETZ, ROSS sowie TOBLER mitgeteilt haben, verliefen 6 tödlich. Sekundäre bakterielle Infektionen der Darmwand bzw. Sepsis (SAUER), entzündliche Tumoren der Zoekumwand mit nachfolgender Invagination (ANSCHÜTZ, STAHR), fibrinöse Entzündungen der Serosa oder gar eine Beckenperitonitis mit Douglasabszeß (BOEHNKE) sind als Komplikationen einer Trichuriasis wohl Einzelfälle.

Auf toxisch-allergische Reaktionen (ANTOGNINI) führt TEUSCH unbestimmte Gliederschmerzen, Schmerzen in der Schienbeingegend, Neuralgien der NN. ischiadicus und ulnaris und halbseitige Kopfschmerzen zurück. Weiter beobachtete er zuweilen pektanginöse Beschwerden mit einer Verlängerung der Überleitungszeit im Ekg. Eine experimentelle Unterbauung haben diese Annahmen von TEUSCH aber noch nicht gefunden. Insbesondere ist zur Feststellung einer Allergie durch entsprechende serologische Untersuchungen oder Kutanteste mit Wurmextrakt zu bemerken, daß derartige Reaktionen nach den Erhebungen von SCHÖNFELD sehr häufig lediglich Gruppenspezifität ergeben, so daß beispielsweise die mit Askarisextrakten ausgeführten Intrakutanproben auch bei Befall mit Trichocephalus positiv ausfallen können (BRUNNER, ISBEQUE, KHAW, ROTH). Für die Annahme einer spezifischen Immunisierung kann zunächst die innige Berührung des Schmarotzers mit dem Gewebe in der Darmschleimhaut sprechen. Darüber hinaus liegen aber noch weitere klinische Beobachtungen vor, die ein derartiges Krankheitsgeschehen wahrscheinlich machen (DA FRANCA).

Auffallend ist neben allergischen Erscheinungen wie akute Urtikaria und QUINCKE-Ödem, Rhinitis, Konjunktivitis und Bronchitis, die in den wenigen genaueren Beschreibungen immer wieder erwähnte Hepatosplenomegalie, die teils mit (HAMMER), teils ohne gleichzeitige Veränderungen der Eiweißlabilitätsproben (RIEGEL) einhergehen. Auch die Kranke von SCHÜFFNER wies neben einer Erhöhung des Bilirubinspiegels im Blute krankhafte Serumlabilitätsproben auf, und schließlich fanden MACCHIA und PREVITI bei 20,4 % der untersuchten Wurmkranken – darunter auch Trichocephalusträgern – ein vom Gesunden abweichendes Verhalten bei der Belastung mit Nikotinsäure als Zeichen einer Störung der Leberfunktion.

Krankheitsveränderungen der Haut, die in ihrem Erscheinungsbilde weitgehende Ähnlichkeit mit dem bei Ascaridiasis und Oxyuriasis aufweisen (Abb. 49), konnte LIMBERGER erstmals am Krankengut der Tübinger Hautklinik in 6,8 % der Untersuchten auf einen Befall mit Trichocephalus beziehen, nachdem derartige Erscheinungen im Handbuch der Haut- und Geschlechtskrankheiten bislang noch keinerlei Erwägung gefunden hatten. DA FRANCA fand außerdem unter 100 Allergiekranken bei 47 Darmparasiten, und darunter 22 mit Trichocephalusbefall.

Bei den Krankheitsfällen von LIMBERGER handelte es sich, wie bei den sonstigen Nematodeninfektionen, um Prurigo simplex, Strophulus (Urticaria papulosa acuta, teilweise mit nachfolgender Impetiginisierung, QUINCKE-Ödeme sowie um mehr oder weniger juckende Analekzeme (s. auch NIKOLOWSKI), und ebenso konnte die von GOUILLAND für die Spul- und Madenwurminfektion beschriebene vermehrte Papillenzeichnung am Zungenrand bei 2 Trichocephalusträgern festgestellt werden.

Diesen Mitteilungen konnte neuerdings RIEGEL 6 weitere Krankheitsbeobachtungen hinzufügen. Es handelte sich dabei um ein generalisiertes seborrhoisches Ekzem mit gleichzeitigem Lichen ruber der Mundschleimhaut bei einem 38 Jahre alten Mechaniker, um ein teilweise psoriasiformes bakteriell-seborrhoisches Ekzem mit multiplen Furunkeln bei einem 49 Jahre alten Landwirt, um exkoriierte Prurigoeffloreszenzen im Stirnbereich neben einer Psoriasis vulgaris bei einer 17jährigen Verkäuferin, eine chronisch-rezidivierende Urtikaria bei einer 46 Jahre alten Hausfrau und eine Prurigo necroticans bei einer 35jährigen Hausfrau. Eine besonders eingehende Besprechung fand der Krankheitsfall eines 11 Jahre alten Schülers, der in mehr oder wenig dichtem Befallensein unter Bevorzugung des Rumpfes, des behaarten Kopfes und der proximalen Anteile der Extremitäten papulöse und fleckförmig erythemato-

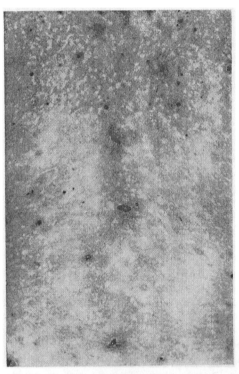

Abb. 49. Prurigo vulgaris partim necroticans bei Trichocephalusbefall

squamöse Veränderungen an der Körperdecke aufwies, die bei der ersten Betrachtung einer Pityriasis rubra pilaris bzw. einer Psoriasis follicularis spinulosa hätten zugeordnet werden können.

Bei eingehender Untersuchung ließen sich diese Hautveränderungen von dem von GOUGEROT aufgestellten Formenkreis der Papillomatosen abgrenzen und dem von MIESCHER beschriebenen Krankheitsbilde der Papulosis miliaris anschließen. Allerdings war in dem von MIESCHER beobachteten Krankheitsfalle nicht nach Wurmeiern gesucht worden. Im feingeweblichen Bilde fielen RIEGEL einmal eine mäßige Akanthose, zum andern nesterartige, lockere, mehr histio- als lymphozytäre Infiltrate auf, die einige Chromatophoren, aber keine Riesenzellen enthielten. Bemerkenswert erscheint in diesem Zusammenhang der Hinweis, daß in dem von HORNBERGER beschriebenen Krankheitsfalle einer Papillomatosis pigmentée confluente et reticulée (GOUGEROT–CATEAUD), der sich durch eine Eosinophilie von 10 % und durch die atypische pruriginöse und sekundär lichenifizierte Note auszeichnete, im Stuhl ebenfalls Eier von Trichocephalus nachgewiesen wurden.

In Übereinstimmung mit den Ausführungen bei der Beschreibung der Hautveränderungen bei Askaridiasis und Oxyuriasis weist auch RIEGEL in Anlehnung an GOTTRON auf die Bedeutung konstitutioneller und dispositioneller Faktoren für die jeweilige Reaktionsform der Haut im Einzelfalle hin, wobei der Wurmbefall lediglich für die Prägung der besonderen Note des Erscheinungsbildes bestimmend sein dürfte.

Darüber hinaus wies dieser letzte Krankheitsfall von RIEGEL weitere bemerkenswerte Befunde auf. Neben einer beträchtlichen Hepatosplenomegalie waren die Leukozyten auf 19 000/ccm erhöht und die Eosinophilen bis 43 % vermehrt, und RIEGEL konnte so seine eigene Beobachtung der Krankenbeschreibung eines eosinophil-leukämoiden Syndroms von SCHÄFFNER mit Hepatosplenomegalie, einer Leukozytose von 38 000 und einer Eosinophilie von 76 % an die Seite stellen, bei der ebenfalls ein „juckendes, bläulich-rotes Exanthem an den Händen und Unterarmen mit Kratzeffekten" Erwähnung findet.

Wenn auch eine Eosinophilie bei Trichocephalusbefall in der Regel für selten gilt (R. MÜLLER) und OTTO bei der Untersuchung von 197 Kindern eine signifikante Steigerung der Eosinophilen im Blut nicht nachweisen konnte, so sind doch auch andere Angaben zu finden, nach denen bei Trichocephalusbefall eine Eosinophilie wahrscheinlich ist. So fand SCHUBERT in seinem Beobachtungsgut die eosinophilen Leukozyten bei 11 % der mit Trichocephalus Behafteten erhöht, TEUSCH stellte bei 26 % der von ihm untersuchten Krankheitsfälle im Blutbild zwischen 10 und 30 % Eosinophile fest, und BOEHNKE ermittelte sogar Werte von 3–48 %.

4. Therapie

Während sich der Trichocephalus hinsichtlich seiner Epidemiologie eng an den Askaris anschließt, stellt die Behandlung eines Wurmbefalles auch heute noch eine ungelöste Aufgabe dar. Die Wirkungslosigkeit aller bekannten Wurmmittel, einschließlich des Chenopodiumöles, der Meerfarnextrakte und ebenso des Piperazins (ATCHLEY, WYSHAM und HEMPHILL, BURGSTEDT, WECHSELBERG) findet ihre Erklärung am ehesten in der Lebensweise des Schmarotzers, der aus dem Darminhalt keine Nahrung aufnimmt und vom Darmlumen her für oberflächenwirksame Stoffe nur an seinem kurzen Hinterende angreifbar ist. DUNN fand allerdings Piperazinadipat wirksam.

Bei geringem Befall mit fehlenden oder leichten klinischen Störungen wird daher auf eine Behandlung meistens ganz verzichtet, und oft begnügt sich der Arzt schon mit einer merklichen Eindämmung der Befallsstärke.

Große Hoffnungen wurden auf die *Fermentpräparate* gesetzt, und als erster hat wohl CALDWELL über günstige Behandlungsergebnisse berichtet. Da sich die Schmarotzer im Kolon aufhalten, wird immer wieder versucht, eine stärkere Einwirkung durch Zuführung des Medikamentes per anum zu erzielen. Wie weit die mangelnde Reaktivierung des Fermentes im Dickdarm einer derartigen Anwendung entgegenstehen mag, läßt sich nicht sicher sagen, jedoch empfiehlt sich auch für Fermentpräparate die kombinierte Anwendung per os und per rectum. HANNAK gab neben der üblichen Dosierung p. o. im Einlauf nochmals 15 g und ermittelte bei den so durchgeführten 70 Kuren in etwa $^3/_4$ der Fälle einen vollen Erfolg mit endgültiger Sanierung des Darms. GREIF erzielte bei 32 Trichocephalusträgern nach 1–3 Kuren ebenfalls Wurmfreiheit, und STRANSKY und REYES gaben mit dieser kombinierten Behandlung eine Erfolgsrate von 35 % an. Günstig äußerten sich außerdem KARPINSKI, SCHEID und MENDHEIM im Gegensatz zu KREPLER und LEIXNERING. HOEKENGA konnte mit Fermentpräparaten nur 5 von 27 Wurmträgern von den Schmarotzern befreien und erzielte mit Tetrachloräthylen und Hexylresorzin bessere, wenn auch ebenfalls nicht befriedigende Ergebnisse.

Hexylresorzin wurde zuletzt noch von MOHR gegen Trichocephalus empfohlen, nachdem schon BROWN, ROSS sowie WHITTLER, EINHORN und MILLER über eine günstige Wirkung, teilweise in Verbindung mit hohen Einläufen in der Konzentration von 1 : 1000 bzw. 1 : 250 (mit 9 ccm Glycerin) berichtet hatten. JUNG gibt 0,8 g Hexylresorzin auf 400 ccm Wasser als Verweilklistier, während MOHR das folgende Kurschema mit einer jeweiligen Dosis von 0,9–1,6 g Hexylresorzin angibt:

„Am Vortage abends nur leichtes Essen, am Kurtag 5–6 Kapseln zu 0,2 g einnehmen. Anschließend 5–6stündiges Fasten. 24 Stunden nach dem Einnehmen der Kapseln salinisches Abführmittel einnehmen, um die toten Würmer zu entfernen."

Die Verweileinläufe (Hexylresorzinkonzentration 1 : 1000) werden gegebenenfalls an den folgenden Tagen 3–4mal wiederholt, doch sind oft 2 oder 3 Vollkuren bis zum Eintritt des gewünschten Erfolges notwendig.

FAUST empfiehlt zur Eindämmung der Befallsstärke nach sorgfältiger Kurvorbereitung Kapseln mit einer Mischung von 2,7 ccm *Tetrachloräthylen* mit 0,3 ccm Ol. chenopodii und nachfolgende Laxierung. Von *Santonin-* oder *Kalomel*kuren erwartet MOHR keine große Wirkung und hat sich auch von dem Wert einer Behandlung mit *Spirocid* (HUBER) nicht überzeugen können. Demgegenüber hat BOEHNKE bei 7 von 9 Kranken mit einer Spirocidkur, beginnend mit 1×¼ Tabl. zu 0,25 g, nach 1 Tag Pause ansteigend bis 4×¼ Tabl., insgesamt 30 Tabletten, Wurmfreiheit erzielt.

Die Kuren mit *Emetinum hydrochloricum,* per os gegeben, führen zu erheblichen Reizerscheinungen der Schleimhaut, so daß sie manchmal in großen Fetzen abgestoßen wird. BURROWS, MOREHOUSE und FREED sowie SHRAPNEL gaben tägl. 0,12 g Emetin in dünndarmlöslichen Dragées zu 0,02 g bis zu einer Gesamtmenge von 0,78 g (bei Kindern 0,01–0,02 g/10 kg/die) und erzielte bei 11 von 23 Kranken Wurmfreiheit, bei den restlichen einen merklichen Rückgang der Anzahl der im Stuhl ausgeschiedenen Wurmeier.

Schließlich hat SCHMIDT wieder *Benzinklysmen* empfohlen, erforderlichenfalls schreckt er auch vor oraler Eingabe von Benzin nicht zurück unter Verwendung eines Rezeptes von WIGAND, das dieser für Bandwurmkuren angegeben hat (s. dort).

Unsere eigenen bisherigen Erfahrungen mit einer Kombinationsbehandlung von Fermenten und Benzinklysmen sind bisher günstig ausgefallen, doch fehlt uns noch ein größeres Beobachtungsgut. Wir gehen dabei so vor, daß wir zunächst 3 Tage lang oral und rektal mit einem Fermentpräparat in der bei Askaridiasis üblichen Dosierung behandeln, dann 2–3 Tage lang je einen Einlauf mit Benzin (1 Eßlöffel gereinigtes Benzin auf 1 Liter Wasser) verabfolgen und anschließend nochmals mit Fermentpräparaten nachbehandeln. Wir hatten dabei den Eindruck gewonnen, daß die Schmarotzer so geschädigt werden, daß sie zum allergrößten Teil am Ende der Kur beseitigt sind.

IV. Taeniasis

1. Biologie

Der Rinderbandwurm (Taenia saginata: GOEZE, 1782) und der Schweinebandwurm (Taenia solium: LINNAEUS, 1758) sind sich in Bau, Entwicklung und Lebensweise so ähnlich, daß die Besprechung der beiden Schmarotzer einschließlich ihrer Pathologie und Therapie weitgehend gemeinsam erfolgen kann.

Der *Rinderbandwurm* hat einen birnförmigen, im Durchmesser 1–2 mm großen Kopf (Skolex) mit 4 halbkugeligen, schwarzen Saugnäpfen (Abb. 50). Der Kopfstiel (Hals) ist etwa halb so breit wie der Kopf, ihm schließt sich die eigentliche Proliferationszone mit der Gliederkette (Strobila) an, die beim Rinderbandwurm aus 1000–2000 Proglottiden besteht und eine Länge von 8–10 m erreichen kann, in Einzelfällen sogar mehr. In zunehmender Entfernung vom Kopf bilden sich innerhalb der Proglottiden die hermaphroditen Geschlechtsanlagen heran. Die geschlechtsreifen Glieder besitzen an der einen Seite eine Geschlechtsöffnung und sind etwas breiter als lang. Gravide Proglottiden, die

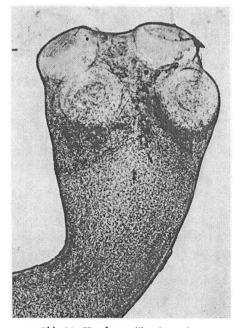

Abb. 50. Kopf von Taenia saginata (etwa 70mal)

etwa das letzte Fünftel der Strobila bilden, werden fast ganz durch den Uterus ausgefüllt, der nach jeder Seite 20–30 dichoton verzweigte Aussackungen aufweist und im Durchschnitt etwa 100 000 Eier enthält (SHAPIRO). Die graviden Glieder sind länger als breit (16–20:4–7 mm) und besitzen, von der Kette abgelöst, noch eine Eigenbeweglichkeit, die es ihnen ermöglicht, aktiv durch den Anus den Darm zu verlassen.

Der Kopf des *Schweinebandwurms* ist fast rechteckig, im Durchmesser etwa 0,6 mm groß, und trägt außer den 4 Saugnäpfen ein Rostellum mit einem doppelten Hakenkranz (Abb. 51). Die Bandwurmkette besteht aus etwa 800–900 Gliedern und erreicht im allgemeinen nur eine Länge von etwa 2–4 m. Der Uterus der graviden, 9–12:6–7 mm großen Proglottiden weist am Hauptstamm nur 7–10 plumpe Seitenäste auf, ein wesentliches Unterscheidungsmerkmal gegenüber dem Rinderbandwurm.

Wie Röntgenuntersuchungen gezeigt haben (PRÉVOT, HORNBOSTEL und DÖRKEN), heftet sich der Bandwurm mittels seiner Saugnäpfe in den obersten Dünndarmschlingen etwa 50 cm unterhalb der Flexura duodenojejunalis an die Darmwand an, in Ausnahmefällen im Gallen- bzw. Pankreasgang (WIGAND). SCHUBERT sah als zufälligen Befund bei der Sektion einen Rinderbandwurmkopf in einem walnußgroßen Duodenaldivertikel haften.

Die Nahrungsaufnahme erfolgt durch die Körperoberfläche aus dem Nahrungsbrei des Wirtes, der Stoffwechsel verläuft vorwiegend anoxybiotisch.

Ein ausgewachsenes Wurmexemplar produziert am Tag etwa 8 Proglottiden, im Laufe seines Lebens fast 10 Milliarden Eier (SHAPIRO). Da der Uterus keine Öffnung besitzt, gelangen die Eier gewöhnlich nicht in den Kot, solange das Bandwurmglied unverletzt ist. Häufig werden sie beim Durchtritt durch den After ausgepreßt, wenn sie nicht erst bei der Auflösung des Gliedes im Darm oder später bei der Verwesung desselben nach dem Verlassen des Wirtes freigesetzt werden.

Das Ei enthält den 6hakigen Embryo (Oncosphäre) in einer dicken, bräunlichen, runden, etwa 32–36 μ großen Schale (Embryophore), die von einer äußeren, sehr hinfälligen Umhüllung umgeben ist. Letztere haben die im Stuhl ent-

haltenen sog. Wurmeier schon verloren. Unter dem Mikroskop zeigt die Embryonalschale die für beide Wurmarten charakteristische radiäre Streifung (Abb. 52).
Für die Weiterentwicklung des Eies ist es erforderlich, daß es in den Magen eines geeigneten Zwischenwirtes gelangt: T. saginata in den eines Rindes, für T. solium kommen in erster Linie das Schwein, in seltenen Fällen auch andere Säugetiere, ferner Wild, Affe, Gazelle, Bär und schließlich auch der Mensch in Betracht. Unter dem Einfluß der Verdauungssäfte des Zwischenwirtes wird im Dünndarm die Oncosphäre aus ihrer Kapsel frei, dringt durch die Darmschleimhaut in die Blutbahn ein und gelangt auf diesem Wege zur Ansiedlung in den inneren Organen und in der Muskulatur. Schon 24 bis 72 Stunden nach der Invasion sind bei Schweinen die jüngsten angesiedelten Larvenstadien auffindbar (YOSHINO). Nach etwa 15–25 Tagen sind sie zu stecknadelkopfgroßen, flüssigkeitsgefüllten, runden bis ovalen Bläschen herangewachsen. Der *Cysticercus bovis*, die Finne von T. saginata, liegt besonders häufig in der Kaumuskulatur des Rindes, in Zwerchfell, Bauchfell, Herz, Rücken- und Schenkelmuskulatur. Innerhalb von 4 Wochen hat er eine Größe von 4 mm erreicht und einen etwa 0,5 mm langen Skolex ausgebildet. Nach 12 Wochen beträgt die Größe der Finne 5–6 mm, nach 18 Wochen ist sie bei einer Größe von 6–7 mm bereits invasionstüchtig, wächst aber noch bis etwa zur 28. Woche zu einer Größe von 7–8 mm weiter. *Cysticercus cellulosae*, die Finne von T. solium, wird am häufigsten im intramuskulären Bindegewebe der Schulter, aber auch in allen anderen Organen wie Leber, Lunge, Gehirn oder Auge angetroffen (VILJOEN). Schon 2½ Monate nach der Invasion ist die Finne ausgereift und etwa erbsgroß (6–15:5–10 mm).
Der Zwischenwirt umschließt die Finne von sich aus mit einer bindegewebigen Hülle, doch ist die Gewebsreaktion auf die lebenden Zystizerken auffallend gering

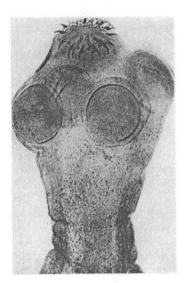

Abb. 51. Taenia solium. Kopf (etwa 50mal). (Nach SZIDAT und WIGAND 1934)

Abb. 52. Bandwurmei

(TAKMATSU) und stellt sich in stärkerem Ausmaße erst ein, wenn die Finne abstirbt und nach Ansicht der bisherigen Untersucher ihre Toxine freigibt (FISCHER, GAUPP, KUFS).

Über die Lebensdauer des Zystizerken ist noch nichts sicheres bekannt: GEPSEN und ROTH fanden bei einem stark infizierten Kalb 9$^{1}/_{2}$ Monate nach der Infektion noch 75 % der Zystizerken am Leben, während PENFOLD nach 4 Monaten nur noch wenige und nach 9 Monaten keine lebenden Zystizerken mehr feststellen konnte. Mit zunehmendem Alter, nach MAC ARTHUR nach 4–5 Jahren, verkalken die Finnen vom Skolex aus und sind dann auch im Röntgenbild nachzuweisen.

Auch STICH nimmt eine Lebensdauer von 3–6 Jahren an, während es HENNEBERG für möglich hält, daß der Zystizerkus zumindest im Gehirn noch ein viel höheres Alter erreicht. ZENKER beobachtete eine Krankheitsdauer mit einem Lebensalter des Zystizerkus von 17 Jahren. Das Absterben erfolgt meist ohne erkenntliche äußere Ursache, so daß sich die Frage nach einem mehr oder weniger physiologischen Alterstod erhebt. Sicheres ist hierüber aber nicht bekannt.

Endwirt für beide Bandwurmarten ist ausschließlich der Mensch. Die erste künstliche Infektion eines Menschen mit einer Zystizerke hat KÜCHENMEISTER (London, 1855) durchgeführt und damit den Beweis erbracht, daß der Cysticercus cellulosae tatsächlich die larvale Form des Schweinebandwurms ist. Nach dem Genuß finnenhaltigen Fleisches stülpt sich im Dünndarm unter dem Einfluß des Gallensaftes der Skolex aus der Blase aus, heftet sich an die Dünndarmschleimhaut an und beginnt, nachdem die Schwanzblase verdaut ist, mit der Bildung der Proglottiden. Nach 9–12 Wochen erscheinen schon die ersten ausgereiften Glieder im Stuhl. Wie sich der Wurm vor der Einwirkung der Verdauungssäfte des Wirtes schützt, ist eine noch nicht ganz geklärte Frage (V. BRAND). Die Lebensdauer des Bandwurms beträgt im Mittel etwa 13 Jahre und entspricht u. U. sogar der des Wirtes (MÖNNING, PENFOLD). Doppel- und Mehrfachinfektionen, einmal mit 17 Exemplaren, sind auch beim Menschen möglich und durch Wurmkuren bewiesen (GORLITZER VON MUNDY, KOCH und STEINITZ, MARGULIS, STRÜMPELL), desgleichen Befall mit beiden Bandwurmarten (BUGGE, PALAIS), jedoch läßt sich in diesen Fällen fast immer feststellen, daß sich die einzelnen Bandwürmer in ihrem Wachstum gegenseitig hemmen (LI und HSÜ, READ).

2. Epidemiologie

Beide Bandwurmarten sind über die ganze Erde verbreitet. Am häufigsten kommen sie wohl in Südamerika, Äthiopien und Ostafrika sowie in den osteuropäischen Staaten vor. In Jugoslawien sollen über 15 % der Einwohner Bandwurmträger sein und mehr als 30 % des gesamten Viehbestandes Finnen beherbergen (LEPEŠ). In England und Dänemark scheint die Infektion mit Rinderbandwurm in den letzten Jahren wieder zuzunehmen (GRIFFITHS, NIELSEN), während sie in Deutschland seit Einführung der gesetzlichen Fleischbeschau nur noch verhältnismäßig selten, aber dennoch wesentlich häufiger als die mit Schweinebandwurm anzutreffen ist (DENEKE, GÄRTNER und MÜTING, MENDHEIM und SCHEID). Fördernd für die Bekämpfung des Schweinebandwurms waren neben der Einführung der gesetzlichen Fleischbeschau (v. OSTERTAG) sicher auch die Trichinenfurcht der Öffentlichkeit und die bessere Unterbringung der Schweine. In Preußen kamen in den Jahren 1876–1892 auf 305 gesunde Schweine ein finniges, 1899 eines auf 2102, dagegen entfielen 1883 in Berlin auf 1 finniges Schwein 166 gesunde, 1902 schon 3333. Die Häufigkeit der Infektion war innerhalb Deutschlands nicht gleichmäßig verteilt. Während in Berlin zeitweise bis zu 2 % der sezierten Leichen mit Zystizerken befallen waren, kam in Breslau von 1880 bis 1903 nur 1 Fall von Gehirnzystizerkus auf 146,5 Sektionen zur Beobachtung (JACOBI), und in München wurden bei 14 000 Sektionen nur zweimal Zystizerken gefunden (BOLLINGER). Der Rückgang des Zystizerkenbefalls beim Menschen ließ sich besonders deutlich an den Sektionsbefunden in Berlin erkennen. Zu RUDOLFI († 1832) und auch noch zu Zeiten VIRCHOWS in den 60er Jahren des vorigen Jahrhunderts betrug die Befallshäufigkeit etwa 2 % der sezierten Leichen. 1875 sank diese Zahl auf 1,6 %, 1881 weiter auf 0,5 %. Unter ORTH hielt der Rückgang an: 1882 waren noch 0,26 % befallen, 1898 noch 0,2 %, im Jahre 1900 betrug die Häufigkeit im Sektionsgut der Charité nur noch 0,15 % und 0,16 % im Jahre 1904. Für Hamburg lauten die entsprechenden Zahlen 0,25 % (SIMMONDS), für Zwickau 0,12 % (HEILMANN). In anderen Ländern, so besonders in Südamerika, im Mittleren und Fernen Osten und in Afrika ist die Gefahr aber noch keineswegs gebannt, und selbst in Italien konnten von 1941 bis 1952 durch GRANATI und GIROMINI 4675 Krankheitsfälle von Zystizerkose gesammelt werden. ASENJO fand in Santiago unter 5469 Gesamtaufnahmen der neurochirurgischen Klinik 72 Hirnzystizerken, das waren 12,5 % der auf Hirntumor verdächtigten Kranken. In Mexiko und Brasilien beträgt die Hirnzystizerkose 3,6 % der Sektionsfälle (ESCOBAR, INIQUEZ und ASENJO, OBRADOR, ROBLES, s. auch GELFAND für Rhodesien). In Italien waren 85 % der zystizerkosekranken Männer, meist Bauern und Hirten, sonst läßt sich aber ein Geschlechtsunterschied nicht nachweisen, am wenigsten in der bevorzugt befallenen Altersgruppe zwischen 30 und 40 Jahren. Kinder sind nur selten von der Zystizerkose betroffen. ELSÄSSER konnte 1944 in Halle innerhalb von 12 Jahren nur 8 Fälle von Hirnzystizerkose beobachten, und in Berlin (BENDA) und Leipzig (BAHRDT) ist in den Jahren vor dem 2. Weltkrieg überhaupt kein Schweinebandwurm mehr beobachtet worden. MENDHEIM sah in den letzten 10 Jahren nur eine Infektion mit T. solium, WIGAND in 15 Jahren keine (bei 87 Infektionen mit T. saginata innerhalb von 8 Jahren) und in Tübingen fanden sich bei 116 Bandwurmkuren seit 1940 nur 2 Infektionen mit T. solium, wie HALAMA erst kürzlich mitgeteilt hat. Die geringere Häufigkeit des Schweinebandwurms findet ihre Erklärung in der Tatsache, daß Schweine meist massiv und generalisiert befallen sind, so daß die Finnen weit seltener übersehen werden als bei Rindern, die oft nur wenige Zystizerken beherbergen.

Eßgewohnheiten (roher „Hackepeter") spielen eine wesentliche Rolle für die Verbreitung der Taeniasis, wie auch der häufigere Befall der Hausfrauen auf ihren Umgang mit rohem Fleisch in der Küche zurückgeführt wird. Die Finnen haften leicht an den Händen und können auf diese Weise aufgenommen werden (GRIFFITHS).

Für die Übertragung der Eier vom Menschen auf die Zwischenwirte gelten dieselben Gesichtspunkte hinsichtlich der Fäkalienbeseitigung, die bei der Ascaridiasis eingehend besprochen worden sind.

3. Klinik

Die meisten Taenienträger bemerken den Bandwurmbefall erst, wenn Proglottiden im Stuhl auftreten oder bei aktiver Auswanderung in der Bett- und Unterwäsche entdeckt werden. Bei den 87 Kuranden von WIGAND und WARNECKE war der Abgang von Proglottiden in 56 % das einzige Symptom. Inappetenz, Leibschmerzen, Übelkeit, Erbrechen, Stillstand oder Abnahme des Körpergewichtes, Kopfschmerzen, Flimmern vor den Augen, Schwäche, Unruhe, Schlaflosigkeit oder allgemeine Empfindlichkeit meldeten nur 38 Personen (= 44 %). Die Verteilung der einzelnen Symptome bei Bandwurmbefall hat MINNING in der folgenden Tabelle zusammengestellt.

Tabelle 12
Symptome bei Taenieninfektionen
[MINNING in: VOGEL und MINNING, Handbuch der Inneren Medizin, I/2, 4. Aufl. (Berlin-Göttingen-Heidelberg 1952)]

	Bei 100 Fällen (PENFOLD 1937) %	Bei 60 Fällen (SWARTZWELDER 1939) %	Bei 130 Fällen (MAZOTTI, RODRIGUEZ und TREVINO 1947) %
Proglottiden im Stuhl	98	87	97
Leibschmerzen	47	45	22
Starker Hunger	7	30	24
Appetitverlust	3	—	13
Gewichtsabnahme	—	22	—
Diarrhoe	—	0,2	—
Obstipation	—	13	—
Schwindel u. nervöse Beschwerden	37	12	73
Pruritus ani	2	1,6	29

Anfälle von Heißhunger wechseln mit starker Appetitlosigkeit, die Kranken klagen über allgemeine Müdigkeit und verminderte Leistungsfähigkeit. Gastrointestinale Störungen äußern sich in Übelkeit, zuweilen in Erbrechen, Sodbrennen, Nüchternschmerz und Unverträglichkeit säurelockender Speisen (VIEIRA), während Milch sehr gut vertragen wird und oft die Beschwerden sowie ein Völlegefühl und kolikartige Leibschmerzen (MOSLER und PEIPER) zu lindern vermag. KOSKOWSKI und MAHFOUZ fanden am Hunde eine durch Bandwurminfektion wahrscheinlich toxisch bedingte Abnahme der Sekretion des Darmsaftes. Der

Stuhl ist meist wechselnd durchfällig und obstipiert. Komplikationen von seiten der Appendix, der Gallenblase oder des Pankreas, wie sie MINNING aus der Literatur zusammengestellt hat, sind sicher auf ganz vereinzelte Ausnahmefälle beschränkt, ebenso wie eine Darmperforation oder ein Bandwurmileus. Über Schädigung der Leberfunktion berichtet VANNFÄLT. Eine Anämie tritt nicht ein, bei 133 Wurmkranken fand HORNBOSTEL, der sich eingehend mit Veränderungen des Blutes bei Taeniasis befaßt hat, keinerlei Veränderungen des roten Blutbildes, eine Vermehrung der Eosinophilen auf Werte über 4 % nur bei 19 Bandwurmträgern (= 14 %), während WIGAND und WARNECKE in einem Beobachtungsgut von 84 Fällen bei 38 % mehr als 4 % eosinophile Leukozyten im Blutbild feststellten, maximal bis 23 % Eosinophile. Ein ursächlicher Zusammenhang von Störungen des vegetativen Systems mit dem Bandwurmbefall ist besonders bei psycholabilen Personen nur schwer zu belegen.

Von seiten der Haut wird bei Bandwurmträgern in wechselnder Häufigkeit über Afterjucken geklagt (WIGAND). PICK weist darüber hinaus auf den verhältnismäßig häufigen Bandwurmbefall von Kranken mit Akne varioliformis hin, wobei der Bandwurmbefall möglicherweise für die besondere Note des Krankheitsbildes (GOTTRON) von Bedeutung sein dürfte, wie das a.a.O. auseinandergesetzt wurde.

In Ausnahmefällen kann der Mensch für den Schweinebandwurm – nicht für den Rinderbandwurm – aber auch zum Zwischenwirt und damit zum Finnenträger werden, wenn er reife Bandwurmeier oral aufnimmt *(Zystizerkose)*. Die Infektion erfolgt in der Regel analog der Übertragung der Askariseier durch fäkal verunreinigtes Gemüse oder Trinkwasser oder durch Kontakt von Nahrungsmitteln mit einem Bandwurmträger (LECH). Daß diese Übertragungsweise die häufigere ist, ergibt sich nicht nur aus der Tatsache, daß es sich bei der Zystizerkose des Menschen meist um einzelne Exemplare handelt, sondern auch aus der Beobachtung, daß mancherorts, so z. B. in Berlin und Leipzig, immer noch Erkrankungen an Zystizerkose auftraten, obwohl dort schon jahrelang kein Darmbefall mit Taenia solium mehr aufgetreten war.

Eine besondere Gefahr droht dem Bandwurmträger aber noch durch seinen eigenen Befall, sei es, daß die am Anus anhaftenden Eier durch Fingerübertragung in den Mund gelangen, wie es bei der Oxyuriasis so häufig geschieht, sei es, daß die Proglottiden aus den unteren Darmabschnitten infolge Retroperistaltik in den Magen oder den oberen Teil des Dünndarms befördert und die Oncosphären auf diese Weise freigesetzt werden *(Autozystizerkose)*. Meist handelt es sich in diesen Fällen von Zystizerkose dann um Massenbefall, der im Falle einer oralen Aufnahme nur dadurch erklärbar wäre, daß ein ganzes Bandwurmglied verschluckt wurde. Ob bei menschlichen Bandwurmträgern auch eine relative Immunität gegen eine Superinvasion besteht, läßt sich mit Sicherheit nicht aussagen.

Im Hinblick auf diese dauernde Gefahr der Selbstinfektion ist es bei Schweinebandwurmkuren daher so besonders wichtig, jeglichen Brechreiz oder gar Erbrechen unter allen Umständen zu verhindern. Etwa 15–25 % der Zystizerkosekranken sind nach den Feststellungen von DIXON und HARGREAVES sowie HEIL-

Mann und Lech auch Bandwurmträger oder waren es früher. Wenn in den anderen Fällen, besonders bei Befall durch eine einzige Zyste, die Fremdübertragung auch als häufigere Art der Aufnahme anzusehen ist, so sollten doch alle Fälle von menschlichen Zystizerken grundsätzlich noch auf einen gleichzeitigen Darmbefall mit Taenia solium untersucht werden, auch wenn Dressler vergleichsweise in den Sektionsprotokollen der Charité in Berlin im Jahre 1867 bei 87 Fällen von Zystizerkose keinmal einen Bandwurm im Darm erwähnt gefunden hat.

Im Gegensatz zu der Lokalisation im intramuskulären Bindegewebe beim Schwein scheint beim Menschen der Hauptsitz der Zystizerken im Gehirn zu sein, besonders bei Einzelzysten, wobei es allerdings offenbleiben muß, in welchem Ausmaße ein einzelner Zystizerkus in der Muskulatur übersehen wurde, da er dort weniger leicht auffindbar ist und auch keinerlei Störungen zu verursachen braucht. Bei Massenbefall finden sich dagegen oft bis zu tausend Finnen und mehr (Abbott, Austoni, Tornack), und hier vornehmlich in der Haut, wobei die Bevorzugung der oberen Körperhälfte immer wieder auffällt. Entsprechend dem unterschiedlichen Beobachtungsgut wird die Häufigkeit des Organbefalls nicht ganz übereinstimmend angegeben. Dressler fand 82 % Gehirnzystizerken, Falck und Henke geben ähnlich wie Arseni in 40–80 % Befall des Zentralnervensystems an, Befall der Lungen in 30 %, der Haut und Muskulatur in 3–6 %, während Faust in der Subkutis häufiger Finnen antraf als im Gehirn, in der Orbita, der Muskulatur sowie in Herz, Leber und Lunge.

Klinisch tritt die Infektion bei Befall des Unterhautgewebes am augenfälligsten in Erscheinung, besonders schwerwiegend jedoch bei Sitz der Zystizerken im Gehirn, im Rückenmark oder im Auge. Während freie Finnenblasen nur im Auge und in den Gehirnventrikeln angetroffen werden, bildet sich im Gewebe um die Finne eine geschichtete Kapsel. Der Parasitenmembran folgt nach außen eine zellige, auffallend epitheloid- und riesenzellreiche Schicht, letztere vom Typ der Fremdkörperriesenzellen, die oft ausgedehnte Synzytien bilden und auch Phagozytose erkennen lassen. Darauf folgt eine zellarme Bindegewebsschicht mit geschichteten kollagenen Fasern, sowie Gefäßveränderungen im Sinne einer Periphlebitis oder Peri- und Endarteriitis, die weiter nach außen ohne scharfe Begrenzung in eine Rundzellinfiltrate aufweisende Zone übergeht mit zahlreichen Plasma- und Mastzellen sowie auch eosinophilen Leukozyten und schließlich weitreichenden Infiltrationen um die ebenfalls oft krankhaft veränderten Gefäße (Gaupp, Obrador). Stirbt die Finne ab, so geht diese Schichtung bei der Verkalkung weitgehend verloren. Der klare Blaseninhalt wird käsig oder krümelig umgewandelt und die Blase fällt zusammen und faltet sich ein, so daß im Schnitt beiderseits von einer Kutikula begrenzte Bänder erscheinen. Obrador und Rosenhagen halten es für möglich, daß die Bläschen, wenn sie absterben, zunächst sogar noch an Ausdehnung zunehmen und Krankheitserscheinungen dadurch erst manifest werden. Sekundäre Nekrose bzw. Infektion mit Abszeßbildung ist selten. Verkalkte Zysten, die in der Regel ein Alter von mindestens 3 Jahren besitzen (Mac Arthur), sind auch röntgenologisch zu erkennen (Ch'in, Lasarew, Lech v. Lehoczky, Menon und Veliath, Ochoterena, Takamatsu, Trelles und Lazarete). Heinzel vom Pathologischen

Institut Tübingen (Prof. LETTERER) hat sogar Knochenbildung in der Kapsel eines Gehirnzystizerkus beobachten können (Abb. 53).

In der *Unterhaut* bilden die Zystizerken linsen- bis erbsengroße, mehr oder weniger prominente, runde oder ovale Tumoren von glatter Oberfläche und prallelastischer bis knorpelharter Konsistenz, die sowohl gegen die Epidermis als auch auf ihrer Unterlage gut verschieblich sind und meist in großer Anzahl und unregelmäßiger Verteilung vornehmlich an der oberen Körperhälfte auftreten. Diese Lokalisation ist zur Unterscheidung von Atheromen, Ganglien,

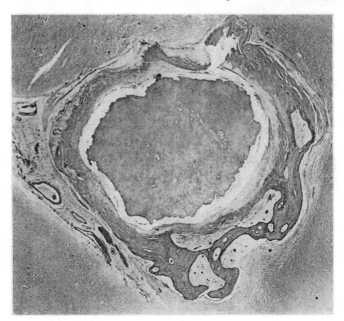

Abb. 53. Verkalkung und Knochenbildung um eine abgestorbene Zystizerke im Gehirn (Path. Institut Tübingen)

Dermoidzysten, Fibromen und Neurinomen wesentlich. Die Beobachtung der Hauterscheinungen ist aber deshalb besonders wichtig, weil sie eine Diagnose „auf den ersten Blick" erlauben und eine Verdachtsdiagnose sichern, da sie es sind, die wegen ihrer leichten Zugänglichkeit der histologischen Untersuchung zuerst unterworfen werden können. Die Beschwerden des Befallenen durch die reaktionslosen Tumoren unter der Haut sind auffallend gering.

Ebenso geringfügig sind die Beschwerden bei der *Muskelzystizerkose*, die oft als „rheumatisch" angesehen werden (WAGNER und COSACK), trotz des oft ganz massiven Befalls (TORNACK). Erwähnenswert erscheint hier die eigenartige Umformung ihrer Gestalt, die die Finnen zwischen den Muskelfasern erfahren, so daß nach der Verkalkung im Röntgenbild mehr lanzettförmige Schatten dargestellt werden, wie eine eigene Beobachtung erkennen läßt (Abb. 54).

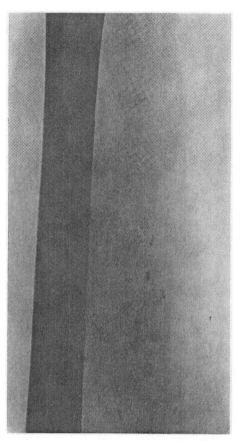

Abb. 54 a.
Abb. 54. Verkalkte Zystizerken in der Muskulatur der (a) Ober- und (b) Unterschenkel

Von besonderer klinischer Bedeutung ist jedoch die Zystizerkose des Gehirns und des Rückenmarks (DIXON und HARGREAVES, DIXON und SMITHERS, DE OLIVEIRA, ELSÄSSER, HUHN, STEPIEN und CHOROBSKI), sowie die der Augen (LECH, VOSGEN).

Die *Hirnzystizerkose* wurde von RUMER 1588 und dann 1650 von PANAROLUS bei Anfallskranken zuerst beschrieben.

Die Erkrankung geht je nach Befallsart, Befallsstärke oder auch der Reaktion des umgebenden Hirngewebes, der Hirnhäute und der Gefäße unter außerordentlich mannigfaltigen Krankheitsbildern einher, die sich oft kombinieren und überschneiden, so daß ihre Gruppierung große Schwierigkeiten bereitet. Etwa $1/5$ der Fälle von Gehirnzystizerkose verläuft völlig symptomlos. Für eingehende Studien muß auf die umfassende Darstellung von HENNEBERG oder von STEPIEN und CHOROBSKI verwiesen werden, im ausländischen Schrifttum auf die von DIXON und SMITHERS.

Ganz allgemein liegt das Krankheitsbild einer organischen Erkrankung des Gehirns vor, die wenig charakteristische Züge aufweist. Im Gegensatz zu andersartigen herdförmigen Hirnaffektionen treten schwere Anfallserscheinungen in der Regel jedoch nicht auf, dauernde ausgesprochene Hirnsymptome fehlen oder sie bilden nur Randkomplexe, die für die Grundkrankheit nicht bezeichnend sind. Wie bei der Lues cerebrospinalis wechseln das Allgemeinbefinden und die Beschwerden von seiten der vielfältigen Krankheitsherde auch hinsichtlich ihrer Stärke oft sehr rasch, und gegenüber einem Hirntumor wird ein stetig fortschreitender Verlauf meist vermißt. Treten epileptische Anfälle auf, so zeigen auch sie hinsichtlich ihrer Lokalisation sowie ihrer Intensität selbst bei dem gleichen Krankheitsfall eine große Mannigfaltigkeit. Neben Anfällen einschließlich petitmal-artiger Zustände ohne Krampfsyndrome, die der genuinen Epilepsie

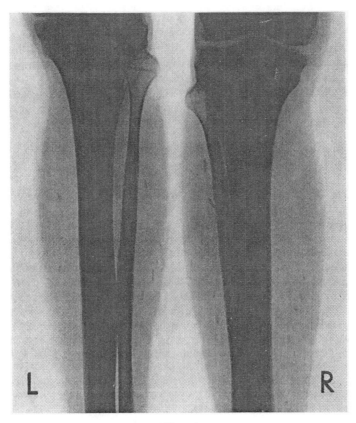

Abb. 54 b.

entsprechen, und solchen verschiedener Anfallsformen vom JACKSONschen Typus kommen auch atypische Krampfzustände mit und ohne Bewußtseinsverlust vor; koordinierte, unwillkürliche Bewegungen wechseln mit bisweilen lang anhaltenden Zuckungen einzelner Muskelgruppen, besonders der Kopf- und der Halsmuskulatur, tonischen Krämpfen, Zittern, Schluchzen und Singultus ab. Anfälle vom Typ der Rindenepilepsie verlaufen meist nicht oder nur wenig progressiv, und eine Neuritis N. optici stellt sich nur als Folge eines Hydrozephalus ein. Typische epileptische Anfälle können jahrelang (2 bis 13, ja sogar 26 Jahre: BURZIO, LEHMANN, GUILLAIN) das einzige Symptom einer bestehenden Hirnzystizerkose sein. Häufig scheint eine angeborene oder erworbene Disposition wie Alkoholismus, Lues, Arteriosklerose oder ein Trauma die Manifestation zu begünstigen, wie es auch Kombinationsformen gibt, wobei die gegenseitige Abtrennung dann besonders schwer fällt. Auftreten im höheren Alter und eine schubweise Verschlechterung müssen nach Ausschluß der erwähnten anderen

Ursachen an Zystizerkose denken lassen, wie auch das Auftreten von Krampfanfällen ein wertvoller Hinweis zur Unterscheidung der meningoenzephalitischen Zystizerkose von chronischen Enzephalitiden anderer Ursache oder von chronischen Gefäßerkrankungen des Gehirns darstellt. Oft tritt der Tod dann unerwartet und plötzlich ein, wie auch von vornherein akut verlaufende Fälle bekannt sind (GRIESINGER, MARCHAND).

Die Krankheitsbilder weisen außerdem sehr häufig Züge von Neurosen und Psychosen auf, wie sie auch sonst bei organischen Erkrankungen des Gehirns vorkommen. Auch sie bieten keine für Zystizerkose bezeichnende Erscheinungsform.

So kommt es, daß Fehldiagnosen eigentlich die Regel darstellen, wenn nicht noch andere, kennzeichnendere Symptome im Liquor, am Auge oder der Haut vorliegen oder die Verkalkungen im Röntgenbild auf die richtige Diagnose hinweisen. Die Liquoruntersuchung kann aber auch versagen, besonders wenn der Erreger schon längere Zeit abgestorben ist, die Erkrankung sich aber deshalb weder bessert noch etwa ausheilt. Den 9 von HENNEBERG aufgestellten verschiedenen Krankheitsgruppen ist ganz allgemein die Einteilung in eine meningeale, eine ventrikuläre und eine intrazerebrale Zystizerkose vorzuziehen. HUHN unterscheidet nach pathologisch-anatomischen Gesichtspunkten solitäre Zysten der Hirnrinde, multiple Zystizerken des Parenchyms, die chronische, basale Zystizerkenmeningitis, eine ventrikuläre und eine meningo-enzephalitische Zystizerkose.

Die Larven gelangen mit dem Blutstrom in das Gehirn, durchbohren die Gefäßwand und siedeln sich nicht nur in der Gehirnsubstanz, sondern besonders über die Plexus in den Ventrikeln und in den Hirnhäuten der Basis an. Hier an der Basis kommt es, wahrscheinlich bedingt durch die besonderen Raumverhältnisse, zu einer meist als Mißbildung gedeuteten, eigenartigen Wachstumsform, die eine Länge bis zu 20–25 cm erreichen kann und sich gelegentlich von den Subarachnoidalräumen bis in die Plexus chorioidei hineinzieht (ZENKER, zuletzt ASENJO, TALICE und GURRI, FISCHER, HENNEBERG). VIRCHOW hat nach WEPFER diese buchtigen, mehrblasigen, azinösen und traubigen Gebilde als „Traubenhydatiden" beschrieben, ohne sie unbedingt schon als Zystizerkenblasen anzusprechen, bis VON SIEBOLD einen Finnenkopf nachwies und die Bezeichnung Cysticercus racemosus prägte. MARCHAND nennt die buchtigen Formen Cysticercus lobatus, die mit Nebenzysten Cysticercus multilocularis.

An der Hirnhaut treten vorwiegend an der Basis in der Gegend der Cisterna magna und am Kleinhirnbrückenwinkel chronisch-entzündliche Veränderungen auf, die makroskopisch, insbesondere, wenn die Blasen zusammengefallen sind, denen einer syphilitischen Leptomeningitis sehr ähnlich sind, ohne daß allerdings das kleinzellige Infiltrat im histologischen Bild auf die Hirnsubstanz selbst überzugreifen pflegt. In den dem Zystizerkus anliegenden Gefäßen finden sich wiederum schwere periarteriitische und endarteriitische Veränderungen und Erweichungsnekrosen des Versorgungsgebietes (ESCOBAR, OPALSKI). Die chronischen, teils infiltrativen, teils proliferativen Entzündungsvorgänge an den Hirnhäuten führen besonders an der Basis zu ausgedehnten Schwartenbildungen

(GAUPP), die auch noch nach dem Absterben des Zystizerkus weiter fortschreiten. Dadurch kommt es zu außerordentlich langdauernden Krankheitsverläufen, die regelmäßig mit den Erscheinungen eines intermittierenden Hydrozephalus verbunden sind und sich in Schüben über Jahre bis zu einer Gesamtdauer von 20–30 Jahren hinziehen. Die Hauptsymptome bilden in der Regel Kopfschmerzen, Erbrechen, Schwindel, epileptiforme Anfälle, psychische Störungen sowie zerebellare Ataxie mit Neuritis N. optici (OBRADOR) und vorübergehenden Hirnnervenlähmungen (ASENJO und BUSTAMENTE, TOLOSA, WERNER). Der starke Wechsel der neurologischen Erscheinungen, insbesondere des Verhaltens der Pupillen und des Ausfalls der Patellarreflexe, das Fehlen einer Okulomotoriuslähmung sowie eigentlicher Lähmungserscheinungen der Extremitäten im klinischen Bild können ebenso wie psychische Veränderungen manchmal für die Annahme einer Meningitis cysticercosa verwertet werden. Übergreifen auf die spinalen Häute ist möglich.

Einen ebenfalls periodischen, mit Zeiten völligen Wohlbefindens abwechselnden, aber trotzdem insgesamt mehr akuteren Verlauf von durchschnittlich etwa 9 Monaten Dauer weist die *ventrikuläre Zystizerkose* auf, von der bisher etwa 180 Fälle beschrieben sind, und die nach der meningealen die häufigste Form der Hirnzystizerkose darstellt. Unter 128 Krankheitsfällen, die SATO zusammengestellt hat, befanden sich 48 mit Ventrikelzystizerken, davon 22 mit Zystizerken im IV. Ventrikel. 33 Krankheitsfällen mit einzelnen Parasiten stehen nur 15 mit mehreren Exemplaren gegenüber. ASENJO und BUSTAMENTE fanden in 14 von 59 Fällen von Gehirnzystizerkose einen Zystizerkus im IV. Ventrikel.

Die Zystizerken sitzen entweder fest an der Ventrikelwand, nur der kleinere Teil, etwa 25 %, ist frei beweglich, und in diesem Falle, besonders aber in der geräumigeren Rautengrube, erreichen die Finnen zuweilen Hühnereigröße, ohne daß sich aber ein Zusammenhang zwischen Zahl und Größe der Finnen und den klinischen Erscheinungen ergibt. Männer sind häufiger befallen als Frauen, Kinder so gut wie nie.

Auch bei diesen ventrikulären Krankheitsformen entsteht regelmäßig ein chronisch intermittierender Hydrozephalus (ALAYZA und IZQUIERDO) infolge mechanischer Verlegung der Foramina durch die Finnenblase (HEILMANN, ROTHFELD), häufiger aber noch infolge chronisch-entzündlicher Veränderungen des Ependyms und der Plexus, die zur Stauung im Aquädukt und an den Foramina führen.

Klinisch stehen intermittierend über lange Zeiträume immer wieder gleichförmig auftretende, nicht progrediente Anfälle von Kopfschmerzen, Schwindelgefühl, Übelkeit und Erbrechen, gelegentlich mit Okulomotorius- und Abduzensparesen und Beteiligung des Fazialis so sehr im Vordergrund, daß die wahre Natur des Leidens oft verkannt wird. Die Schmerzen im Hinterkopf gehen ohne Nackensteifigkeit einher. Dies wird oft nicht beachtet, wenn eine bestimmte Schonhaltung eingenommen wird. Die Auslösung von heftigen Kopfschmerzen, Erbrechen und Schwindelgefühl bei bestimmten Kopfhaltungen ist bis zu einem gewissen Grade kennzeichnend für einen Zystizerkus des IV. Ventrikels (BRUNSsches Zeichen, OPPENHEIM), wie überhaupt der sehr stark wechselnde Verlauf in diesen Fällen besonders hervorzuheben ist (Pupo und Pimenta). Häufig sterben die Kranken plötzlich unter dem Bilde der zentralen Atemlähmung (64 % der Fälle nach Stern).

Die geringsten Beschwerden verursachen die *intrazerebralen Formen,* wenn es sich nicht um Massenbefall handelt. Der Verlauf bleibt oft jahrelang latent, bis es zum ersten Krampfanfall kommt. 40–50 % der in der Literatur beschriebenen Krankheitsfälle gingen mit Krampfanfällen von der oben geschilderten Art einher (Elsässer, Huhn). Aphasische Symptomenkomplexe sind meistens durch Zystizerken in der Fossa Sylvii bedingt infolge Schädigung der anliegenden Hirnrinde.

Für die Diagnose der Hirnzystizerkose ist die Untersuchung des Liquors unentbehrlich. Im Gegensatz zum peripheren Blut, in dem die eosinophilen Leukozyten nur bei der Hälfte der Befallenen geringgradig vermehrt sind (Busse, Schenk), ist eine Eosinophilie des Liquors von mehr als 3 % so gut wie beweisend für eine parasitäre Erkrankung des Zentralnervensystems (Cuadra). Daneben finden sich im Liquor bei der Zystizerkose nur Veränderungen, die sich als Zeichen einer chronischen Entzündung deuten lassen, besonders ausgeprägt in Fällen von basaler Zystizerkenmeningitis. Der Druck kann erheblich gesteigert, der Eiweißgehalt beträchtlich vermehrt sein mit positiver Pandyscher und Nonne-Appeltscher Reaktion und erhöhtem Eiweißquotienten, doch ist der Liquor meist klar und nur selten leicht getrübt oder gar flockig. Die Fällungsreaktionen gleichen dem Paralysetyp (Alés-Reinlein, Obrador, Fulgram, Kulkow). Vermehrung der Lymphozyten auf 200–400/3 Zellen und Erniedrigung des Zuckerspiegels (Nieto) wurden wiederholt festgestellt. Im Narbenstadium der Zystizerkenmeningitis können die Liquoruntersuchungen aber ebenso wie bei der intrazerebralen Form völlig normal ausfallen (Dickmann, Elsässer, Nieto), und Escobar hat das beschriebene typische Zystizerkensyndrom des Liquors nur in 0,8 % festgestellt. Der häufig sehr stark wechselnde Befund des Liquors soll eine weitere Eigentümlichkeit der Zystizerkose sein.

Von ganz vereinzelten und in ihrer Bewertung immer mehr fraglich werdenden Ausnahmefällen abgesehen (Redalie, Urechio und Popen, Schaeffer und Cuel) fällt die Wassermannsche Reaktion im Liquor bei Gehirnzystizerkose negativ aus. Dieser Befund ist besonders bedeutungsvoll zur Abgrenzung einer Paralyse oder einer Neurolues (Minning).

Über Komplementbindungsreaktionen mit Zystizerkenantigen aus Schweinezystizerkus im Blut und Liquor (Obrador, Weinberg 1909) fehlen noch größere Erfahrungen, gelegentlich (Beumer und Busse, Hoff, Fleury Silveira), wenn auch nicht regelmäßig (Salinger und Kallmann), können aber auch positive Gruppenreaktionen mit menschlicher Echinokokkenflüssigkeit beobachtet werden (s. auch unten).

Von größter Bedeutung für die Diagnose des Gehirnzystizerkus ist demgegenüber die *Röntgenuntersuchung,* die Dixon und Hargreaves bei 212 von 284 Fällen eine entscheidende Klärung brachte, während andere Untersucher nur in etwa 1/3 der Fälle einen positiven Befund erhoben. Abgesehen von den Zeichen der Drucksteigerung ergeben die einzelnen Entwicklungsstufen des Zystizerkus entsprechend den verschiedenen Verkalkungsstadien auf dem Röntgenbild unterschiedlich geformte Verschattungen (ALBRECHT, GRZYBOWSKI und STEPIEN, O'SULLIVAN, PARNITZKE, RIZZO, SCHÜLLER, SCHUMANN). Runde, scharf begrenzte, glasstecknadelkopf- bis senfkorngroße Schatten entsprechen in frühen Entwicklungsstufen abgestorbenen und verkalkten Finnen, puffreisförmige erbsen- oder linsengroße, gelegentlich paarig gelagerte Verschattungen im Schrumpfungsbeginn verkalkten Zystizerken, während strichförmige und krümelige Schatten von ausgeprägten Schrumpfungsformen herrühren. Eine beginnende Verkalkung in noch nicht geschrumpften Zystizerkusblasen führt zu blasigen Aufhellungen, die von einem schmalen kalkdichten Schatten umrandet sind.

Der Nachweis eines Hydrozephalus im *Luftenzephalogramm* wird nicht immer gleichzeitig auch zur Darstellung einer der Ventrikelwand anhaftenden oder frei flottierenden Finnenblase führen (DECKER, HEYMANN). In Anlehnung an ARANA und ASENJO sowie TOLOSA unterscheidet HUHN 4 verschiedene Grundformen des Enzephalogramms, und zwar das des zerebralen Pseudotumors mit normal großen oder verdrängten Ventrikeln, das eines Hydrozephalus internus, des intrakraniellen, raumfordernden, supratentoriellen Prozesses mit erheblicher Seitenverschiebung und Deformierung des Ventrikelsystems und schließlich des hirnatrophischen Prozesses in den Endstadien der Zystizerkose.

Dieser Untersuchung gegenüber bietet die *Angiographie* keine entscheidenden Vorteile, und auch das *Elektroenzephalogramm* kann lediglich zur Lokalisation, insbesondere bei Rindenzystizerken, beitragen, darüber hinaus weisen die Kurven gewöhnlich nur Veränderungen auf, die im Sinne einer diffusen Hirnschädigung zu deuten sind.

Der höchste Grad von diagnostischer Sicherheit kann jedoch gewonnen werden, wenn es gelingt, auch an anderen Organen, so insbesondere in der Haut, in der Muskulatur oder im Auge ebenfalls eine Zystizerkose nachzuweisen.

In der *Behandlung* der Gehirnzystizerkose erzielte die Chirurgie in den letzten Jahren beachtliche Fortschritte. Während sich der Arzt zunächst auf häufige Druckentlastung mittels Punktion, Balkenstich oder Trepanation (HENNEBERG, MINSZ, MEYER, SCHÄFER, WINKEL), eine innerliche Behandlung mit Jod, Brom oder Quecksilber, zu denen in neuerer Zeit Sulfonamide, Antibiotika und die Röntgenbestrahlung kamen, sowie antikonvulsive Maßnahmen beschränken mußte, bietet die Entfernung einer Einzelzyste aus dem IV. Ventrikel bzw. dem Aquädukt, dem Brückenwinkel und auch aus dem Parenchym keine größeren Schwierigkeiten als die Operation eines Hirntumors (ASENJO und BUSTAMENTE, GERSTENBRAND, HUHN und WALTER, KRAUSE, KUFS, MINTZ, TOLOSA, WHITE, SWEET und RICHARDSON).

Dagegen ist die Prognose des multiplen Hirnbefalls mit Zystizerken und die des Cysticercus racemosus abgesehen von jugendlichen Parasitenformen (CABIESES und RAVENS) schlecht (DURAN OBIOLS).

63,4 bzw. 72,6 % der Fälle mit Hirndruckzeichen und Herdsymptomen konnten von STEPIEN und CHOROBSKI durch Operation eindeutig gebessert werden, die Mortalität betrug 16,6 bzw. 17,8 %. 2 von 7 Kranken mit stürmischem Verlauf, Hirndruckzeichen, erheblichen psychischen Störungen und raschem Sehverfall wurden gebessert, 4 dagegen starben, während bei der Gruppe mit basaler Zystizerkenmeningitis nur 12,5 % geheilt werden konnten und 66,6 % starben. Bei multiplem Befall kann eine Teiloperation manchmal noch eine Besserung bringen, wenngleich die Mortalität bei diesen und Fällen von Cysticercus racemosus in dem Beobachtungsgut von VALLADARES 74,4 % betrug. In den Fällen von ARSENI und SAMITCA konnten durch die Operation zwar die Hirndruckerscheinungen, nicht aber die Krampfanfälle beseitigt werden. Der Operationserfolg wird durch die fortdauernde Begleitarachnitis aber oft zunichte gemacht, und es kommt zu Rückfällen. Demgegenüber erzielte TOLOSA wie auch PUPO und PIMENTA bei erhöhtem Hirndruck ohne begleitenden Hydrozephalus durch einfache Dekompression noch langdauernde Erfolge. Im Durchschnitt ist nach der Schätzung von HUHN immerhin etwa die Hälfte aller Formen der Hirnzystizerkose durch Operation zu heilen oder zu bessern.

Auch in der vorderen *Augenkammer* entwickelt sich die Finnenblase ohne bindegewebige Hülle und kann hier direkt beobachtet werden, sogar der eingestülpte Skolex ist zu erkennen (HARTMANN). Wesentlich häufiger sind allerdings bei intraokulärem Sitz Netzhaut, Glaskörper und Ziliarkörper befallen. Die Beschwerden können zunächst gering sein, oft sind je nach Sitz zentrale oder periphere Sehstörungen vorhanden. Die Symptome lassen zuweilen an ein Glaukom denken, oft führt erst eine Uveitis, Iritis bzw. Iridozyklitis den Kranken zum Arzt (RAMIREZ und VERASTEGUI, SOLÉ-SAGARRO, MATAVULJ). Die Zystizerkose der übrigen Organe (Lunge, Leber, Herz, Knochen) ist in der Regel ohne wesentliche klinische Bedeutung (COCCHI), soweit nicht durch die Lokalisation Störungen i. S. eines gutartigen Tumors ausgelöst werden.

4. Diagnose

Die Diagnose des Taenienbefalls wird durch den Abgang der Proglottiden bewiesen. Die Gestalt ihres Uterus ermöglicht die Unterscheidung zwischen T. saginata und T. solium. Bandwurmeier werden im Stuhl dagegen nicht regelmäßig aufgefunden, häufiger gelingt der Nachweis durch den Analabstrich, wenn die Proglottiden beim Durchtritt dort ihre Eier abstreifen. Beim Abgang des Wurmes erlaubt schließlich die Kopfform die Differentialdiagnose zwischen Taenia solium und Taenia saginata.

Serologische Reaktionen spielen für die Erkennung von Bandwurmträgern keine wesentliche Rolle (DESCHIENS und RENAUDET), eine Immunität, wie sie in begrenztem Umfange an Tieren bei Superinfektionen mit Onkosphären zuweilen beobachtet werden konnte, stellt sich beim Menschen in diesem Ausmaße wohl nicht ein.

Dagegen treten bei einer Taenia-solium-Zystizerkose, bei der die Larven unmittelbar in das Gewebe eindringen, auch beim Menschen komplementärbindende Antikörper und Präzipitine auf, die diagnostisch brauchbare Resultate liefern (ALÉS-REINLEIN, CHUNG und TSUN T'UNG, MINNING, NIETO, OBRADOR und LEY). Meist handelt es sich um Gruppenantigene, eine Artdifferenzierung zwischen Echinokokken und Taenien wird durch Verwendung von Zystizerkuszellulosae-Extrakt und durch Absättigung des Serums nach CASTELLANI ermöglicht (GAETHGENS). Die Präzipitationsreaktion von TRAWINSKI und ROTHFELD soll größere Spezifität bei leichterer Durchführbarkeit besitzen.

Die Röntgenuntersuchung des Darmes wird nur in ganz besonders gelagerten Ausnahmefällen einmal zur Diagnose eines Bandwurmbefalles herangezogen werden müssen. Bemerkenswert sind hier die schon erwähnten Beobachtungen

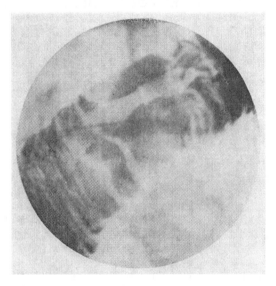

Abb. 55. Röntgendarstellung einer Taenie im Duodenum (nach PRÉVOT)

von PRÉVOT, HORNBOSTEL und DÖRKEN, die schon 50 cm unterhalb der Flexura duodeno-jejunalis eine bandförmige Aussparung und weiter unterhalb „Bandwurmschleifen" bei Kontrastdarstellungen auch auf dem Röntgenfilm festhalten konnten (Abb. 55).

5. Prophylaxe

Fleischbeschau und Rattenbekämpfung haben, wie gesagt, in Deutschland zu einem wesentlichen Rückgang des Bandwurmbefalles beim Menschen geführt. Heute ist Vermeidung des Genusses von rohem oder halbrohem Fleisch der wirksamste Schutz vor einer Ansteckung. Zwar verlieren die Finnen schon bei einer Temperatur von etwa $+50°$ C ihre Infektionstüchtigkeit, so daß gut durchgekochtes Fleisch gefahrlos verzehrt werden kann, gegen tiefe Temperaturen sind sie dagegen weitaus widerstandsfähiger. Schweinefinnen vertragen eine Temperatur von -2 bis $-6°$ C 150 Std., -8 bis $-10°$ C 84 Std. und

−18° C 60 Std. lang. Rinderfinnen sind empfindlicher, so daß PIEKARSKI schwach finniges Rindfleisch für genußfähig hält, wenn es so eingefroren wurde, daß auch in der Tiefe für mindestens 24 Stunden eine Temperatur von −3° C geherrscht hat, eine Forderung, die gewöhnliches Gefrierfleisch im allgemeinen erfüllt. VILJOEN dagegen fordert eine Einwirkungszeit von 5 Tagen bei einer Temperatur von −10° C zur sicheren Abtötung von Rindfleischfinnen, eine Einwirkungszeit von 4 Tagen bei der gleichen Temperatur für Schweinefinnen und gibt an, daß die Finnen bei der üblichen Kühlhaustemperatur im geschlachteten Schwein bis zu 14 Tagen lebensfähig bleiben.

Die Verhütung der Ausbreitung der Eier auf Tierfutter bedarf der besonderen Beachtung. Daß abgegangene Proglottiden und erst recht abgetriebene Bandwürmer verbrannt und nicht in die Abortanlage oder ins Spülklosett geworfen werden, sollte eigentlich nicht besonders erwähnt werden müssen. Im Hinblick auf die ungeheure Eiproduktion der Bandwürmer und angesichts der Tatsache, daß eine große Anzahl Proglottiden schon vor Feststellung des Befalls unbemerkt abgegangen sein können, sollte mit dem Inhalt der Abortgrube nicht achtlos umgegangen werden. Die Verfütterung frischen Grases, das von „Rieselwiesen" stammt, bedeutet geradezu einen Modellversuch für die Verbreitung der Infektion. Die Eier sind sehr resistent und überstehen unter günstigen Bedingungen im Freien oder im Wasser 1–4 Monate. GEPSEN und ROTH gelang die Infektion von Rindern mit Bandwurmeiern, die sich bis zu 33 Tagen im Wasser bzw. bis zu 159 Tagen im Freien im Gras befunden hatten. Lange genug gelagertes Heu von Rieselwiesen sieht v. OSTERTAG dagegen als unschädlich an, da die Onkosphären durch starke Austrocknung zugrunde zu gehen scheinen. Auch im Hinblick auf die Zystizerkose muß vor Verwendung menschlicher Fäkalien als Gemüsedünger eindringlich gewarnt werden.

Schweinebandwurmträger gefährden sich und ihre Umgebung durch Kontakt- und Fingerübertragung und sind wie Typhusbazillen-Dauerausscheider zu behandeln, so daß sie auf keinen Fall als Küchenpersonal eingesetzt werden können. Bei derartigen Personen ist so rasch als möglich eine Bandwurmkur durchzuführen, wobei, wie gesagt, besonders darauf geachtet werden muß, jeglichen Brechreiz zu vermeiden, um keine Autoinfektion zu provozieren.

6. Therapie

Für den Erfolg einer Bandwurmkur ist nicht allein die Wahl eines geeigneten Mittels, dessen Dosierung und Applikationsweise ausschlaggebend, oft ist mangelhafte Vorbereitung der Grund für den negativen Ausgang der Kur, für den dann fälschlicherweise das angewandte Mittel verantwortlich gemacht wird. Mit dem verschiedenen Vorgehen bei der Kurvorbereitung sind wohl auch die stark voneinander abweichenden Behandlungsergebnisse nicht nur der einzelnen Untersucher, sondern auch die innerhalb des gleichen Krankenhauses zu erklären. Es hat sich in der Klinik deshalb bewährt, immer nur eine pflegerisch besonders erfahrene und zuverlässige Schwester mit der Durchführung der Wurmkur zu betreuen.

Die vorbereitenden Maßnahmen haben wie bei der Askaridenkur zum Ziele, den Darm zu reinigen, so daß das Wurmgift ohne vorherige Verdünnung durch Darminhalt in möglichst großer Konzentration an den Parasiten herankommt und auf ihn einwirken kann und der Weg für den abzutreibenden Wurm im Dünn- und Dickdarm frei ist. Zum anderen sollen die Adjuvantien, die, allein gegeben, meist nicht zur Entfernung des Wurmes ausreichen, dazu beitragen, den Parasiten zu schädigen und seine Resistenz gegen das eigentliche Wurmmittel herabzusetzen.

Die Kurvorbereitung wird von uns zweckmäßigerweise nach folgendem bewährten Plan durchgeführt: Am 1. Vortag erhält der Wurmträger schlackenarme Kost und abends 1 Eßlöffel Karlsbadersalz in einem Glas Wasser. Ein hoher Reinigungseinlauf dient zur Entfernung alter und evtl. eingetrockneter Kotmassen aus dem Dickdarm. Am 2. Vortage hält der Pflegling Bettruhe ein, außer 1500–2000 ccm gesüßtem Tee oder Apfelsaft wird keine Nahrung gereicht, am Abend evtl. ein Salzhering, der aber die Kopfsuche sehr erschweren kann, mit viel Knoblauch und Zwiebeln. Die Purgierung wird mit 3×1 Eßlöffel Karlsbadersalz fortgesetzt. Auf Alkalisierung des Magensaftes kann verzichtet werden. Am Kurtage selbst bleibt der Kranke nüchtern. 2 Stunden vor der Kur gibt WIGAND 1 mg Atropin. sulfur. zur Lösung evtl. Darmspasmen an der Haftstelle des Bandwurmkopfes, die ihn fester an der Schleimhaut verankern oder der Einwirkung des Mittels entziehen. Ein gewisser Nachteil entsteht aber wieder dadurch, daß die spätere Weiterbeförderung des Wurmes durch die verzögerte Peristaltik gehemmt wird. Es soll angestrebt werden, die Kur auf 1 Tag zu beschränken und die Einzelgaben des Wurmmittels nicht zu sehr zu verzetteln.

Soll das Mittel durch die Duodenalsonde verabreicht werden (SCHNEIDER), so ist es unerläßlich, den richtigen Sitz des Sondenkopfes, der etwa 20–30 cm tief ins Duodenum vorgeschoben werden muß, röntgenologisch zu kontrollieren. Abfluß von Galle durch die Sonde beweist nicht die richtige Lage. Wird die Sonde zu tief eingeführt, könnte die große Entfernung des Bandwurmkopfes von der Sondenmündung ein weiterer Grund für die Erfolglosigkeit der Kur sein. Bei überempfindlichen Personen und besonders Schweinebandwurmträgern empfiehlt sich die Gabe eines Antiemetikums vor Einführung der Sonde, überdies gefährdet zu starker Brechreiz während der Kur die Dosierung. Bei Verwendung von Gelatinekapseln kann es durch superaziden Magensaft zur Nachhärtung der Kapseln und dadurch zu verspäteter Lösung im Dünndarm kommen. Besonders zweckvoll erscheinen die dünndarmlöslichen Geloduratkapseln, die jedoch ebenfalls versagen, wenn sie bei Anazidität und Gallereflux schon im Magen aufgelöst werden.

Ein untrennbarer Bestandteil jeder Bandwurmkur ist schließlich die gründliche Laxierung des Darmes 1–2 Stunden nach Eingabe des Wurmgiftes. Sie dient nicht nur der Weiterbeförderung des von seiner Haftstelle gelösten Kopfes, sondern ist auch geeignet, gröbere resorptive Schädigungen zu verhindern. Ist nach 2 Stunden kein Abführerfolg erzielt, so muß unbedingt die Eingabe wiederholt werden, anderenfalls kann ein Ausspülversuch durch hohen Einlauf mit warmer Kochsalzlösung (20 g NaCl auf 1 Liter Wasser) unternommen werden.

Die Entleerungen sind auf dem mit warmem Wasser beschickten Nachtstuhl zu vollziehen, bei stark reduziertem Allgemeinzustand und Kollapsneigung ist das Steckbecken vorzuziehen. Auf keinen Fall darf an der austretenden Bandwurmkette gezogen werden, selbst wenn sich die Ausstoßung über längere Zeit hinzieht.

Zur Feststellung des Kurerfolges muß die ganze Folge der Entleerungen unter Benutzung von Gummihandschuhen über das feinmaschige Stuhlsieb geschickt werden. Wird der Bandwurmkopf nicht aufgefunden, so ist das noch kein unbedingter Beweis dafür, daß die Kur fehlgeschlagen ist, er kann durch die Einwirkung der Verdauungssäfte bis zur Unkenntlichkeit verändert oder aufgelöst sein. Über den endgültigen Erfolg der Wurmkur entscheidet in diesem Falle die Stuhlkontrolle auf Wurmeier und Proglottiden nach 4–5 Wochen.

Obwohl der Meerfarn immer wieder als das zuverlässigste Bandwurmmittel empfohlen wurde, hat es nie an kritischen Stimmen gefehlt, die mit WIGAND trotz sorgfältigster Vorbereitung und Durchführung der Kur nur eine „erratische" Wirkung feststellen konnten und daher neue Mittel suchten. In diesem Zusammenhang wurde in der letzten Zeit auf das *Atebrin* bzw. *Acranil*, beides Akridinderivate mit etwa demselben Wirkungsmechanismus, hingewiesen. PAECKELMANN hat aus den in der Literatur erreichbaren Zahlenangaben festgestellt, daß bei 488 auswertbaren Fällen nur 19,4 % Versager aufgetreten sind; Verwendung der Duodenalsonde vermag die Ergebnisse weiter zu verbessern: 10,9 % Mißerfolgen bei intraduodenaler Applikation stehen 22,3 % bei oraler gegenüber. HORNBOSTEL und DÖRKEN erzielten mit der intraduodenalen Atebrinkur bei 43 Fällen, die vorher schon insgesamt 144 erfolglose Kuren durchgemacht hatten, in 33 (= 77 %) einen vollen Erfolg. Ähnliche Ergebnisse haben wir an unserer Klinik erreichen können: bei 32 mit der Atebrindusche durchgeführten Bandwurmkuren ging in 24 Fällen (= 75 %) der Wurm mit Kopf ab, bei 84 Kuren mit Meerfarn dagegen nur in 21 Fällen (= 25 %). Dabei waren bei den mit Atebrin behandelten Fällen insgesamt 42 erfolglose Wurmkuren mit anderen Mitteln, insbesondere mit Meerfarnextrakten, vorausgegangen. Die positiven Ergebnisse der Bandwurmkuren mit Atebrin liegen somit 3mal höher als die der Bandwurmkuren mit Filix mas (HALAMA). SEATON, der bei 38 Meerfarnkuren nur in 12 Fällen den Bandwurm mit Kopf abtreiben konnte, hatte bei 15 Atebrinkuren mit Duodenalsonde nur 1 Mißerfolg, NOLTE ebenfalls nur 1 Versager bei 17 Kuren. Ähnlich gute Erfolgszahlen liegen von FABIENKE, RAFAELSEN und SOLOMKO vor.

SONDERMANN u. Mitarb. bezeichnen die Akridinfarbstoffe daher als „Mittel der Wahl" für Bandwurmkuren. Über den Wirkungsmechanismus des Akranils bzw. Atebrins auf den Bandwurm ist bisher noch wenig bekannt. ERHARDT fand im Tierversuch sowohl für Akridin als auch für Atebrin bei der Wurminfektion einen therapeutischen Index von lediglich 1:2. HORNBOSTEL und DÖRKEN nehmen nur eine lähmende Wirkung an, nachdem sie an in toto abgegangenen Bandwürmern häufig noch Lebenszeichen beobachten und unter geeigneten Bedingungen die Taenien bis zu 36 Stunden lebend erhalten konnten. Die Bandwürmer nehmen das Mittel sehr gut auf und sind deshalb intensiv gelb gefärbt. Ein etwa 100 g schwerer Parasit enthält fast 20 mg Atebrin (HORNBOSTEL und DÖRKEN). Die Annahme, daß die Kurerfolge nicht auf das Atebrin, sondern allein auf die nachfolgende Laxierung zu beziehen sind (s. u.), besteht sicher nicht zu Recht angesichts der ersten Beobachtungen eines zufälligen Bandwurmabganges bei Malariakuren mit diesen Präparaten (CULBERTSON, V. D. TRAPPEN).

Die Durchführung der Kur und die Dosierung werden von allen Untersuchern ziemlich gleichmäßig gehandhabt. Nach Einführung der Duodenalsonde und Röntgenkontrolle ihrer richtigen Lage werden 0,8 bis höchstens 1,0 g Atebrin bzw. Akranil, gelöst in 100 ccm körperwarmer physiologischer Kochsalzlösung, ziemlich rasch instilliert. $^{1}/_{2}$ Stunde später wird die Sonde 20 cm zurückgezogen und 50 ccm einer 30%igen Karlsbadersalzlösung nachgespritzt (s. u.). Der Abgang des Wurmes erfolgt meist mit der ersten Stuhlentleerung nach $^{1}/_{2}$–1 Stunde, selten später bis zum 8. Tag nach der Kur. Bei Jugendlichen wird die Atebrindosis auf 0,6–0,7 g verringert, eine Menge von 0,9 g sollte nicht überschritten werden.

Nebenwirkungen in Form von Übelkeit und Erbrechen treten besonders bei oraler Gabe des Mittels auf, oder wenn die Atebrinlösung bei zu hohem Sitz der Sonde wieder in den Magen zurückläuft. Gelegentlich ist es auch zu Kollapserscheinungen gekommen. Die Toxizität der Farbstoffe ist im übrigen, besonders bei der angegebenen Dosierung, außerordentlich gering, wie die jahrelangen Erfahrungen bei der Malariabehandlung mit diesen Mitteln erwiesen haben. Die Möglichkeit einer sog. „Atebrinpsychose" besteht anscheinend nur bei psychopathischen Persönlichkeiten und ist außerordentlich selten, wie auch Leberschädigungen nur nach sehr hohen Dosen beschrieben wurden. Die geringe Toxizität und ihre große therapeutische Breite stellen einen ganz wesentlichen Gesichtspunkt dar für die Bevorzugung der Akridinderivate vor anderen toxisch wirkenden Wurmgiften (SCHNEIDER, SCHOEN). Vorsicht ist geboten bei Kindern, obwohl GOODMAN und GILLMAN die Erwachsenendosis noch bei Achtjährigen für unschädlich halten, ferner bei Leberschädigungen, z. B. auch nach vorausgegangenen Bandwurmkuren mit Meerfarnextrakten (HORNBOSTEL und DÖRKEN), und im Gegensatz zu BAUER in der Schwangerschaft.

Neulich hat BORNEMANN eine Kombination der Kur mit der intraduodenalen Sauerstoffinsufflation angegeben, eine Methode, die noch weiterer Nachprüfung bedarf.

HÖGLER hat nun empfohlen, die Bandwurmkur nach entsprechender Vorbereitung ausschließlich mit intraduodenalen Eingießungen von 100–150 g *Karlsbadersalz* vorzunehmen, gelöst in $^{1}/_{4}$ Liter lauwarmem Wasser. Nach 1–6 Std. sah er dann immer den ganzen Bandwurm mit Kopf in den diarrhoischen Entleerungen abgehen. Seine Erfolge wurden von BAUMANN und RÖSLER bestätigt, die 80–120 g Karlsbadersalz in 200 ccm Wasser gelöst ziemlich rasch transduodenal einflößten. Bei Verwendung von Sal Carolinum factitium siccum (statt cristallisatum) ist nur die halbe Dosis erforderlich. MARTIN verwendet statt Karlsbadersalz Natrium sulfuricum (80 g auf 250 ccm Wasser) mit gleich gutem

Erfolg. Von der Verordnung von Magnesiumsulfat rät RÖSLER aber trotz guter Wirkung auf den Bandwurm dringend ab, nachdem er selbst einen Todesfall infolge Magnesiumvergiftung erlebt hat, wobei vermutet wird, daß durch die bei der Sektion gefundenen ausgedehnten flächenhaften Verwachsungen der Bauchorgane untereinander die freie Beweglichkeit der Dünndarmschlingen behindert und infolge des längeren Verweilens der Bittersalzlösung im Dünndarm die vermehrte Resorption des Magnesiumsulfats zustande kam.

Nachdem RÖSLER noch von einem weiteren ihm bekanntgewordenen Vergiftungsfall durch $MgSO_4$ berichtet und DOTZAUER und HORNBOSTEL wie auch SCHATTMANN und USBECK betonen, daß $MgSO_4$ in höherer Konzentration sehr wohl toxische und sogar letale Wirkungen entfalten kann, sollte die intraduodenale Verabreichung höher konzentrierter Magnesiumsulfatlösungen auch zur Beendigung von Bandwurmkuren zugunsten von Karlsbadersalzlösungen vermieden werden. WIGAND und WARNECKE empfehlen neuerdings, zur Vertreibung des Wurmes bzw. zur Unterstützung der Anthelminthika (mit Ausnahme des Tetrachlorkohlenstoffes) alle 15 Minuten 50–100 ccm bzw. alle 30 Minuten 100–200 ccm oder alle 60 Min. 200–300 ccm Luft oder Sauerstoff durch die Sonde in das Duodenum zu insufflieren (s. auch STANOVOVA), evtl. in Verbindung mit einem Wurmgift. In Einzelfällen wurden bis zu 10 Liter O_2 in 3 Tagen eingeblasen, im Durchschnitt 6 Liter in 1–3 bzw. 4 Tagen. Die Autoren konnten mit dieser Methode ihre bisherigen Kurergebnisse mit den alten Wurmmitteln allein von 33 auf 70 % verbessern. Während sie bei Wiederholungskuren bis zu 70 % Versager zu verzeichnen hatten, betrug dieser Prozentsatz mit der zusätzlichen Lufteinblasung nur noch 25–30 %.

1951 hat HIRTE ein Präparat aus pulverisiertem, metallischem Zinn, Zinnoxyd und Zinnchlorid („Cestodin") empfohlen, das völlig frei von Nebenwirkungen sei und sich bei 110 Patienten in einer Dosierung von tägl. 3×1 Tabl. nach den Mahlzeiten, 3–6 Tage lang gegeben, gut bewährt habe (Kinder bis zu 8 Jahren erhalten $2 \times$ tägl. $1/2$ Tabl., Kinder von 8–12 Jahren tägl. 2×1 Tabl.). Von 58 Bandwurmträgern, die 3 Monate nach der Kur nachuntersucht wurden, waren nur 2 noch befallen. KUHLS beobachtete nach 202 Kuren nur 16 Versager, jedoch kam es bei der Kur gelegentlich zu Magendruck, Übelkeit und Erbrechen, eine Unterbrechung der Kur war aber nur einmal notwendig. SCHOEN kritisiert die über mehrere Tage sich erstreckende Kurdauer und die Unmöglichkeit einer exakten Kontrolle, da der Kopf des oft in Teilen abgehenden Bandwurmes niemals gefunden wird.

Über die intraduodenale Verwendung von *Hexylresorcin* zu Bandwurmkuren (HERNANDEZ-MORALES und SANTIAGO-STEVENSON) fehlen noch größere Erfahrungen.

Gegenüber diesen verhältnismäßig harmlosen Mitteln und Methoden ist die PLINIUS schon bekannte klassische Therapie mit *Meerfarn* und den daraus gewonnenen Extrakten durch erhebliche Gefahrenmomente belastet, sie sollten heute daher nur noch mit äußerster Zurückhaltung angewandt werden.

Neben einer Reihe von anderen Phlorogluzinderivaten (ZINNER) enthält die Wurzel des Meerfarns (Aspidium filix mas) als wesentliche wurmwirksame Bestandteile Filixsäure und Aspidinolfilizin. Der Gehalt der einzelnen frischen und alten ätherischen Extrakte an Wirkstoffen schwankt außerordentlich stark im Verhältnis von 1:2 bis 1:15 (Kofler und Müller). Im Gegensatz zu den sonstigen Angaben in der Literatur konnte sich Oelkers aber von der guten Haltbarkeit der Filixextrakte überzeugen. Da eine befriedigende Methode zur Standardisierung der Droge bisher jedoch noch nicht aufgefunden ist (Seelkopf). kann über den biologischen Wirkstoffgehalt der einzelnen Zubereitung in keinem Fall eine sichere Aussage gemacht werden (Jentzsch und Ronge). Es ist daher verständlich, daß die Extrakte in der üblichen Dosierung bei Wurmkuren mitunter völlig versagen, und daß andererseits nach Verabfolgung normaler Dosen gelegentlich ernste Vergiftungserscheinungen aufgetreten sind. Diese Unsicherheit bei der Verordnung läßt sich durch die Verwendung von reinem Aspidinolfilizin (Kraft) umgehen, das, aus Wurmfarnextrakt isoliert, sicher haltbar ist und exakt dosiert werden kann (z. B. „Filmaron").

Die Filixstoffe wirken nach Straub als Protoplasmagifte, greifen sowohl am Nervensystem als auch direkt am Muskel an und besitzen eine ausgesprochene Herzgiftigkeit (Oelkers und Ohnesorge; Oelkers und Rathje).

Extractum filicis wird bis zu einer Höchstdosis von 8,0–10,0 g für Erwachsene verordnet, wegen des widerlichen Geschmackes am besten in Kapseln, die innerhalb $1/2$ Stunde mit einer Tasse Bohnenkaffee eingenommen werden. Nach 2 Stunden wird kräftig abgeführt. Filmaron wird in 10%iger Lösung in einer Menge von 10,0 g verabreicht, in besonders hartnäckigen Fällen und bei kräftigen Erwachsenen kann die Dosis bis auf 15,0 g erhöht werden. Abführen nach $1/2$ bis 2 Stunden ist ebenfalls unerläßlich. Zur Vermeidung unangenehmer Zwischenfälle soll das Abführmittel zusammen mit dem Bandwurmmittel verordnet und seine Anwendung in der Signatur mit beschrieben werden.

Die Kurerfolge sind bei kritischer Beurteilung nicht befriedigend und betragen nach dem Urteil erfahrener Autoren und nach unseren eigenen Beobachtungen 25–30 % (Halama, Rösler, Wigand).

Infolge der starken Reizwirkung auf die Schleimhäute kommt es schon kurz nach der Einnahme von Filixextrakten häufig zu Übelkeit, Erbrechen und kolikartigen Leibschmerzen, auffallend ist die erhebliche Kollapsneigung, die in manchen Fällen ganz im Vordergrund steht und eine dauernde Überwachung des Kuranden erforderlich macht.

Resorptive Vergiftungserscheinungen (Quirll), die zum Teil erst nach Stunden auftreten (Greiner, Wilkoewitz), manifestieren sich vor allem am Nervensystem, am Herzen und am Kreislauf (Fahin, Forst). Es kommt zu Kopfschmerzen, Schwindel und Benommenheit mit Steigerung der Reflexe und Krampfbereitschaft; später stellen sich bei schweren Vergiftungen Bewußtlosigkeit mit Atemstörungen und schwerem Kreislaufkollaps ein. Besonders gefürchtet sind Sehstörungen aller Grade von vorübergehender Xanthopsie bis zu völliger Amaurose infolge Atrophie des N. opticus, die noch am 2. oder 3. Tage nach der Vergiftung auftreten, und deren Prognose ganz unberechenbar und oft infaust ist. Proteinurie und gelegentlich auftretender Ikterus sprechen für Nieren- und Leberschädigung.

Der Tod erfolgt an Atem-, Vasomotoren- oder Herzlähmung. Bedrohliche Vergiftungserscheinungen wurden schon nach 4,5 g des Extraktes beobachtet, andererseits wurden sehr hohe Dosen bis 20 g ohne Nebenwirkungen vertragen (HÄNEL). Während einseitige Blindheit schon nach 6 bis 3 g Filmaronoel und dauernde Amaurose nach 10 g des ätherischen Filixextraktes beobachtet wurden, erfolgte andererseits Wiederherstellung nach 30 g Wurmfarnextrakt. HÄNEL berichtet ferner, daß bei 22 000 Wurmabtreibungen mit Filixpräparaten im rheinisch-westfälischen Kohlenbezirk 4 dauernde und mehr als 20 Fälle vorübergehender Erblindungen und dauernder Sehschädigungen registriert worden sind. Unter 43 gemeldeten Vergiftungsfällen durch Farnkraut endeten 14 mit Erblindung, 5 letal, nach einer anderen Statistik, die 78 Vergiftungsfälle erfaßt, starben 12 und erblindeten 33 Menschen.

Die Giftigkeit von Filmaron ist demgegenüber wesentlich geringer. Als gelegentlich auftretende Nebenwirkungen wurden nur Müdigkeit und Abgeschlagenheit, kolikartige Leibschmerzen und Durchfälle beschrieben, neuerdings hat aber OELKERS auf 2 tödliche Vergiftungsfälle mit nur 8,0 bzw. 10,0 g Filmaronöl hingewiesen und auch bei der Verwendung dieses Präparates zur Vorsicht gemahnt.

Die Behandlung der Vergiftungen erfolgt mit Magenspülungen, energischen Abführmaßnahmen einschließlich subaqualer Darmbäder zur raschestmöglichen Entfernung noch vorhandener Giftmengen aus dem Darm. Darüber hinaus sind nur symptomatische Maßnahmen möglich. Bei Erschöpfungszuständen, fieberhaften Krankheiten und aktiver Tuberkulose, Herz-, Leber- und Nierenleiden, Erkrankungen des Magen-Darmkanals, Psychosen, während der Menses und der Schwangerschaft sind Filixpräparate auf jeden Fall kontraindiziert. Alkohol ist wegen der Gefahr der Resorptionssteigerung während der Kur unbedingt verboten.

Kombinationen von Filixpräparaten mit Chloroform, Tetrachlorkohlenstoff, oder gar Ol. chenopodii erlauben keine wesentliche Reduktion der Filixmenge, so daß sich ihre Anwendung ebensowenig empfiehlt, wie die der einzelnen Stoffe für sich allein (SCHOEN und SCHNEIDER). Die Behandlung mit Extrakten aus *Flores Koso und Kamala,* die ebenfalls Phlorogluzinderivate enthalten, ist ebenso überholt wie die Verwendung der *Granatrinde,* deren wirksames Prinzip in dem Alkaloid Pelletirin erblickt wird. *Kürbiskerne* enthalten nach SEELKOPF und GRAF keine Stoffe gegen Bandwürmer.

Über *Vermella* (KRUYER, MEISEL, STEIN) als Bandwurmmittel fehlen noch größere Erfahrungen, die vorläufigen Berichte lauten jedoch durchaus günstig.

V. Echinokokkose

A. *Echinococcus granulosus* (BARTSCH 1786, RUDOLPHI 1805)
s. cysticus (HUBER 1891)

1. Biologie

Der Hundebandwurm gehört mit einer Länge von 2–5 mm zu den kleinsten bekannten Bandwürmern (Abb. 56). Der *Kopf* hat einen Querdurchmesser von 0,3 mm. Er trägt die 4 Saugnäpfe, die von einem Kopfzapfen überragt werden, an dessen Vorderende sich das muskulöse, mit einem doppelten Kranz von 30–50 Haken bewehrte Rostellum befindet. Die *Haken* besitzen eine durchschnittliche Länge von 36,8 μ und zeichnen sich durch die Dicke ihrer Wand und ihre plumpen Wurzelfortsätze aus, während die kleineren Haken schlanker gestaltet sind und sich von denen des Echinokokkus multilocularis kaum unterscheiden (VOGEL).

Die *Strobila* besteht lediglich aus 3 Proglottiden, von denen sich das mittlere Glied im Zustand der sexuellen Reife mit voll ausgebildeten Testes, Ovarium und Dottersack befindet und das Endglied den breiten, ausgebuchteten, mit bis zu 1000 Eiern gefüllten Uterusschlauch enthält, wodurch dieses Glied der Bandwurmkette mächtig anschwillt, so daß es oft mehr als die Hälfte der gesamten Körperlänge einnimmt.

Mikroskopisch lassen sich die *Eier* (Embryophoren) von Taenieneiern nicht unterscheiden. Die etwa 4,5 μ dicke Wand weist die typische radiäre Streifung des Bandwurmeies auf, die Häkchen der Onkosphäre lassen in der Regel eine genauere Kennzeichnung nicht zu.

Soweit bekannt, reift der Bandwurm nur in Arten der Gattung Canis bis zum vollen Reifestadium mit Eiproduktion aus, die etwa in der 7.–8. Woche nach der Infektion einsetzt, nicht dagegen in Katzen und Füchsen. Der Dünndarm der befallenen Tiere ist oft mit Tausenden von Schmarotzern dicht besiedelt, die in einzelnen Fällen bis zu 20 000 Exemplaren betragen (Abb. 57).

Trotzdem bleibt die *Invasion des Endwirtes* klinisch meist latent, und nur bei ganz extrem starker Besiedlung kann es einmal zu Entzündungen der Darmwand mit gastrointestinalen Krankheitserscheinungen und Störungen des Allgemeinbefindens kommen. So wird der Befall meist nicht erkannt und führt auch weder beim Haus- und Hirtenhunde noch beim Wolf, Schakal, Dingo oder Coyote zum Tode.

Mit zunehmendem Lebensalter des Bandwurmes, etwa vom 3.–4. Lebensmonat ab, geht bei künstlichen Infektionen des Hundes die Zahl der abgelegten Eier immer mehr zurück, bis die Eiproduktion schließlich ganz aufhört und der Uterus im Endglied nur noch einen leeren Sack bildet. Nach 4–6 Monaten stirbt der Bandwurm ab, so daß die Infektion erlöschen würde, wenn keine neue Ansteckung erfolgte.

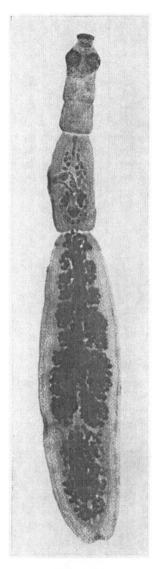

Abb. 56. Echinococcus granulosus, dreigliedriger gravider Bandwurm aus Hund. Milchsäure-Karmin. Vergr. 46mal (nach Vogel)

Das abgelegte Bandwurmei gelangt meist mit der Nahrung in seinen neuen *Zwischenwirt*. Außer pflanzenfressenden Huf- und Nagetieren, meist Haustieren, wie Rind, Schaf, Ziege, Rentier, Schwein und Pferd dienen auch Antilopen, Kamel, Elefant, Kaninchen und Eichhörnchen als Zwischenwirte, ferner sämtliche Primaten. Insgesamt sind 34 verschiedene Säugetierarten als Zwischenwirte bekannt.

Unmittelbar wird das Ei am häufigsten vom Hund auf den Menschen übertragen.

Im Magen und Duodenum des Zwischenwirtes wird die Onkosphäre aus ihrer Hülle freigesetzt, dringt in die Kapillaren der Mukosa ein und erreicht schon 3 Stunden nach der Aufnahme über die Pfortader die Leber. Im Kapillarfilter dieses Organes bleiben etwa 75 % der aufgenommenen etwa 25–30 μ großen Larven stecken und setzen sich fest, während sich weitere 10–15 % in der Lunge ansiedeln und nur etwa die letzten 10 % auch dieses zweite Filter überwinden, um in den arteriellen Blutkreislauf zu gelangen und so in alle übrigen Körperorgane vorzudringen. (Vgl. aber S. 155.)

Gelingt es dem Zwischenwirt nicht, die Larve sofort zu vernichten, so setzt am Ansiedlungsort die Entwicklung der Larve zur *Finne* ein. Der Parasit bildet nach außen eine weißliche chitinartige, lamellös geschichtete Kutikula, die auf ihrer Innenfläche von einer dünnen, kernreichen, glykogenhaltigen Parenchymschicht ausgekleidet wird.

Die Wachstumsgeschwindigkeit ist nicht nur innerhalb der einzelnen Tierarten, die als Zwischenwirt dienen, ganz verschieden, sondern weist auch große individuelle Unterschiede von Organ zu Organ und selbst innerhalb des gleichen Gewebes auf, verläuft jedoch ausgesprochen langsam.

Nach 8 Wochen hat sich beim Menschen ein 1–3 mm großes Bläschen entwickelt, das nach 5 Monaten zu einer Größe von 15–20 mm herangewachsen ist und mehrere Jahre bis Jahrzehnte braucht, bis es Kindskopfgröße erreicht hat. Infolge des langsamen Wachstums bleibt die Infektion beim Menschen lange Jahre latent und führt

erst vom 3. Lebensjahrzehnt an zu manifesten Krankheitserscheinungen, auch
wenn die Infektion schon in der Kindheit erworben wurde.
Solange die innere Parenchymschicht nur die klare, eiweißarme Hydatidenflüssigkeit absondert, die neben verschiedenen Natriumsalzen wie Phosphat und
Sulfat nach Traubenzucker, Inosit, Leucin, Tyrosin, niedere und höhere Fett-

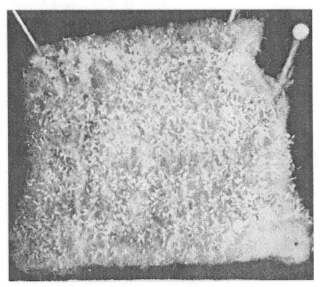

Abb. 57. Dünndarm des Hundes mit zahlreichen multilocularis-Band-
würmern. Vergr. 1,5mal (nach VOGEL)

säuren, Bernsteinsäure und außerdem proteolytische und glykolytische Fermente,
aber keine Skolizes enthält (FLÖSSNER, Übersicht siehe bei KAISER und MICHL),
ist sie nicht infektiös. In diesem Falle spricht man von einer *Azephalozyste* (E.
cysticus sterilis). Erst nach etwa 1/2 Jahr, manchmal aber noch wesentlich später,
entstehen in der Parenchym- bzw. Keimschicht Knospen, die sich in ein Bläschen
umwandeln und bis zu einer Größe von 0,25–0,50 mm heranwachsen.

In diesen *Brutkapseln*, die von einer dünnen, aber ungeschichteten Kutikula
ausgekleidet sind und die Keimschicht auf ihrer Außenseite tragen, bilden sich
durch Einstülpung der Wand 10–30, selten mehr, etwa 0,12–0,20 mm große
Skolizes von dem typischen Bau des Bandwurmkopfes mit Rostellum, doppeltem
Hakenkranz und 4 Saugnäpfen. Nur ausnahmsweise entstehen Skolizes auch
unmittelbar in der Keimschicht. Skolizes und Brutkapseln können sich von der
Keimschicht ablösen (Abb. 58). Beim Platzen der Brutkapseln werden die in
ihnen enthaltenen Skolizes in die Mutterblase entleert. Frei schwimmende Skolizes bilden den sogenannten Hydatidensand, der im Kubikzentimeter bis zu
400 000 Skolizes enthalten kann (DÉVÉ) (s. Abb. 60).

Wie die eingehenden Untersuchungen von VOGEL in Bestätigung älterer Beobachtungen von VOGLER und POSSELT einwandfrei ergeben haben, weisen auch die *Haken der Skolizes* aus den Brutkapseln des Larvenstadiums so kennzeichnende Merkmale auf, daß sie zur Bestimmung zweifelhafter Echinokokkusarten herangezogen werden können. Die nur 18–22 μ langen Skolexhäkchen aus menschlichen Echinokokkusblasen erwiesen sich nicht nur kleiner als solche aus Schweinefinnen, der hintere Wurzelfortsatz der Granulosushäkchen ist darüber hinaus im Verhältnis zur Gesamthakenlänge auch auffallend kurz und plump und unterscheidet sich ganz augenfällig von dem langen und schlanken hinteren Wurzelast der insgesamt etwas längeren Multilokularishäkchen.

Eigenartigerweise besitzen die Echinokokusköpfchen die Fähigkeit, sich unter weitgehender Rückbildung der Organe des Skolex in ein Bläschen umzuwandeln, das sich ebenfalls mit einer geschichteten Kutikula umgibt und zu einer neuen Echinokokkusblase von gleichem Bau wie die Mutterzyste heranwächst. Gegenüber unmittelbar endogen gebildeten Tochterblasen weisen die durch regressive Blasenmetamorphose entstandenen in ihrer Wand noch Reste des ursprünglichen Hakenkranzes auf. Der gleiche Vorgang, der im Inneren der intakten Mutterblase zur Entstehung von *endogenen Tochterblasen* führt (Abb. 59) und auch für die Bildung von Enkelblasen verantwortlich ist, führt nach Ruptur der Mutter-

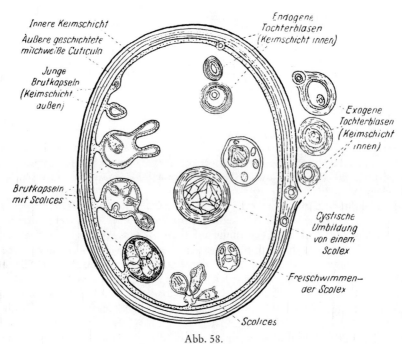

Abb. 58.
Schnitt durch eine Echinokokkus-Hydatide (nach BLANCHARD aus RIBBERT-HAMPERL)

blase und Aussaat der Köpfchen in Körperhöhlen, Hohlorgane und deren Ausführungsgänge oder gar in den Blutkreislauf zur sekundären Echinokokkose mit Ausbildung neuer typischer Zysten (DÉVÉ, 1901). Experimentell läßt sich die sekundäre Echinokokkose bei Mäusen durch intraperitoneale Injektion von Echinokokkusköpfchen verhältnismäßig leicht erzeugen.

Neben der inneren Tochterblasenbildung können beim Menschen auch noch *äußere Tochterblasen* durch exogene Sprossung entstehen, vornehmlich bei Knochenbefall, wenn der Parasit in seiner Ausdehnung übermäßig stark gehemmt wird.

Die vielkammerigen Hülsenwürmer des Viehs, insbesondere die der Rinder, wurden wegen ihrer großen Ähnlichkeit mit dem Echinokokkus alveolaris des Menschen früher oft als Beweis für die Artgleichheit von Echinokokkus alveolaris und zystikus angeführt. Demgegenüber konnte VOGEL aber eindeutig fest-

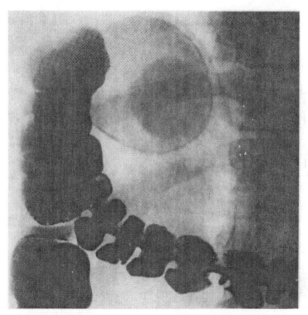

Abb. 59. Echinokokkuszyste mit Tochterblase in der Leber

stellen, daß es sich um Echinokokkus-granulosus-Finnen handelt. Um Verwechslungen zu vermeiden, schlägt VOGEL für diese atypischen Wuchsformen die Bezeichnung „multicysticus" oder „multivesicularis" vor.

Die ausgedehnte Vermehrung des großen Finnenstadiums auf ungeschlechtlichem Wege ist für den Echinokokkus besonders auffällig und bemerkenswert. Die verhältnismäßig geringe Fruchtbarkeit der winzigen Strobila wird dadurch wieder ausgeglichen.

Die *Gewebsreaktion des Wirtes* gegen die angesiedelte Larve und Finne ist auffallend gering und beschränkt sich im wesentlichen auf die bindegewebige Abkapselung (Abb. 60). Um die vom Wurm gebildete Hydatidenwand entsteht als Finnenbalg eine wirtseigene, fibröse Kapsel (Adventitia), an deren Bildung sich in der Lunge auch das zusammengepreßte atelektatische Lungengewebe der unmittelbaren Umgebung durch Fibrosierung beteiligt (DÉVÉ). Durch diese und den zwischen den beiden wirts- und wurmeigenen Membranen gelegenen, zunächst nur virtuellen perzystären bzw. perivesikulären Lymphraum erfolgt der Säfteaustausch zwischen Wirt und Parasit. In diesem Raum kommt es öfters zu kleinen Blutungen, die sich bei Lungenbefall auch im Sputum bemerkbar machen, wenn, wie dies häufig der Fall ist, die Bronchien arrodiert werden. Auf diesem bronchogenen Wege erfolgt auch die bakterielle Infektion.

Mag dem Wirt im frühen Larvenstadium eine völlige Vernichtung des Parasiten noch gelingen, so sind im Inneren der Riesenzellgranulome, die um abgestorbene Blasen entstehen, immer noch Reste der früheren Finnen aufzufinden, seien es nun Teile der Kutikula oder auch Häkchen (RIEMANN). Derartige Pseudo-Tuberkel sind besonders zahlreich im Anschluß an eine sekundäre Echinokokkose des Peritoneums zu finden.

In späteren Entwicklungsstadien abgestorbene Hülsenwürmer enthalten zunächst einen schmierigen, käseähnlichen, gelben, manchmal auch gallig durchtränkten Brei mit Fettdetritus und Cholesterin. Dann trocknen sie ein, ihre Membranen sinken faltig zusammen, um zu verkreiden und schließlich zu verkalken. Daneben kann eine weitgehende Resorption des „Fremdkörpers" stattfinden. Häufig tritt auch eine bakterielle Infektion des perizystären Lymphraumes ein, die zur Vereiterung und zum Absterben des Hülsenwurmes mit allen Komplikationen eines Organabszesses führt (MEHLHOSE).

Ohne diese Zwischenfälle kann die Lebensdauer des Hülsenwurmes 30 und mehr Jahre betragen und die des Wirtes sogar überdauern (MARCHAND).

Der *Abschluß des Entwicklungskreises* erfolgt durch passive Übertragung des

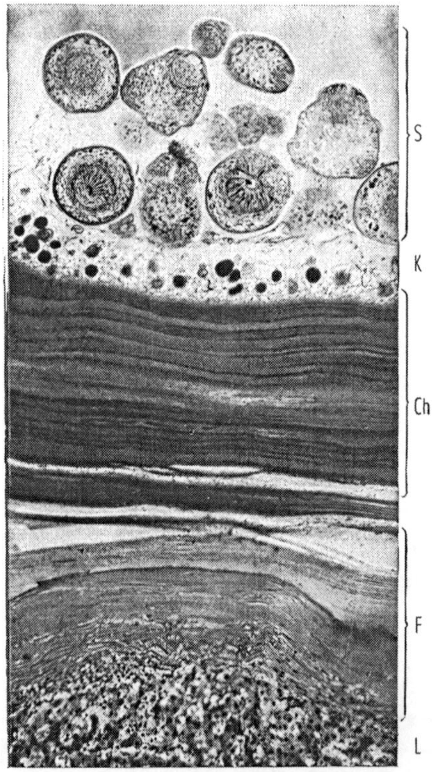

Abb. 60. Echinococcus granulosus der Leber. Schnitt durch Hydatidenwand. S = Skolizes, K = Keimschicht, Ch = Chitinmembran, F = fibröse Hülle, L = Lebergewebe (nach RIBBERT-HAMPERL)

Hülsenwurmes auf den Endwirt mit dem Verzehr infizierter Organe. Demzufolge stellt der Mensch aus verständlichen Gründen für den Echinokokkus einen Fehl- oder Irrwirt dar (FREUND 1933). Die gleiche Unterbrechung der Fortpflanzung erfolgt in der Regel aber auch dann, wenn sich die Onkosphären im Endwirt entwickeln und in ihm zur Finne heranwachsen.

Im Darm des neugewonnenen Endwirtes stülpt sich der Skolex aus, wirft die überflüssigen larvalen Organe ab und heftet sich in den Darmzotten fest, um in etwa 4–6 Wochen zum geschlechtsreifen Bandwurm heranzuwachsen.

Während menschliche Infektionen mit Echinokokkusfinnen schon im Altertum bekannt waren (HIPPOKRATES, GALEN), wurde der Bandwurm selbst als „Taenia visceralis socialis granulosus" erstmals 1782 von GOEZE beschrieben, der auch die Skolizes, die Sauggruben und den Hakenkranz erkannte. v. SIEBOLD konnte 70 Jahre später durch erfolgreiche Verfütterung von Schafshydatiden an Hunde den Zusammenhang zwischen Hülsen- und Darmwürmern aufklären, und KÜCHENMEISTER, VAN BENEDEN, LEUCKART, NAUNYN, FINSEN und KRABBE schließlich auch die Beziehungen zwischen Mensch, Schaf und Hund aufzeigen. FINSEN beschrieb erstmals auch die sekundäre Echinokokkose des Bauchfells nach Ruptur einer Leberzyste.

2. Epidemiologie

Der Hundebandwurm ist im Gegensatz zu den meisten menschlichen Parasiten in gemäßigten Klimaten weiter verbreitet als in den Tropen. Finnenbefall des Menschen wird vor allem in Ländern mit ausgedehnter Schaf-, Ziegen- und Rinderzucht angetroffen und ganz besonders da, wo ein unvernünftig enges Zusammenleben mit Haustieren (PEIPER), Hirten- oder Wachhunden üblich ist, oder aber auch sonst mit Hunden, wie dies in engen Stadtwohnungen so häufig angetroffen werden kann. Besonders einprägsam ist eine von MARANGOS beschriebene Infektion von 6 Familienmitgliedern durch den gleichen Hund. Ferner wird die Infektion bei ungenügender Schlachthaushygiene verbreitet, die es den Schlächterhunden erlaubt, die infizierten Schlachthausabfälle zu verzehren, wenn sie nicht sogar in Unkenntnis der Folgen absichtlich damit gefüttert werden. Auch das Lebensalter der Schlachttiere scheint für die Verbreitung nicht ohne Bedeutung zu sein insofern, als junge Schlachttiere sich weniger häufig infiziert erweisen als alte.

Besonders ungünstige Verhältnisse lagen im vorigen Jahrhundert in Island vor, wo bis zu 28 % der Hunde Bandwürmer beherbergten (KRABBE 1866), und nach einem Bericht von FINSEN aus dem Jahre 1858 fast kein älteres Mutterschaf und keine Kuh geschlachtet wurden, ohne daß eine oder mehrere Echinokokkuszysten in ihnen hätten gefunden werden können. Demzufolge war auch die Durchseuchung der Bevölkerung ganz beträchtlich, und die Angaben schwanken zwischen 15 und 1,7 % (SCHLEISNER, FINSEN, JONASSEN); noch um die Jahrhundertwende wurden bei 30 % der in einer Leproserie Verstorbenen autoptisch Hydatidenzysten festgestellt (BJARNHÉDINSSON). Bei einer Einwohnerzahl von 70 000 wurde damals der Hundebestand auf 15 000 bis 20 000 geschätzt. Hat es an einer Kritik dieser Zahlenangaben auch nicht gefehlt (s. b. Dungal), so waren diese Mitteilungen für die dänischen Behörden seinerzeit doch sehr überraschend und führten zu einer planmäßigen Bekämpfung, durch die die Gefahr heute gebannt ist (s. u.). Auf ähnlich gelagerte Verhältnisse bei den rentierzüchtenden Lappen weist neuerdings Rein hin.

Hohe Durchseuchungsgrade finden sich heute noch in den Mittelmeerländern, wo Kousias und Marangos in Griechenland auf 100 000 Einwohner 7,37, in Zypern 12,9 Hülsenwurmträger festgestellt haben. Noch höher sind die Befallszahlen in Jugoslawien, und auch in Palästina waren etwa 1/4 aller Hunde Bandwurmträger, während die Befallsziffer in Australien mit seiner starken Schafzucht stellenweise sogar 50 % erreicht (Dew, Waddle). In Chile waren von 434 Hunden 19 Bandwurmträger (4,4 %). Weitere Gebiete mit starker Verseuchung finden sich in Vorderasien, Süd- und Südostrußland, Westsibirien und Nordchina, in Südafrika, Südamerika, in Neuseeland und auf den Philippinen.

In Deutschland wiesen Mecklenburg und Pommern den stärksten Befall auf (Schwarz). Nach der Sektionsstatistik von Gerlach hat der Echinokokkus von 1,98 % im Jahre 1861 auf 0,31 % im Jahre 1929 aber dauernd abgenommen.

Der Mensch infiziert sich in der Regel durch unmittelbaren Kontakt mit dem befallenen Hund. Beim Auswandern der Proglottiden aus dem Darm entsteht am After ein Juckreiz, der den Hund zum Beißen und Lecken veranlaßt. Durch die Hundeschnauze, an der die Onkosphären haften bleiben, werden sie auf das Fell und von da auf die streichelnde Hand übertragen, oder sie gelangen unmittelbar in den Mund des Menschen. Kinder werden wesentlich häufiger befallen als Erwachsene, in Südamerika stellen sie z. B. 1/4 aller Echinokokkusfälle dar.

Im Freien sind die Bandwurmeier verhältnismäßig widerstandsfähig. Wenn sie unmittelbare Sonnenbestrahlung auch nur kurze Zeit vertragen, was das seltenere Vorkommen des Schmarotzers in tropischen Gebieten bis zu einem gewissen Grade erklären kann, so überleben sie nach Piekarski in trockener Umgebung doch 12 Tage, im Wasser 16 Tage und bleiben bei einer Umgebungstemperatur von 0° C sogar bis zu 116 Tagen entwicklungsfähig. So wird auch die mittelbare Übertragung ermöglicht, die im Naturkreis die Regel ist. Die Zwischenwirte stecken sich durch den Genuß verunreinigter Pflanzen oder Früchte an, sehr häufig auch durch Aufnahme von infiziertem Trinkwasser, Schweine außerdem beim Wühlen im Erdboden.

3. Klinik

Die Krankheitserscheinungen, die durch den Befall des Menschen mit dem Hülsenwurm hervorgerufen werden, treten in der Regel erst Jahre, meistens sogar erst Jahrzehnte nach der Invasion auf.

Das klinische Bild wie auch der Ausgang der Erkrankung werden durch den Sitz der Finnen entscheidend bestimmt, ferner durch die Größe und die Zahl derselben, schließlich aber auch durch die begleitenden oder nachfolgenden Komplikationen. In der „Organwahl" der Finnen scheinen gewisse geographische

Unterschiede unverkennbar, indem einmal mehr die Leber, in anderen Gebieten aber die Lunge bevorzugt befallen werden. Ein Überwiegen des männlichen Geschlechts läßt sich zwanglos mit örtlichen Gepflogenheiten, die die Übertragung besonders begünstigen, erklären.

Klinisch bleibt ein Finnenbefall zunächst völlig unbemerkt, da das Eindringen der Larven in die Darmwand, ihre Ausbreitung im Wirt und ihre Ansiedlung in bestimmten Organen ebensowenig Allgemeinreaktionen auslösen, wie auch die örtliche Antwort des Gewebes auf den eingedrungenen Fremdkörper verhältnismäßig gering ist, mit deutlichen Unterschieden von Organ zu Organ. So kann der vom Wirt gebildete, fibröse Finnenbalg in der Leber immerhin eine Dicke von 3–5 mm erreichen, um fast regelmäßig zu verkalken, während er bei oberflächlich unter den serösen Häuten gelegenen Zysten wesentlich zarter ist und im Gehirn nur ausnahmsweise verkalkt.

Verdrängungserscheinungen im Sinne eines „gutartigen Tumors" treten bei dem außerordentlich langsamen Größenwachstum der Finnen erst sehr spät auf, es sei denn, daß im Gehirn, im Rückenmarkskanal, in der Nähe eines Nerven, eines großen Gefäßes oder eines Ausführungsganges schon frühzeitig lebenswichtige Organe beeinträchtigt werden. Überdies wird eine große Zahl von Hülsenwürmern rein zufällig beispielsweise bei einer aus anderen Gründen vorgenommenen Röntgendurchleuchtung entdeckt (WADDLE), und $^1/_3$ der von BARNETT mitgeteilten Todesfälle erfolgte nicht an dem unmittelbaren Finnenbefall, sondern mittelbar infolge einer Komplikation, meist einer sekundären bakteriellen Infektion.

Im klinischen Erscheinungsbilde der menschlichen Echinokokkose treten in der Regel zuerst unbestimmte allergische Krankheitszeichen auf, die durch den stetigen Stoffaustausch zwischen der Zyste und dem Wirt zustande kommen. Ob es, wie BECKMANN annimmt, zur Auslösung allergischer Reaktionen nach erfolgter Sensibilisierung (s. u.) stets einer Mikroperforation und des Eindringens einer bestimmten Menge der antigenen Hydatidenflüssigkeit in den Kreislauf bedarf, ist wahrscheinlich. Individuelle und individuale Faktoren (GOTTRON) spielen bei der Ausbildung des Sensibilisationsgrades ebenfalls eine wesentliche Rolle.

Jedenfalls stellen sich die anaphylaktischen Erscheinungen schubweise ein, sie verlaufen sehr abwechslungsreich und sind eigentlich in keinem Falle zu gleicher Zeit vollzählig vorhanden. Neben Hautjucken und Urtikaria in allen ihren Erscheinungsformen einschließlich des Glottis- und Lungenödems treten eosinophile Lungeninfiltrate und Anfälle von Bronchialasthma auf, kardiovaskuläre Beschwerden wechseln mit gastrointestinalen Störungen ab, und schließlich kommt es auch zu zentralen und peripheren Nervenerscheinungen allergischer Art (MUSSIO-FOURNIER, HANSEN, JORGE und RE). Zu besonders schweren Schockzuständen mit der Gefahr des tödlichen Ausganges kann die Ruptur einer Zyste führen (DESCHIENS und POIRIER, GIUSTI und HUG). So beschrieb DÖRIG eine sehr bemerkenswerte Beobachtung von ALBERTINI, die sich außerdem durch die eingehende anatomische Untersuchung mit Nachweis der Skolex-Embolien in den Lungengefäßen und der entstandenen Gewebsreaktionen auszeichnet: Seit 4 Jahren waren mehrfache Rezidive einer in Schüben verlaufenden fieberhaften

Bronchitis mit Bluteosinophilie bis 40 % und flüchtigen, unregelmäßig verteilten Lungeninfiltraten im Röntgenbild aufgetreten. Der Tod erfolgte eines Tages plötzlich aus völligem Wohlbefinden heraus unter dem Bilde des anaphylaktischen Schocks. Die Sektion ergab eine in die Vena hepatica durchgebrochene Echinokokkuszyste der Leber; in der Lungenarterie schwimmende, in den Lungenkapillaren steckengebliebene Skolizes; interstitiell Fremdkörpergranulome mit dichter Lymphozyteninfiltration und mit Riesenzellen, in einzelnen derselben Hakenkränze (zit. n. HANSEN). Demgegenüber betont RÖSSLE, daß er bei Echinococcus hydatidosus zwar schockartige Todesfälle, aber keine Beweise für einen anaphylaktischen Tod kennt. Auch bei wiederholtem Einbruch von Blasen in die Blutbahn und von den embolisierten Parasitenteilen in die Bronchien hat dieser Untersucher (1943) keine auf spezifische allergische Zeichen verdächtigen Gewebsveränderungen gesehen. Für die Bronchialdrüsen und die durch den Wurm entzündeten Lungenteile ist ausdrücklich vermerkt, daß keine Eosinophilie vorlag.

Die verstärkte Reaktionsbereitschaft und die zusätzliche Gefahr einer sekundären Echinokokkose verbieten die diagnostische oder therapeutische Punktion der Zyste und verpflichten den Operateur zu besonders großer Sorgfalt, um eine Perforation oder ein Eindringen des Blaseninhaltes in den Organismus auf alle Fälle zu vermeiden (BENHAMOU, FITZPATRICK, THIODET und CASANOVA).

Die Überempfindlichkeit kann in Einzelfällen solche Grade erreichen, daß schon die geringe Menge von Blaseninhalt, der bei der Echinantigenprobe nach CASONI-BOTTERI in die Haut injiziert wird (s. u.), die heftigsten Schockzustände auslöst.

Erst später treten zu diesen anaphylaktischen, oft schubweise verlaufenden Erscheinungen Krankheitssymptome von seiten der befallenen Organe selbst hinzu, wodurch das Krankheitsbild eine neue Note gewinnt. Sie wird zunächst von den spezifischen Organsymptomen bestimmt und später durch die zahlreichen Komplikationen weiter abgewandelt. Dadurch wird das klinische Erscheinungsbild so außerordentlich mannigfaltig, daß fast jeder Einzelfall seine ihm eigene Verlaufsweise darbietet.

a) Leberechinokokkus

Entsprechend dem Ausbreitungsweg der Larven und ihrer Zurückhaltung in den verschiedenen hintereinandergeschalteten Kapillarfiltern sind Leber und Lunge die am häufigsten von der Finnenblase befallenen Organe (s. Tab. 13).

In $^2/_3-^3/_4$ aller Beobachtungen fanden sich Echinokokkuszysten in der Leber, DUNGAL gibt für Island auf Grund planmäßig durchgeführter Sektionsbeobachtungen sogar eine Befallshäufigkeit der Leber von 93,8 % an. Davon fanden sich 67 % der Zysten im rechten, 12,5 % im linken Leberlappen, in 12,5 % waren beide Lappen befallen. Bei 8 % waren das Ligamentum falziforme bzw. die intermediäre Zone Sitz der Hülsenwürmer. Die Bevorzugung des rechten Leberlappens kann mit der größeren Weite des rechten Pfortaderastes und seiner geraden Verlaufsrichtung erklärt werden. Das Verhältnis von Befall mit nur 1 Zyste zu dem mit mehreren fand PALUGYAY wie 3:1.

Tabelle 13
Organverteilung bei Echinokokkose

DÉVÉ		FAUST	
Leber	74,5 %	Leber	57 –76,6 %
Lunge	10,1 %	Lunge	3,8–14 %
Milz	2,3 %	Milz	1,2– 9,1 %
Nieren	2,1 %	Nieren	1,6– 6,1 %
Gehirn	1,4 %	Gehirn	0,9– 2 %
Muskel- u. Unterhautzellgewebe	4,7 %	Haut und Muskulatur	0,7– 9,1 %
alle anderen Organe	4,9 %	Netz und Peritoneum	1,4–18,2 %
		Knochen	0,8– 9,1 %
		Pleura	0,7– 0,9 %
		Rückenmark	0,8– 0,9 %
		Becken	0,2 %
		andere Organe	2,8– 4,2 %

Weniger zuverlässig als bei Sektionen gewonnene Zahlen sind Angaben auf Grund klinischer Untersuchungen und Beobachtungen. So kann beispielsweise dadurch ein erhöhter Befall der Lungen gegenüber dem der Leber vorgetäuscht werden, daß sich bei Röntgenreihenuntersuchungen Lungenzysten fast vollzählig darstellen, während Leberzysten bei dieser Untersuchungsmethode eher übersehen als erkannt werden, so daß sich das Zahlenverhältnis außerordentlich zugunsten des Lungenbefalls verschieben kann. Mit diesen Einschränkungen sind die folgenden Zahlenangaben zu beurteilen.

Leberbefall fand sich in Indien bei 70 % (AGGARWAL), in Griechenland bei 58,3 % (KOUSIAS und MARANGOS), in Israel bei 37 % (LASS), in Spanien bei 25 % (RODRIGUEZ, BLANCO und MARIN), in Italien bei 19 % (BIOCCA) und in Australien bei 10 % (WADDIE). Entsprechend den obigen Ausführungen verhalten sich die Angaben über Lungenbefall jeweils reziprok zu den Zahlen bezüglich der Leberbeteiligung. Aber auch in der Statistik von TEICHMANN, die die gesamte Kasuistik bis 1898 mit 2452 Fällen umfaßt, ist die Leberechinokokkose nur halb so häufig angegeben wie die Lungenechinokokkose. Obwohl die Zysten hier in der Leber ihre größte Ausdehnung erreichen und bis zu Kindskopfgröße und noch mehr heranwachsen, bleiben die Träger lange Zeit völlig beschwerdefrei. In der Untersuchungsreihe von NAPIER wiesen 25 % der Untersuchten keinerlei klinische Erscheinungen auf. Insbesondere sind das Allgemeinbefinden nicht beeinträchtigt und der Appetit auffallend gut.

Die ersten Beschwerden, die auf den Organbefall hindeuten, sind wenig kennzeichnend. Sie entstehen durch die allmähliche Dehnung und Spannung der Leberkapsel. Die Befallenen bemerken ein dumpfes Druckgefühl im rechten Oberbauch, das manchmal einen stechenden Charakter annimmt und bei dorsalem Sitz der Zyste in den Rücken und in die rechte Schulter ausstrahlt. Oberflächlich an der Vorder- oder Unterseite der Leber, unmittelbar unter der Kapsel gelegene Echinokokkusblasen werden schon frühzeitig als prallelastische, manchmal auch fluktuierende, scharf begrenzte Tumoren von glatter Oberfläche verhältnismäßig leicht tastbar. Hydatidenschwirren tritt nur bei einem bestimmten Innendruck und entsprechend dünner Membran auf und kann oftmals nicht sicher ausgelöst werden, so daß dieses Zeichen für die Diagnose wenig zuverlässig ist. Von der Pars diaphragmatica der Leber ausgehende Zysten verdrängen das Zwerchfell und führen oft zu Atembeschwerden, bevor organspezifische Krankheitszeichen auftreten.

Außerordentlich schwer sind Finnenblasen zu erkennen, die sich in den dorsalen Abschnitten, im Zentrum der Leber und in der Gegend der Leberpforte entwickeln (Abb. 61). Nur bei etwa 15 % dieser Fälle tritt ein Stauungsikterus auf (QUÉNU), der die Entstehung einer bakteriellen Cholangitis und die sekundäre Vereiterung der Zyste aber außerordentlich begünstigt (BOURGEON, PIETRI und GUNTZ, QUÉNU). Jede Fiebersteigerung im Verlaufe der Echinokokkose deutet auf derartige bakterielle Komplikationen hin, hinter denen sich die Grundkrankheit oft lange Zeit völlig verbirgt (Abb. 62), so daß RICMANN beispielsweise 40–50 % der Leberechinokokken erst in vereitertem Zustand zur Operation erhielt.

Bei hilusnahe gelegenen Zysten kann es zur Kompression der Pfortader mit allen Zeichen des prähepatischen portalen Hochdruckes (s. b. DEMLING) kommen

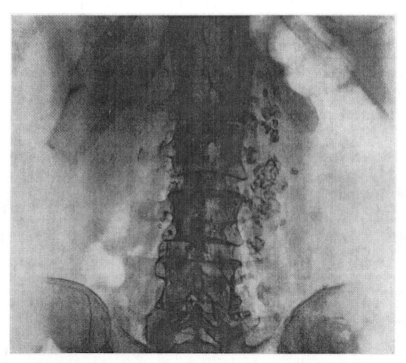

Abb. 61. Echinococcus cysticus im Bereich der Leberpforte

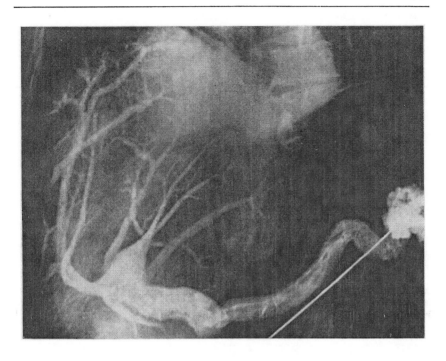

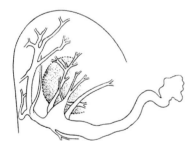
Abb. 62. Rezidivierende Cholangiolitis bei hilusnahe gelegener Echinokokkuszyste der Leber. Verdrängung des Stammes und der größeren Pfortaderäste nach kaudal und lateral mit fast vollständiger Kompression des kranial gelegenen Pfortaderstammes, in dessen Fortsetzung nur noch büschelförmig verzweigte Restgefäße zu erkennen sind. Splenoportogramm (WANNAGAT). Milzinnendruck 41 mm Wassersäule

(Abb. 63). Tritt frühzeitig ein Aszites in Verbindung mit einem Caput medusae der Bauchwand auf, so liegt der Verdacht einer Einengung der Vena cava sehr nahe. Weitere Nachbarschaftssymptome können ein Magen- oder Duodenalulkus vortäuschen, ausnahmsweise wurden sogar hydronephrotische Krankheitszeichen beobachtet.

Zur Perforation einer Zyste kann es spontan, häufig aber auch durch ein stumpfes Trauma der Bauchwand kommen. Erliegt der Kranke nicht dem hef-

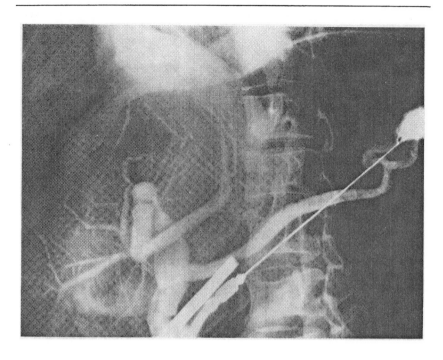

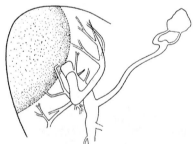

Abb. 63. Echinococcus cysticus im rechten Leberlappen mit hochgradiger Verdrängung des gesamten Gefäßbaumes nach kaudal-medianwärts. Splenoportogramm (WANNAGAT). Milzinnendruck 204 mm Wassersäule

tigen, anaphylaktischen Schock oder einer eitrigen Peritonitis, so besteht neben der Gefahr der sekundären Echinokokkose die der Fistelbildung und chronischen Eiterung. Auch diese Ereignisse zeichnen sich durch die Mannigfaltigkeit ihrer Erscheinungen aus und verlaufen im Einzelfalle ganz verschieden, je nachdem, ob der Einbruch in die freie Bauchhöhle, in die Gallenwege, in Pleura, Lunge, Magen, Darm oder in andere Nachbarorgane erfolgte (CARLE). Bei kanalikulärem Durchbruch enthalten die Ausscheidungen neben großen Mengen des flüssigen Blaseninhaltes Skolizes, Haken und sogar Teile der Echinokokkusblase. Oftmals ermöglichen erst diese Beimengungen die Erkennung des Grundleidens.

Der Durchbruch der Leberzysten in die Lunge setzt mit plötzlich auftretenden heftigen Schmerzen ein. Neben den schweren anaphylaktischen Kollapszuständen des Kreislaufs treten Dyspnoe und Zyanose auf, und in der Regel wird blutiges oder fötid-galliges Sputum entleert, bei Einbruch in einen größeren Bronchialast oft im Schwall, was zu Täuschungen hinsichtlich des Ursprungs führen kann.

Klinisch ist in diesen Fällen die Leber vergrößert, physikalische Befunde werden aber hauptsächlich über den rechten unteren Thoraxabschnitten erhoben. Die Verschieblichkeit der rechten Zwerchfellhälfte ist eingeschränkt, und bei der Röntgendurchleuchtung läßt sich zuweilen eine Luftsichel im Bereich des Leberschattens nachweisen. Schichtaufnahmen der Lebergegend können weitere Aufschlüsse bringen. Eine Probepunktion der Leber zur Abgrenzung eines Amöbenabszesses verläuft in 25 % der Fälle negativ und ist auch wegen der sonstigen Gefahren tunlichst zu vermeiden.

Die Sterblichkeit ist außerordentlich hoch. 50 % der Kranken von Toolé, Propatoridis und Pangalos mit Zysten im rechten Leberlappen und Einbruch in die Lunge starben unter konservativer Behandlung. Außer der sekundären Echinokokkose sind bei Überleben schwere chronische Fisteleiterungen und außerdem noch nach jahrelangem Intervall Rezidive die Folge einer derartigen Perforation. Die operative Versorgung (s. u.) sollte in solchen Fällen daher unmittelbar vorgenommen werden, ungeachtet der hohen Mortalität von bis zu 30 %.

Besonders heftig sind die klinischen Erscheinungen auch dann, wenn die Herzhöhle oder ein großes Blutgefäß eröffnet werden. Bei protrahiertem Durchbruch braucht der Kranke jedoch nicht zu erliegen, und es kommt dann zur hämatogenen Aussaat der Skolizes mit nachfolgender sekundärer Echinokokkose aller anderen Körperorgane.

b) Primäre und sekundäre Lungenechinokokkose

Nächst der Leber ist die Lunge der häufigste Sitz der Hülsenwürmer, wobei in jedem Falle zwischen der primären Ansiedlung bei der hämatogenen Wanderung der Larven und der sekundären Echinokokkose als Folge der Ruptur einer anderswo oder in der Lunge lokalisierten Primärzyste zu unterscheiden ist.

Während Dungal in Übereinstimmung mit Claessen in Island keine primären Lungenzysten feststellen konnte, fanden andere Untersucher Lungenbeteiligung in 6,7 % (Balás), 12 % (Aggarwal), 28,2 % (Toole), 31,1 % (Kousias und Marangos), 54 % (Lass), 74,1 % (Rodriguez, Blanco und Marin) und 78,5 % (Biocca). Die Ansiedlung erfolgt vorzugsweise in den Unterlappen der Lungen, im rechten wesentlich häufiger als im linken, auch multiple ein- und doppelseitige, zu verschiedenen Zeiten abgestorbene Zysten sind nicht selten (Arce, Christie, Curtillet, d'Abrev und Rogers, Holman und Pierson, Marangos). Nicht immer wird es bei multiplen Zysten möglich sein, klinisch zu klären, ob sie primär oder sekundär, hämatogen oder bronchogen entstanden sind, da sich häufig auch Leberbefall findet, wie beispielsweise bei den Fällen von Waddle, die er in 30jähriger Beobachtung gesammelt hat.

Der klinische Beginn der Erkrankung liegt gewöhnlich zwischen dem 20. und 30. Lebensjahr bei Infektion im Kindesalter (Waddle), die Kranken von Rodri-

GUEZ, BLANCO und MARIN befanden sich beim Auftreten der ersten Krankheitserscheinungen im 2.–5. Lebensjahrzehnt.

Die Beschwerden sind zunächst wenig kennzeichnend. Die Kranken klagen lediglich über ein unbestimmtes Druckgefühl auf der Brust, verhältnismäßig frühzeitig treten dann Zeichen einer chronischen Bronchitis auf mit Reizhusten und weißlichem Sputum, das allmählich eitrig wird und sich wie bei Bronchiektasen in Schichten absetzt.

Infolge der Ausdehnung der Zyste werden sowohl Bronchien als auch Blutgefäße verdrängt, komprimiert und schließlich vollkommen verschlossen. Dadurch leidet nicht nur die Blutversorgung, sondern es werden auch die Innervation der Bronchuswand gestört und die physiologischen Bewegungen der Bronchien sowie die Tätigkeit des Flimmerepithels beeinträchtigt, ähnlich wie es MASSHOFF bei der Vernarbung einer Lungentuberkulose aufzeigen konnte. In den distalen Bronchusabschnitten kommt es allmählich zu Sekretstauung, Infektion und schließlich zur Ausbildung von sekundären Bronchiektasen. Ebenso stellen sich perizystische Atelektasen und Infiltrationen des Lungenparenchyms ein mit allen klinischen Erscheinungen einer Bronchopneumonie. Klinisch werden nun rezidivierende Fieberschübe beobachtet, die mit Nachtschweiß einhergehen, so daß der Verdacht auf eine beginnende Lungentuberkulose entsteht und in höherem Lebensalter auch auf ein Bronchialkarzinom. Sehr häufig werden die Bronchien aber auch arrodiert, so daß sie nunmehr frei in den perivesikulären Lymphraum einmünden. Die auftretenden Blutungen führen zu leichten Haemoptysen, schließlich kommt es aber zur bronchogenen bakteriellen Infektion mit allen Zeichen eines Lungenabszesses. Diese anatomischen Gegebenheiten sind übrigens auch die Ursache der Blutungen, Fisteln und Resthöhlen nach operativer Ausschälung der Zyste.

Pleuranah gelegene Hülsenwürmer verursachen häufig Brustfellschmerzen, nicht allzu selten bilden sich sympathische Ergüsse aus, während bei hilusnahem oder perikardialem Sitz kardiorespiratorische Beschwerden mehr im Vordergrund stehen.

Auf diese geschilderten Erscheinungen, seien sie nun vereinzelt ausgebildet oder aber in buntem Wechsel miteinander kombiniert, beschränkt sich oft viele Jahre lang das klinische Bild der Lungenechinokokkose. Das Allgemeinbefinden ist dabei immer noch auffallend wenig beeinträchtigt im Gegensatz zu entzündlichen oder neoplastischen Lungenerkrankungen. Erst wenn die Zysten eine bestimmte Größe erreicht oder sich gar Riesenzysten ausgebildet haben, kommt es zu stärkeren Verdrängungserscheinungen, Dyspnoe oder venösen Stauungszuständen infolge Einengung der oberen Thoraxapertur. Da die Wachstumsneigung der Blasen meist von der Mitte des Brustkorbes nach außen gerichtet ist und ihre Ausdehnung weder vor den gegebenen Segment- noch den Lappengrenzen halt macht, treten Vortreibungen umschriebener Brustwandabschnitte oft früher auf als Verschiebungen des Mediastinums und der in ihm liegenden Organe nach der kontralateralen Seite wie Ösophagus, Trachea oder gar Herz und große Gefäße.

Der Untersuchungsbefund ist je nach Sitz und Größe der Zyste sowie des Ausmaßes der Begleiterscheinungen außerordentlich verschiedenartig. Er entspricht im einfachen Falle dem von Dermoidzysten, Lungenkarzinomen oder Karzinommetastasen. Tritt bei brustwandnahem Sitz eine Schallverkürzung auf, so läßt sie sich meist auf einen rundlichen Bezirk einengen, falls kein Begleiterguß der Pleura besteht. Im Dämpfungsbezirk ist das Atemgeräusch abgeschwächt oder aufgehoben und der Stimmfremitus eher herabgesetzt. Bei stärkeren Kompressionszuständen werden Befunde erhoben, die ganz denen entsprechen, die bei Lungenatelektasen anzutreffen sind, oft ist daneben auch noch ein feinblasiges, schwaches Knisterrasseln zu hören. Die Durchleuchtungsbefunde sind bei unkomplizierten Fällen eindeutig (Abb. 64), können in Früh- und Spätfällen, bei

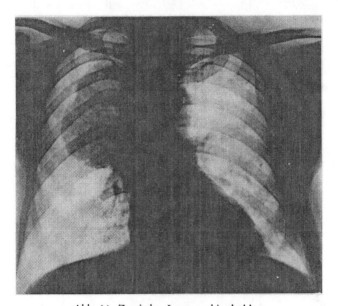

Abb. 64. Zystischer Lungenechinokokkus

hilus- oder herznaher Lage aber außerordentlich schwierig zu erkennen sein, so daß auf ergänzende Untersuchungen, insbesondere solche des Bronchialsystems, nicht verzichtet werden kann (s. u.).

Bei multiplem Befall kann die Deutung des Röntgenbildes oft schwierig sein und gelingt nur in Verbindung mit der Klinik und dem Nachweis eines gleichzeitigen Leberbefalles, wie es bei der Beobachtung der Abb. 65 der Fall war.

Nebst der bakteriellen Infektion des Hülsenwurmes und der nachfolgenden Ausbildung eines Lungenabszesses mit Schüttelfrösten, Fieber, Leukozytose und blutigem Auswurf (ARDAO, SOTO BLANCO, DEMIRLEAU, YBARZ) ist die Perforation der Zyste in den Bronchialbaum die gefährlichste Komplikation der

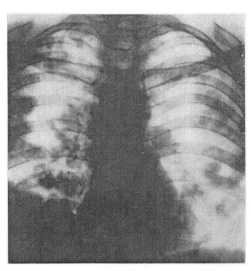

Abb. 65.
Multipler Lungenbefall mit Echinokokkuszysten

Lungenechinokokkose. Dieser Vorgang kann zwar auch zur Spontanheilung führen, wenn die ganze Blase, ohne die Luftwege zu verlegen, ausgestoßen wird und keine Membranteile oder Tochterblasen zurückbleiben, doch scheinen sich frühere Angaben über die Häufigkeit dieses Ereignisses, die nach LEHMANN bis 90 % betragen soll, in diesem Umfange nicht ganz zu bestätigen.

CALVO-MELENDRO hat neuerlich (1953) bei 100 Fällen von Lungenechinokokkose mit mindestens 4jähriger Nachbeobachtungsdauer nur 2 Todesfälle durch Erstickung bzw. Blutsturz erlebt, während er bei 42 % seines Krankengutes Ausheilung beobachtete: bei 2 % ging die Ausstoßung unbemerkt vor sich, bei 25 % verursachte sie nur geringe Symptome und bei 15 % erfolgte sie heftig, rasch und vollständig. Von den restlichen Kranken, bei denen die Blasen stückweise und in wiederholten Schüben abgingen, heilten dagegen nur 84 % völlig aus.

Bei der Ausstoßung werden im Anschluß an einen heftigen Reizhusten entweder die Zysten selbst oder große Mengen gelblich-klaren, manchmal aber auch schaumig-blutigen, salzig-bitter schmeckenden Blaseninhaltes entleert, dem Membranteile, Tochterblasen und Haken beigemengt sind.

Ähnlich wie CEBALLOS, ESCUERDO und GARCIA konnten auch wir die Spontanheilung einer Lungenechinokokkose beobachten.

Es handelte sich um eine 30 Jahre alte Hausfrau, die seit 5 Jahren an einem juckenden „Hautausschlag" im Gesicht und an den Armen litt und in jedem Winter an Husten mit schleimig-eitrigem Auswurf erkrankte. Vor 3 Jahren war bei einer Röntgendurchleuchtung des Brustkorbes wegen Tuberkuloseverdacht neben dem linken Herzrand eine runde, homogene, dichte, scharfbegrenzte Verschattung festgestellt worden. Vor 1 Jahr machte die Kranke zu Hause eine schwere Lungen- und Rippenfellentzündung durch und litt seither an Husten mit schleimigem Auswurf, dem gelegentlich auch etwas Blut beigemengt war.

Bei der Untersuchung befand sich die Kranke in einem guten Allgemeinzustand. Bei einer Körpergröße von 159 cm betrug das Körpergewicht 51 kg. Der Brustkorb dehnte sich seitengleich aus, die Perkussion und die Auskalkulation ergaben keinen krankhaften Befund. Leber und Milz waren nicht vergrößert, die BSG nicht beschleunigt (2/6 mm n. W.), die Leukozyten bei einer Eosinophilie von 8 % nicht vermehrt. Der Urin war frei von krankhaften Beimengungen, die Temperatur normal.

Bei der Röntgendurchleuchtung des Brustkorbes stellte sich im linken Mittelfeld eine kinderfaustgroße, runde, scharf begrenzte, dichte homogene Verschattung dar (Abb. 66a), die sich bei Drehung als nach dorsal zu gelegen erwies und vom Herzschatten gut abgrenzbar war. Ein Vergleich mit der 3 Jahre zuvor angefertigten Röntgenaufnahme ergab eine Größenzunahme der Verschattung von mehr als 1 cm.

Nach 1 Jahr stellte sich die Kranke ambulant vor und berichtete, daß sie während des vergangenen Winters wieder an Lungen- und Rippenfellentzündung erkrankt war mit

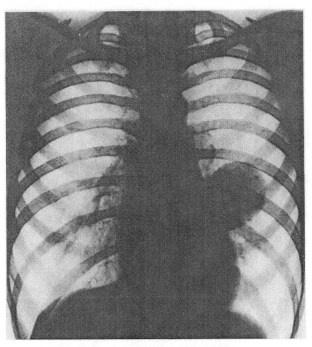

Abb. 66a.
Spontanheilung durch Ausstoßung einer Lungenzyste

Husten und starkem Auswurf, dessen Farbe und Beschaffenheit jedoch nicht mehr angegeben werden konnten. Nach Abklingen der Krankheitserscheinungen fühlte sich die Patientin seit 6 Wochen völlig beschwerdefrei.

Bei der Kontrolldurchleuchtung (Abb. 66b) war die frühere Verschattung im linken Mittelfeld verschwunden, und die Schichtaufnahme zeigte auf der linken Seite entsprechend dem Interlobärspalt lediglich einen wollfadendicken Schattenstreifen.

Dieser glückliche Ausgang ist aber nicht die Regel, so daß er neuerdings von erfahrenen Chirurgen wie BALÁS und BIKFALVI nicht mehr abgewartet wird. Bleibt die Zyste an der Luftröhren- oder der Kehlkopfwand hängen, oder wird die Lichtung der Hauptbronchien nach der Ruptur großer Zysten durch deren Inhalt verlegt, so kann sich eine Asphyxie einstellen, die bei der Plötzlichkeit, mit der das Ereignis eintritt, nicht mehr zu beheben ist. Während Blutungen, falls sie überhaupt auftreten, nicht sehr hochgradig sind, besteht die nächste Hauptgefahr von seiten anaphylaktischer Reaktionen. Komplikationen entstehen ferner durch bronchogene Aussaat von Skolizes in den gleichen oder in andere Lungenlappen, wie Dévé sowie Susman und Kourias erstmals bewiesen haben. Makkas fand bei 2 von 567 Krankenbeobachtungen derartig entstandene Tochterblasen. Geht die Ausstoßung nicht vollständig vor sich und bleiben Membran-

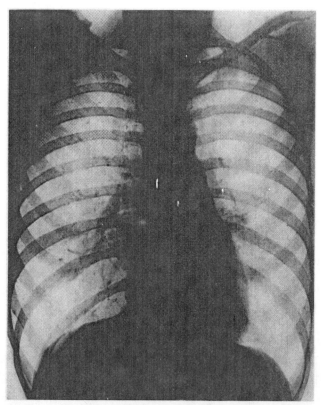

Abb. 66b. (Siehe Abb. 66a und Text S. 153.)

teile zurück, kommt es zur Fistelbildung oder zur Ausbildung narbiger Veränderungen am Bronchus bzw. Bronchiektasen. Derartige zurückgebliebene Blasenreste sind sehr schwierig zu erkennen. Sie werden leicht fälschlicherweise als andersartige Zyste, gut- und bösartige Geschwulst, zerfallende Tumoren, als Lungenabszeß, Kavernen gleich welcher Ursache oder auch als chronische Pneumonie angesehen.

Entscheidend für den nachfolgenden Zustand ist die Funktionsfähigkeit des zurückgebliebenen Lungengewebes in der näheren Umgebung der Zyste oder in den distal gelegenen Lungenabschnitten. Vereiterung der Zyste ist selten.

Bei kleinen Öffnungen verläuft die Perforation oft auch subakut oder chronisch und ist dann nur durch die dem Sputum beigemengten Formelemente des Hülsenwurmes zu erkennen. Der Auswurf behält noch wochenlang seinen blutigschaumigen Charakter bei, oder aber es kommt zu einem Ventilverschluß mit nachfolgender Ausbildung einer riesengroß geblähten Luftzyste. Schließt sich die Perforationsöffnung vorzeitig, so kann der Parasit auch weiterleben und neue Skolizes und Tochterblasen bilden.

Der Durchbruch der Zyste in den Pleuraspalt erfolgt unter heftigen Schmerzen und allergischen Erscheinungen und zieht Entstehung eines Pneumo- und Pyopneumothorax nach sich. Fast regelmäßig kommt es zur Ansiedlung von Tochterblasen, ganz abgesehen von den nachfolgenden, chronischen Fisteleiterungen (ADAM und NANA, BARNETT, DÉVÉ, YBARZ, PURRIEL und ARDAO, UGON). Daneben ist bei Pleurabefall aber noch Perforation aus der Leber durch das Zwerchfell (BELLEVILLE, CALCAGNO, MICHANS, PIQUINELA und PURRIEL) und hämatogene Besiedlung möglich (BROCARD, BRINCOURT und BRUNEL, YBARZ, UGON). Ausnahmefälle stellen die Beobachtungen von SANTY und LATARJET dar von unmittelbarem Einwachsen aus der Leber oder von „heterotoper" pleuraler Echinokokkose infolge spontaner Enukleierung einer Blase aus der Lunge (YBARZ).

c) Echinokokkose anderer Organe

Für die Aussaat der Zysten in den großen Kreislauf hat wohl die Ansicht von DÉVÉ die größte Wahrscheinlichkeit, daß es sich in diesen Fällen stets um die Folge des Einbruchs einer Zyste in die Herzhöhlen handelt (s. auch VASILESCU). Zwar wird vielfach noch angenommen, daß der Embryo das Kapillarfilter der Lungen überwinden kann. Im Hinblick auf die Größe der Embryonen, die fast das Doppelte des Durchmessers der Lungenkapillaren beträgt, und unter Berücksichtigung des niederen Kapillardruckes ist es aber nicht sehr wahrscheinlich, daß der Schmarotzer mehr oder weniger passiv mit dem Blutstrom durch die Lungenkapillaren gespült wird. Nur in Ausnahmefällen wird eine paradoxe Embolie durch ein offenes Foramen in Frage kommen, die einen unmittelbaren Austausch von Blut der rechten und der linken Herzkammer zur Voraussetzung hat, Verhältnisse, die, wie die neuen kardiologischen Erkentnisse gezeigt haben, auch bei offenem Foramen ovale nur äußerst selten gegeben sind. Gegenüber der Annahme einer unmittelbaren Wanderung durch das Gewebe zum Herzen, Besiedlung desselben und nachfolgenden intraventrikulären Durchbruch ist die einer retrograden Ausbreitung vom Darm in die verschiedenen Körperorgane auf dem Lymphwege nicht sehr wahrscheinlich, da zwar bei Besiedlung der Milz über die Pfortader ebenfalls eine retrograde Wanderung Voraussetzung wäre, eine primäre Erkrankung der mesenterialen Lymphknoten aber nicht bekannt ist. Nimmt man aber trotzdem einen Wanderweg an, der die Leber umgeht, so käme schließlich nur der über den Plexus hämorrhoidalis und die untere Hohlvene in das rechte Herz in Frage, jedoch können auch diese Ausbreitungswege die Lungenpassage nicht erklären. Nach PRETE soll eine Kontaktinfektion durch die Haut oder die Schleimhaut möglich sein.

Diese Fragestellung bezüglich des Ausbreitungsweges ist auf alle solitären Organzysten auszudehnen, bei denen trotz genauester Untersuchung weder in der Leber noch in der Lunge eine Primärzyste nachgewiesen werden kann.

Wie sich aus Tab. 1 ergibt, stellen derartige solitäre Echinokokkuszysten in den übrigen Körperorganen jedoch eine mehr oder weniger große Ausnahme dar.

Infolge der geringeren Wanddicke erfolgt die Perforation in den rechten Ventrikel des Herzens leichter als in den linken. In etwa der Hälfte der Fälle setzt plötzlich eine heftige Atemnot ein, die mit Bewußtlosigkeit und Krämpfen einhergehen und sogar tödlich enden kann, gewöhnlich aber in $1/2$–1 Stunde wieder abklingt, während eine Bestandsdauer der Erscheinungen von Stunden oder gar Tagen die Ausnahme darstellt. Meist sind die ersten klinischen Erscheinungen aber erstaunlicherweise gering, wenn es sich nicht, was seltener vorkommt, um eine Einstoßung der gesamten Zyste handelt.

Die Embolien, die als Folge des Durchbruches in die Herzhöhlen entweder in der Lunge oder in der Peripherie des arteriellen Kreislaufes auftreten, sind durch Blaseninhalt, Skolizes, Brutkapseln und sogar Membranteile ausgelöst. Sie können, wie in dem Falle von BACALOGLU, BALAN, BALLIF und VASILESCU, ganz erhebliche Ausmaße annehmen und sich auf fast alle Körperorgane ausdehnen. Der Durchbruch läuft aber, wie schon ausgeführt, in der Regel allmählich und geringgradig ab.

Umgekehrt scheint das Eindringen von Blut in die Zyste bei unvollständiger Perforation die Bildung von Tochterblasen zunächst stark anzuregen. Bei den nachfolgenden Perforationen werden diese dann ebenfalls ausgestoßen, so daß die klinischen Erscheinungen von Mal zu Mal an Heftigkeit zunehmen.

Die später aufschießende sekundäre Lungenechinokokkose läßt bezüglich ihrer Lokalisation ihre hämatogene Entstehung unschwer erkennen.

Bei Durchbruch in das linke Herz werden bevorzugt Milz und Nieren befallen, und DUNGAL schließt sich der Ansicht von DÉVÉ völlig an, wonach jeder Hirnechinokokkus embolisch von einem geplatzten Echinokokkus im linken Herzen stammt (DÄNHARDT und BLUNHEIM).

In der *Milz* lokalisierte Zysten verursachen selbst bei beträchtlicher Größe kaum einmal schwere Krankheitserscheinungen (CORTESE), wie sie auch wesentlich seltener als Leberzysten perforieren oder vereitern. Andererseits tritt aber Spontanheilung durch vorzeitiges Absterben und nachfolgende Verkalkung der Blasen weniger häufig auf als bei Leberbefall. Da die Leber jedoch meistens mitbeteiligt ist, stehen die Krankheitsveränderungen von seiten dieses Organs gewöhnlich im Vordergrund des klinischen Bildes.

In der *Niere* siedelt sich der Echinokokkus überwiegend in den polnahen Rindenbezirken an (SCHMIDT). Mit dem Heranwachsen der Zyste stellen sich Druck- und Schweregefühl im Oberbauch und in der Lendengegend ein, die wie typische Nierenschmerzen in die Blasengegend und den Oberschenkel ausstrahlen können. Ureternah am unteren Nierenpol gelegene Zysten verursachen Kompression des Harnleiters mit kolikartigen Schmerzen und Hydronephrose. Der Nierenechinokokkus perforiert verhältnismäßig leicht in das Nierenbecken. Die milchige Trübung des Urins durch die Hydatidenflüssigkeit und sein Gehalt an Blasen, Membranteilen und in seltenen Fällen auch Haken im Verein mit Erythrozyten und Leukozyten führen in diesen Fällen rasch zur richtigen Diagnose. Oft werden typische Harnleiterkoliken durch eingeklemmte Blasen oder Membranteile ausgelöst.

Klinisch und wegen des guten Erfolges der rechtzeitig vorgenommenen Operation besonders eindrucksvoll sind die Zysten des *Herzens* und seiner Häute. DÉVÉ hält den Herzechinokokkus immer für primär entstanden und lehnt eine Abstammung aus Leberzysten ab, deren Vorhandensein, wie die Beobachtung von DUNGAL zeigt, keineswegs Voraussetzung für das Bestehen einer Echinokokkose des Herzens zu sein braucht. Auch die Lokalisation der Herzmuskelzysten spricht eher für eine koronar-hämatogene Besiedlung als eine von den Herzhöhlen aus durch das Endokard hindurch erfolgte (s. o.).

Von 110 Zysten waren nach DÉVÉ 36 in der rechten Herzhälfte, davon 11 im Vorhof und 25 im Ventrikel, 56 in der linken lokalisiert, davon 8 im Vorhof und 48 im Ventrikel. Im Septum wurden 18 Zysten festgestellt. Der am besten mit Blut versorgte linke Ventrikel ist demnach auch der häufigste Sitz der Echinokokken.

Zwei Drittel der von DÉVÉ untersuchten Zysten waren perforiert, und es kann angenommen werden, daß dieses Ereignis in jedem Falle eintritt, wenn der Hülsenwurm ein gewisses Alter und eine bestimmte Größe erreicht hat, wobei Blasendurchmesser von 10 cm gar nicht selten sind (CATTOIR, BOZEC, ZABLOT, HOUEL und QUISFIT).

Für die Perforation scheint es bezeichnend zu sein, daß sie oft protrahiert und in Schüben erfolgt und der erste Einbruch weit geringere klinische Erscheinungen auslöst, als zunächst erwartet werden sollte.

Der Einbruch in das Perikard ist selten lebensgefährlich. Die schwerste Komplikation stellt die nachfolgende Perikarditis dar im Zusammenwirken mit der zunehmenden Vergrößerung sekundär angesiedelter Tochterblasen, die die Erscheinungen der konstruktiven Perikarditis und schließlich der Herzbeuteltamponade zur Folge haben (BARCLAY, MOLLOY).

Eine andere Einbruchsrichtung geht in die Vorhöfe, es liegen aber auch Beobachtungen vor, bei denen es zu einer Ruptur der A. pulmonalis und sogar der Aorta gekommen war.

Die Zahlenangaben über die Häufigkeit des *Hirnbefalls* schwanken zwischen 0,5 und 9,87 % (Zusammenfassung siehe bei HENNEBERG). Meist handelt es sich um Solitärblasen, mehrere Finnen fand KUTSCHE nur in etwa 10 %. Im Gegensatz zum Hirnzystizerkus zeigt der Echinokokkus keine Prädilektionsstellen, wenn man davon absehen will, daß das Mark der Großhirnhemisphäre am häufigsten Sitz der Echinokokkusblasen ist, besonders in der motorischen Region und in der Nähe der Konvexität, ferner im Stirnhirn. Befall der Hirnbasis, der weichen Häute, des IV. Ventrikels oder des Kleinhirns ist, im Gegensatz zum Zystizerkus, ausgesprochen selten, und das Gebiet der Medulla, der Pons und des Thalamus scheinen sogar gänzlich ausgespart zu bleiben.

Die Besonderheiten des klinischen Bildes und Verlaufes bei Hirnbefall erklären sich wohl am ehesten durch die Annahme, daß der Hülsenwurm hier die besten Lebensbedingungen antrifft und deshalb im Vergleich zu anderen Organen besonders rasch wächst ohne eine starke Membran auszubilden oder gar zu verkalken. Andererseits führt die Ausdehnung der Zysten im Gehirn am raschesten zu klinischen Störungen und Ausfallserscheinungen.

So wird verständlich, daß die Befallenen sich meist in noch jugendlichem Alter befinden, ja sogar das 10. Lebensjahr oft noch nicht erreicht haben (NEISSER, THOMAS) und die Größe der Echinokokkusblase die eines Hühnereies oder höchstens einer Faust nicht überschreiten (VERGO, FRANEKE).

Die Krankheitserscheinungen entsprechen denen bei raumbeengenden Prozessen, ohne Besonderheiten aufzuweisen, die sie in ihrer wahren Natur kennzeichnen würden. Neben dem jugendlichen Alter der Kranken könnten höchstens der gute Allgemeinzustand und eine auffallende Zunahme des Kopfumfanges mit Klaffen der Kranznaht und Offenbleiben der Fontanelle auf Echinokokken hindeuten. MORQUIO hebt hervor, daß das Leiden oft mit Konvulsionen und Hemiparese ohne stärkere Kopfschmerzen beginnt und wie ein Tumor in der motorischen Region ohne wesentliche Sensibilitätsstörungen verläuft. Damit ergibt sich ein deutlicher Gegensatz zum Gehirnzystizerkus, bei dem ausgesprochene Lähmungen seltener auftreten, Epilepsie und rindenepileptische Anfälle sowie Zeichen der basalen Meningitis und des chronischen Hydrozephalus dagegen mehr im Vordergrund stehen.

Infolge des raschen Wachstums kommt es beim Echinokokkus des Gehirns allerdings häufig zu Knochenusuren, die dann mit umschriebenen Kopfschmerzen einhergehen (VEGAS und CRANWEL). In diesen Fällen nimmt der Perkussionsschall einen eigenartig „scheppernden" Beiklang an (FRANCKE), und bei noch weiter fortgeschrittener Verdünnung der Schädelknochen macht sich bei der Palpation ein Gefühl von pergamentartigem Knistern bemerkbar, bis es dann schließlich zur völligen Durchlöcherung des Knochens und Vorwölbung der Blase oder Teile derselben kommt. Durch Kompression von außen können verstärkte Hirndruckerscheinungen und epileptiforme Zufälle ausgelöst werden (ESTÉVES), die Blasen können aber auch perforieren und ihren Inhalt in die Umgebung entleeren.

Die Diagnose wird nur in Ausnahmefällen richtig zu stellen sein. Von besonderer Bedeutung sind Lokalisationsstellen in anderen Organen, neben Leber und Lunge ist insbesondere die *Haut* zu beachten (GRÜTZ, PICK). Hier bilden die Zysten meist solitäre, bis faustgroße, halbkugelig vorgewölbte Tumoren, die sich durch ihre Fluktuation und ihre Transparenz bei seitlicher Durchleuchtung auszeichnen und zuweilen sogar typisches Hydatidenschwirren aufweisen. Die darüberliegende Oberhaut zeigt keinerlei Veränderungen und ist gegenüber dem Tumor gut verschieblich. Die Diagnose wird gesichert durch Untersuchung des aspirierten Zysteninhaltes. Die Therapie der Wahl ist die chirurgische Entfernung in toto.

Bei *Knochenbefall* kommt es zu einer besonderen Wuchsform durch exogene Sprossung (VIERORDT). Die Bläschen nehmen eine schlauchförmige Gestalt an, durchsetzen die Spongiosa und lösen eine Atrophie des Knochens bzw. Sequesterbildung aus. Die Kortikalis wird von innen her aufgetrieben, ohne daß es zu einer nennenswerten periostitischen Reaktion kommt. Spontanfrakturen und bei Wirbelbefall Gibbusbildung sind häufige Begleiterscheinungen der Knochenechinokokkose, wie es auch häufiger als in anderen Organen zur bakteriellen Infektion kommt.

4. Diagnose

Aus dem klinischen Bild allein ist, wie aus den vorausgegangenen Schilderungen hervorgehen dürfte, ein Echinokokkusbefall nur selten mit Sicherheit festzustellen. Bei der Differentialdiagnose gegen Tumoren sprechen *urtikarielle Erscheinungen* für eine Echinokokkose, auch ohne daß eine Bluteosinophilie besteht. Die *Eosinophilen* sind in manchen Fällen zwar bis zu 50% vermehrt, jedoch werden bei über der Hälfte der Fälle normale Werte gefunden (BARLING, WELSH, BOCCHETTI, MISSIRLOGLU, GALEY, LAMPIRIS, MARANGOS, MUZZOLINI).

Bei Leberzysten hängt das Zustandekommen des *Hydatidenschwirrens* (BLATIN) von dem innerhalb der Zyste bestehenden Druck und der Dicke der Membran ab und kann daher fehlen. Bei der *Laparaskopie* erscheinen oberflächliche Leberzysten als porzellanweiße bzw. weißlich-bläuliche Vorwölbung (ROSENBAUM). *Probepunktionen*, die zudem auffallend selten zu einem sicheren Ergebnis führen, sind bei Verdacht auf Echinokokkose wegen der Gefahr anaphylaktischer Reaktionen und der sekundären Echinokokkose kontraindiziert (PASQUIER und MAYDL).

Der Beweis eines Echinokokkusbefalles kann, wenn die operative Ausschälung zur Sicherung der Diagnose nicht möglich ist, daher nur geführt werden, wenn bei Ruptur einer Zyste Membranteile, Skolizes oder die typischen Haken in den Ausscheidungen gefunden werden, wobei die Färbung mit BESTschem Karmin besonders empfohlen wird (ARDAO, LASNIER und YBARZ, CASSINELLI).

Das *Röntgenbild* der unkomplizierten Echinokokkuszyste zeigt einen scharf begrenzten, weichteildichten, homogenen Rundschatten (Abb. 60), der, wenn er in der Lunge liegt, beim Inspirium seine Größe ändern und eine mehr ovale Form annehmen kann (ESCUDERO-NEMENOWsches Zeichen), vorausgesetzt, daß der Finnenbalg elastisch genug ist, um diese Veränderungen noch zuzulassen. Die scharfe Begrenzung geht bei entzündlichen Reaktionen des umgebenden Lungengewebes jedoch verloren (BELOT und PEUTEUIL). Sehr große und Riesenzysten verlieren ihre kreisrunde Form, weil sie sich den durch die Rippen und das Zwerchfell gegebenen Raumverhältnissen anpassen müssen. Über die Irrtümer, die bei der Beurteilung von Röntgenbildern auftreten können, haben CHIFFLET, PURRIEL und ARDAO, sowie ZUR ausführlich berichtet.

Stirbt der Hülsenwurm vorzeitig ab oder perforiert er und entleert sich nur teilweise, so ist sehr bald im Bereich des Rundschattens ein horizontaler Flüssigkeitsspiegel zu erkennen, der dann auch Veranlassung zu Verwechslungen mit Kavernen oder Lungenabszessen gibt. Rupturierte Zysten sind im Röntgenbild von einem Lungenabszeß meist nicht mehr zu unterscheiden, wenn sich nicht noch ein unregelmäßiges, auf dem Flüssigkeitsspiegel schwimmendes Gebilde nachweisen läßt, das der zurückgebliebenen Blasenmembran entspricht (DE BERNARDI, EVANS).

Bekommt der perizystäre Lymphraum Verbindung mit dem Bronchialbaum, so tritt um die Zyste herum eine Aufhellung auf, die entweder eine zirkuläre, öfters aber eine halbmondförmige Gestalt annimmt (BELOT und PEUTEUIL, CONSTANTINI und LE GENISSEL) (Abb. 67). Dieses von COLOMBO) beschriebene „signe de décollement" gewinnt an diagnostischem Wert, wenn sich im perizystären Lymphraum ebenfalls Flüssigkeit ansammelt und so ein zweiter, von dem im Blaseninnern abtrennbarer horizontaler Spiegel auftritt (EVANS).

Für die Indikation zur Operation sind die Durchführung von Schichtaufnahmen (DEMIRLEAV, OBERHOFER), eines Broncho- oder Angiokardiogramms oft unerläßlich (WEISS, SCHMIDT, WITZ und HOLLENDER). Die letztere Untersuchung ist aber besonders dann angezeigt, wenn sich ein mit dem Herzen oder dem Perikard zusammenhängender Rundschatten mittels der üblichen Untersuchungen in den verschiedenen Querdurchmessern und nach Anlegung eines diagnostischen Pneumothorax vom Herzschatten nicht abtrennen läßt und auch durch die Kymographie eine sichere Entscheidung nicht möglich ist.

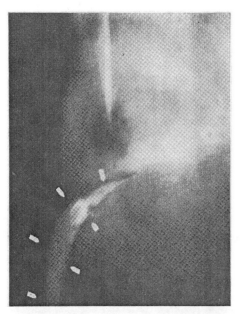

Abb. 67. Ablösung der Keimmembran von der Perizyste (nach WEBER)

Eine Verkalkung der Zystenmembran ist besonders typisch für Leberechinokokken. Obwohl das Röntgenbild in hohem Maße kennzeichnend ist (Abb. 59), sollte die Diagnose nicht vorschnell gestellt werden. In einem eigenen Beobachtungsfalle gelang es, die vom Voruntersucher als sicher angesehene Diagnose eines Leberechinokokkus durch die genaue Erkennung der Lagebeziehungen zu der kontrastmittelgefüllten Gallenblase zu berichtigen und eine verkalkende Dermoidzyste für wahrscheinlicher anzunehmen. Die Operation bestätigte diese Diagnose (Abb. 68a und 68b). Ferner sind in jedem Falle vergrößerte Lymphknoten, Neurinome Sarkome, Lungen- und Bronchialkarzinome sowie Karzinommetastasen, Pleuraendotheliome und Tuberkulome auszuschließen (DE BERNHARDI, HETRICK, HOLMAN und PIERSON, IMBERT, SAMUEL). Nicht immer kommt es zur Darstellung des scharfen Randes, sondern es lassen sich nur unregelmäßige Verkalkungen nachweisen, die von denen bei Granulosusbefall zu unterscheiden sind (Abb. 69).

Vorbuckelungen der Leber lassen sich am sichersten durch die Anlegung eines Pneumoperitoneums darstellen. Besonders geeignet ist diese Methode zur Erkennung der Zysten, die unmittelbar unter dem Zwerchfell gelegen sind und dieses nach oben vorwölben.

Neuerdings gestattet die Splenoportographie weitere Einblicke in die anatomischen Gegebenheiten zu erlangen (Abb. 62 u. 63).

Besonders groß ist der Wert *immunbiologischer Untersuchungen* zur Erkennung des Echinokokkenbefalls. Die Ergebnisse können jedoch mit genügender

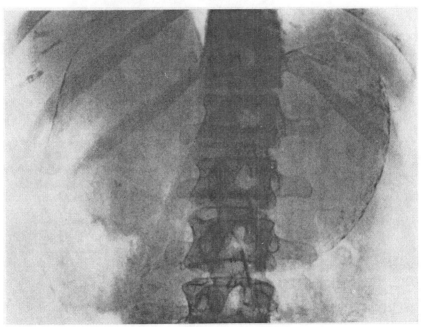

Abb. 68a.
Dermoidzyste. Beachte die Lage zur kontrastmittelgefüllten Gallenblase

Sicherheit nur verwertet werden, wenn die Möglichkeiten und Grenzen der verschiedenen Methoden bekannt sind und kritisch gegeneinander ausgewertet werden.

Wie alle Bandwürmer entwickelt auch der Echinokokkus Stoffe, die histaminähnliche Wirkungen besitzen (DESCHIENS und POIRIER) oder beim Eintritt in die Blutbahn anaphylaktische Reaktionen auslösen (GIUSTI und HUG). LEMAIRE, THIODET und DERRIEN führen die urtikarillen Erscheinungen bei Echinokokkose auf ein Polypeptid zurück, antigenwirksame Stoffe in Blasen und Würmern wurden u. a. von KELLAWAY, FAIRLY und WILLIAMS, sowie PIROSKY, PIROSKY und FRANCESCHI, ein Polysaccharid aus Aldohexosen und Glukosamin von CMELIK nachgewiesen.

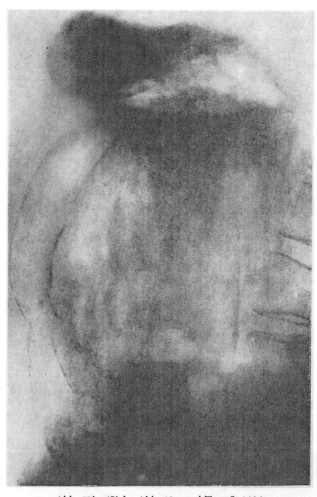

Abb. 68b. (Siehe Abb. 68a und Text S. 160.)

Andere Beobachtungen machen die Annahme von BOTTERI, DOERR u. a. sehr wahrscheinlich, daß es sich um verschiedene Partialallergene handelt, die möglicherweise an die Lipoid- bzw. an die Proteinfraktion gebunden sind. PEREZ-FONTANA führt die Frühreaktion beim Intrakutantest auf Polysaccharide der Hydatidenflüssigkeit zurück, die Spätreaktion aber auf Hydatidenglobuline. Hinzuweisen ist im Zusammenhang mit der Frage unterschiedlicher Antigene ferner auf die klinische Erfahrung über den unterschiedlichen Ausfall verschiedener Seroreaktionen und der sicher erwiesenen Möglichkeit der passiven Übertragung eines humoralen Antikörpers trotz negativen Ausfalls der Komplementbindungsreaktion.

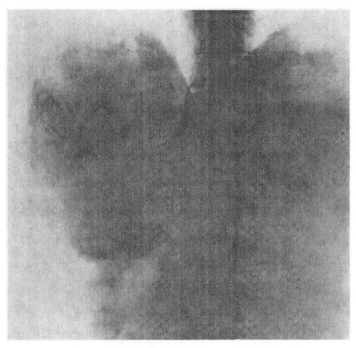

Abb. 69. Verkalkender Echinococcus cysticus der Leber
(gleicher Fall wie Abb. 65)

Zum Nachweis der erfolgten Sensibilisierung des Finnenträgers stehen alle in der Serologie gebräuchlichen Methoden zur Verfügung. Als zuverlässigste gilt allgemein die Intrakutanreaktion (CASONI), in den meisten Fällen wird außerdem noch die Komplementbindungsreaktion (GHEDINI – WEINBERG) angestellt, während der PRAUSNITZ-KÜSTNERsche Versuch, die passive Übertragung zellständiger Antikörper durch Leukozyten (LASS), die Flockungs- und Klärungsreaktionen (GAETHGENS) und die Präzipitinreaktion nach UHLENHUTH (DENNIS, SÜSMAN) und schließlich die Hämolysereaktion (MORILLO und SAUS, NEGME, NAQUIRA und TAGLE) nur zur Ergänzung der beiden erstgenannten Reaktionen dienen (s. auch BIRCHER, MORILLO und SAUS, ferner GRANA).

Die größten Schwierigkeiten bereitet auch heute noch die Gewinnung eines genügend zuverlässigen und gleichmäßig standardisierten Antigens (BENSTEDT und ATKINSON, DENNIS). Neben Inhalt menschlicher Finnenblasen (MISSIRLOGLU) wird auch der von tierischen Schmarotzern verwandt (BENSTEDT), getrockneter Zysteninhalt (CARTA) sowie pulverisierter Extrakt aus Echinokokusköpfchen (FÜLLEBORN) und -Membranen (MORELLINI, FERRI und ROMEO).

Da es sich aber nicht um spezifische, sondern um Gruppenantigene handelt, können auch die Träger anderer Taenienarten auf alle diese genannten Proben positiv reagieren, wie umgekehrt auch bei Echinokokkusträgern Antikörper gegen Schweine- und Rinderbandwurmextrakte nachweisbar sind. Spezifische Ergebnisse werden hinsichtlich der Artdiagnose durch Absättigung des Serums nach CASTELLANI (s. b. GAETHGENS) erzielt.

Trotz Verwendung hochwertiger Antigene lassen sich bis heute auch bei einwandfreier Technik unspezifisch positive und bei erwiesenem Echinokokkenbefall auch negative Ergebnisse noch nicht sicher vermeiden.

Die meisten positiven Befunde werden mit der *Intrakutanreaktion* nach CASONI-BOTTERI erhoben:

4–5 Minuten nach intrakutaner Injektion von 0,1 ccm einer Antigenverdünnung von 1:10 000 an der Volarseite des Unterarmes kommt es zur Vergrößerung der gesetzten Quaddel unter zunehmender Infiltration und Hautrötung (PONTANO und MAGATH 1921). Im Verlauf einer halben Stunde zeigen sich am Rande der Quaddel feine, weiße, pseudopodienartige Ausläufer mit geringer Rötung der umgebenden Hautbezirke, die manchmal von einem subkutanen Ödem begleitet sind. Diese „*Sofortreaktion*" klingt nach 1–2 Stunden wieder ab, geht aber zuweilen auch unmittelbar in die „*Spätreaktion*" über, die von der Sofortreaktion zu unterscheiden und erst nach 12–36 Stunden abzulesen ist. Sie ist durch ein braun-violettes, hyperämisch-nekrotisches Zentrum, eine blasse, vasospastische Mittelzone und eine bläulich-rote hyperämische Randzone gekennzeichnet (CASONI 1911). Die Ausdehnung der Veränderungen soll im Durchmesser 5–6 cm betragen, FAIREY verwertet aber auch noch Reaktionen mit einem Durchmesser bis zu 2,4 cm als positiv, wobei nach LASS besonders auf den fortschreitenden Randwall, Pseudopodien und punktiertes zentrales Erythem zu achten ist (PEREZ-FONTANA).

Histologisch handelt es sich nach FISAHN um eine sehr ausgeprägte Entzündung im Sinne eines geringgradigen Arthus-Phänomens, die sich in nichts von anderen hyperergischen Entzündungen unterscheidet. Eine homogenisierende Verquellung der Bindegewebsbündel konnte RÖSSLE erst bei positiver Spätreaktion feststellen.

Die Frühreaktion ist zwar empfindlicher als die Spätreaktion, ihr diagnostischer Wert wird aber durch ihre geringere Spezifität und das häufigere Auftreten pseudopositiver Reaktionen bei sicher nicht Befallenen stark eingeschränkt, so daß DEUSCH und LEHMANN ihre Brauchbarkeit für die Diagnose des Echinococcus zystikus sogar ganz ablehnen. Ein negativer Ausfall der Frühreaktion spricht zwar nicht unbedingt, jedoch in hohem Maße gegen die Anwesenheit eines Echinokokkus zystikus.

Zum Ausschluß unspezifischer „pseudourtikarieller" Reaktionen sind in jedem Falle Kontrollen mit Histamin und physiologischer Kochsalzlösung anzulegen.

Große Beweiskraft für die Diagnose eines Echinokokkenbefalls besitzt demgegenüber die Spätreaktion, zumal wenn Kontrollinjektionen mit Kochsalzlösung oder 0,1 %igem Peptonwasser keine Reaktion ergeben haben. Bei positiver Spätreaktion ohne vorausgegangene positive Frühreaktion kann nach THIODET und BURI jedoch nicht auf einen Befall mit Echinokokkus geschlossen werden. Die Ausbeute an positiven Reaktionen wird mit 50 % (MUZZOLINI) bis 70–90 % angegeben (AGGARWAL, BENSTEDT und ATKINSON, BOTTERI und TRENTI, LAMPIRIS, MO-

RELLINI, FERRI und ROMEO, PINELLI, WEINBERG). Bei wiederholter Testung am gleichen Menschen sah FAIREY immer wieder eine in ihrer Stärke verschieden hochgradige Reaktion. Während LASS bei Leberzysten in 82 % eine stärker positive Reaktion ablas, erzielte er bei Lungenzysten nur in 67 % ein positives Ergebnis. Die Sofortreaktion war in 73 %, die Spätreaktion aber nur in 52 % positiv. KOUSIAS und MARANGOS sahen die positiven Reaktionen auf 40 % zurückgehen, wenn die Zysten infiziert waren.

Obwohl die Versuche von FAIREY am Menschen in Analogie zu früheren Tierversuchen mit Blaseninhalt (s. b. HANSEN) auch bei wiederholter Echinantigeninjektion in die Haut erfolglos blieben, so ist durch zahlreiche andere Beobachtungen doch sichergestellt, daß durch die einmalige Antigeninjektion zu diagnostischen Zwecken eine Sensibilisierung der Haut eintreten kann, die noch nach Jahren einen falsch positiven Reaktionsausfall zur Folge hatten. Auch bei sicher geheilten Echinokokkusträgern bleibt die Reaktion noch nach 5–22 Jahren positiv (LASS, FAIREY, LAMPIRIS), so daß sich die Probe zur Kontrolle eines Operationserfolges nicht eignet (DÉVÉ, DEW, SUSMAN, UGON). Aus demselben Grunde sollte die Intrakutanprobe aber auch zu diagnostischen Zwecken nur mit Zurückhaltung angewandt werden, da spätere Untersuchungen nicht mehr sicher verwertbar sind, und auch der positive Ausfall der Komplementbindungsreaktion dann nur noch mit Zurückhaltung beurteilt werden kann.

In der Regel liefert die *Komplementbindungsreaktion* bei Echinokokkusbefall nur in etwa 40–45 % positive Ergebnisse (LAMPIRIS, WIGAND). Noch wesentlich schlechtere Ergebnisse erzielte MUZZOLINI. Die Reaktion wird nach folgendem Schema angestellt:

Tabelle 14

	Röhrchen						
	1	2	3	4	5	6	7
Komplement	0,5	0,5	0,5	0,5	0,5	0,5	0,5
Antigen	0,5	0,5	0,5	0,5	0,5	0,5	0,5
NaCl	—	0,1	0,2	0,3	0,4	0,5	0,5
Serum	0,5	0,4	0,3	0,2	0,1	0,5	—

Röhrchen 6 = Serumkontrolle, Röhrchen 7 = Extraktkontrolle. 30. Min. bei Raumtemperatur, dann 30 Min. bei 37° stehen lassen. Anschließend bei allen Röhrchen je 0,5 ccm Ambozeptor und 0,5 ccm Hammelerythrozyten zufügen. Ablesen, wenn die Serumkontrolle gelöst ist. Bei positivem Ausfall Hemmung in den Röhrchen 1 bis 5 bzw. 3 bis 5.

Positive Ergebnisse sind schon etwa 4 Wochen nach der Infektion zu erwarten. Die Reaktion besitzt während der Frühdegeneration einer Zyste die größte Zuverlässigkeit und liefert außerdem bei Komplikationen besonders hohe Titerwerte. Der Antikörpergehalt des Serums von menschlichen Echinokokkusfällen blieb bei Aufbewahrung desselben bei einer Temperatur von 4° C während eines vollen Jahres unverändert (BENSTED und ATKINSON). In vivo klingt die Reaktion dagegen innerhalb von 3–5 Monaten ab, wenn ein weiterer Antigennachschub ausbleibt. Die Probe eignet sich daher ganz besonders gut zur Kontrolle eines Operationserfolges. Sind nach Ablauf von 6–9 Monaten noch komplementbindende Antikörper nachzuweisen, so kann als sicher angenommen werden, daß sich noch weitere Blasen oder irgendwelche Blasenreste irgendwo im Organismus befinden.

Zu beachten ist aber, daß bei positiver WASSERMANNscher Reaktion eine positive Seroreaktion mit Echinantigen nicht bewertet werden kann.

5. Prophylaxe

Der Lebenszyklus des Hundebandwurms bietet mehrere Ansatzpunkte, um die Ausbreitung und Übertragung vom Wirt auf den Zwischenwirt und wieder zurück auf einen neuen Wirt wirksam zu verhindern. Vor der unmittelbaren Infektion des Menschen schützen vor allem Sauberkeit und die Vermeidung eines engen Kontaktes mit Hunden. Besonders sind Kinder durch ihren Umgang mit Hunden gefährdet. Regelmäßig im Abstand von $^{1}/_{2}$–1 Jahr durchgeführte Bandwurmkuren bei Hunden in Endemiegebieten, restlose Vernichtung der Abgänge und eine sorgfältig durchgeführte Schlachthaushygiene haben sich in Island so gut bewährt, daß dort die Krankheit heute als beseitigt angesehen werden kann und Hydatiden trotz sorgfältiger Erfassung der Bevölkerung nur noch bei alten Leuten gefunden werden, deren Infektion sicher vor der Zeit der Echinokokkenbekämpfung erworben wurde (DUNGAL Abb. 70a u. 70b). Sachgemäße Beseitigung aller Schlachtabfälle und Unterlassung ihrer Verfütterung in rohem Zustand an Hunde wie auch die Fernhaltung aller, auch der Schlächterhunde, von Schlachthöfen oder Schlächtereien vermag der Infektion dieser Tiere wirksam vorzubeugen.

6. Therapie

Eine wirksame medikamentöse Behandlung der Echinokokkose beim Menschen ist bisher nicht bekannt. Es ist zunächst auch nicht zu erwarten, daß ein Medikament gefunden wird, das, ohne den Wirt zu schädigen, trotz des geringen Stoffaustausches zwischen Wirt und Zyste in diese eindringt und dabei eine genügend große antiparasitäre Wirksamkeit entfaltet. Die Angaben von THIODET, THIODET und BOULARD, die in Anlehnung an CUERVO-GARCIA nach i. m. Injektionen von 3 cm^3 einer 50%igen Thymollösung in 1%igem Jodöl einen Rückgang der Leberschwellung mit deutlicher Verkleinerung der Zysten in Leber und Lunge und Besserung des Allgemeinbefindens beobachtet haben, bedürfen außer von CAROLI, CHAMPEAU und PARAF sowie HANSTEIN noch der weiteren Bestätigung durch die Klinik.

Versuche, die Skolizes durch Röntgenstrahlen abzutöten, scheitern an der verhältnismäßig geringen Strahlenempfindlichkeit (D L 9500 r) und der Schwierigkeit, eine derartige Herddosis ohne Schädigung des Wirtes zu verabfolgen. Wieweit eine gezielte Bestrahlung mit dem Betatron diese Forderungen zu erfüllen vermag, wobei infolge der weitgehenden Ausschaltung der Streustrahlung auch Leberschädigungen weniger zu fürchten sind, bedarf noch der klinischen Prüfung. Soweit bisher von Besserungen durch Röntgenbestrahlung bei der Echinokokkose berichtet wurde, dürfte es sich vorwiegend um Einwirkungen auf perizystische Entzündungsvorgänge gehandelt haben.

In welchem Ausmaße auch eine aktive Immunisierung (CALCAGNO, CHIEFFLET, GEORGE und GREEN) die Entwicklung der Echinokokkuszyste zu hemmen vermag, läßt sich noch nicht übersehen, als präoperative Maßnahme dürfte sich eine spezifische Desensibilisierung aber in jedem Falle empfehlen (FANTA, FAIGUENBAUM, NEGHEME, JORGE und RE). Zur allgemeinen Roborierung empfiehlt PIMPS darüber hinaus Gaben von Eisen in Verbindung mit Vitamin B_{12} und Calcium-Vigantol.

Die Methode der Wahl ist bei Lungenbefall heute die chirurgische Entfernung der Zyste. Waren die Ansichten der Chirurgen über diese

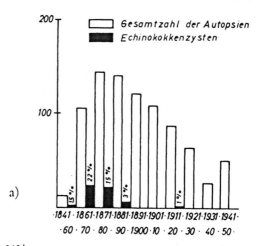
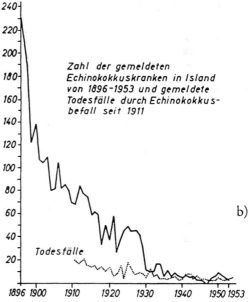

Abb. 70a und 70b. Rückgang der Echinokokkusinfektion in Island (nach DUNGAL)

Frage vor dem Kriege noch nicht einheitlich (ADAM), so ist sie durch die Weiterentwicklung der Narkoseverfahren und der Lungenchirurgie nunmehr ziemlich eindeutig im Sinne von DÉVÉ, GARRÉ, MORQUIO, SAUERBRUCH sowie TUFFIER entschieden. Nur CAPDEHOURAT mit CASTEX scheinen noch die abwartende Behandlung vorzuziehen, die sie durch Pleuraverödung, Formalin-, Salzsäure- und

Pepsininjektionen sowie gelegentliche Punktion ergänzen. LEVI-VALENSI und ZAFFRAN, MIMOUNI und SCHIROSA wählen hierfür den tracheo-bronchialen Zugangsweg, jedoch muß auch hier nochmals auf die Warnungen vor kritikloser Zystenpunktion hingewiesen werden, falls die Zukunft nicht erweisen sollte, daß die so gefürchteten Reaktionen durch die Kortikoide beherrschbar sind.

Bei operativem Vorgehen verdient die einseitige breite Thoraktomie, wie sie NISSEN schon i. J. 1936 geübt hat, den Vorzug. Hat die Voruntersuchung noch keine vollständige Klarheit über die Art des Vorgehens erbracht, so kann die sorgfältige Punktion der Zyste nach vorheriger Formaldehydinjektion (BARRET, BIOCCA, MOLLOY, SUSMAN, WALTHER) intra operationem noch weiteren Aufschluß über die Wandverhältnisse geben.

Die einfachere Technik der Blasenlösung ohne gleichzeitige Entfernung der wirtseigenen Adventitia (ARCE, BARRET, DEMIRLEAU, HOLMAN und PIERSON, KOCH, MARANGOS) birgt die Gefahr der Resthöhlenbildung in sich (LENDON, LOGAN und NICHOLSON, UGON), die auch durch Austupfen der Operationshöhle mit Formalin oder Fixation der verbleibenden Adventitia an die Thoraxwand (SUSMAN) nicht vollständig beherrscht wird. Resthöhlen sind aber deshalb zu vermeiden, da sie zu weiteren Komplikationen Anlaß geben können, wie chronischer Eiterung, Fistel-, Atelektasen- und Bronchiektasenbildung, oder bei Überwiegen des valvulären Mechanismus der Bronchusmündungen zur Entwicklung einer Distensionsluftzyste führen.

Andererseits birgt die vollständige Entfernung des Finnenbalges mitsamt der Adventitia aber ebenfalls Gefahren in sich, die in erster Linie durch die Eröffnung der Bronchien und der bronchopulmonalen Blutgefäße bedingt sind (BALÁS und BIKFALVI, BLAHA, DEMIRLEAU sowie DOR, CRISTOFARI und DE ANGELIS, UGON). Bei 200 derartigen Operationen erlebte PEREZ-FONTANA mit einer verbesserten Technik jedoch keine Blutung mehr. Wertvolle Hinweise zur Verhütung einer sekundären Ausstreuung von Skolizes während der Operation gibt FITZPATRICK 1954.

Handelt es sich jedoch um infizierte Zysten, deuten vorausgegangene Hämoptysen und die Röntgenbefunde auf eine stattgehabte Ruptur hin oder sind große Lungenteile durch eine Riesenzyste zerstört, so ist die Vornahme einer Segment- oder Lappenresektion angezeigt, ebenso beim Auftreten von Komplikationen während einer Operation vom Enukleationstyp und schließlich beim Vorliegen multipler Zysten, die nicht getrennt für sich entfernt werden können (ARDAO und CASINELLI, DE FRANCHIS und PINELLI, DEMIRLEAU, UGON). Auch hierbei wird man so gewebeschonend wie möglich vorgehen und die Segmentresektion der Lobektomie und Pneumektomie vorziehen, um möglichst viel funktionsfähiges Lungengewebe zu erhalten (JOHNSTON und TWENTE, ROSSI, VENTURINO und BOSCH DEL MARCO), es sei denn, es besteht gleichzeitig eine Lungentuberkulose, die womöglich ein radikaleres Vorgehen verlangt (CEBALLOS, ESCUERDO, IMBERT, LATTERI). Als postoperative Komplikation fand MAKKAS die Tuberkulose in 6,2 %. Die Notwendigkeit eines derartig ausgedehnten Eingriffes, wie ihn die Pneumektomie darstellt, ist nach den Angaben der einzelnen Untersucher jedoch nur in 0,2–4 % aller Fälle von Lungenechinokokkus gegeben (BIOCCA, MAKKAS, REDI, SUSMAN, UGON).

Demgegenüber besitzt die Marsupialisation (s. u.) der Lungenzysten nur einen Sinn bei Kranken, deren Zustand eine breite Eröffnung des Thorax nicht mehr zuläßt, sie beschränkt sich ferner auf lebensbedrohliche Zustände, hervorgerufen durch eine Kompression oder Verlegung, auf toxische oder eitrige Fälle, des weiteren muß sie dann vorgenommen werden, wenn die technischen Voraussetzungen für einen größeren Eingriff nicht gegeben sind.

Weitaus schwieriger als die Behandlung eines Lungenbefalles ist die der Leberechinokokkose, da hier die chirurgischen Möglichkeiten noch beschränkt sind (BOURGEON, PIETRI, GUNTZ und APROSIO, VOLOCHINSKY und KLINGER). MELCHIOR empfiehlt auch heute noch die Marsupialisation, bestehend in Freilegung der Zyste und Einnähen der Blasenwand in die Wundränder. Um die häufig nach der Operation auftretende profuse Gallensekretion aus der Höhle zu vermeiden, legte STRUPPLER ein doppelläufiges T-Rohr ein und brachte unter Anwendung eines dauernden Soges die Höhle zur Schrumpfung und Vernarbung.

Daß auch die operative Versorgung eines Hirnechinokokkus nicht aussichtslos zu sein braucht, zeigt sehr eindringlich die Nachuntersuchung eines von v. HABERER vor 35 Jahren operierten Kranken durch KLOSS und RUCKENSTEINER.

B. Echinococcus alveolaris (KLEMM 1883) s. multilocularis (LEUCKART 1863)

1. Biologie

Nach der besonderen infiltrierenden und gewebszerstörenden, klein- und vielblasigen Wachstumsform der Finne beim Menschen und nach dem wesentlich bösartigeren Verlauf der Finnenkrankheit wurde der Echimococcus alveolaris vom Echinococcus cysticus abgegrenzt, wobei bislang jedoch nicht entschieden war, ob es sich um zwei verschiedene, nahe verwandte Wurmspezies handelte (POSSELT, CAMERON, ferner VOGLER, MANGOLD und MÜLLER, GRUBER, HENSCHEN und BIRCHER), oder ob die Wuchsform des Echinococcus alveolaris nur eine Art von parasitärer Metaplasie des Echinococcus cysticus darstellt (DÉVÉ). Durch die jüngsten Untersuchungen VOGELS an wildlebenden Tieren der Schwäbischen Alb und durch Infektionsversuche im Laboratorium konnte der besondere Lebenszyklus des Alveolarechinokokkus nunmehr aber aufgeklärt und nachgewiesen werden, daß es sich beim Echinococcus alveolaris s. multilocularis mit Sicherheit um einen selbständigen Stamm handelt. Er unterscheidet sich nicht nur anatomisch durch seine geringere Größe, die Lage des Genitalporus, die Zahl und Anordnung der Hoden und den Umriß des Uterus im Strobilastadium (Abb. 71) und seine Wachstumsform im Blasenstadium vom Echinococcus cysticus, sondern auch biologisch in seinem Verhalten gegenüber verschiedenen Wirten.

VOGEL bezeichnet Füchse, Hunde und Hauskatzen als „gute" Wirte, in denen

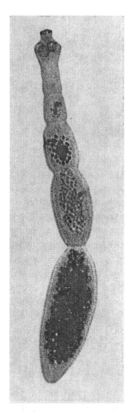

Abb. 71. Echinococcus multilocularis, fünfgliedriger gravider Bandwurm des Menschenstammes S aus Hund. Milchsäure-Karmin. Vergr. 46mal (nach VOGEL)

die Bandwürmer voll ausreifen und infektiöse Eier erzeugen, während in weniger günstiger Umgebung die Entwicklung vorzeitig abbricht.

Das natürliche Larvenstadium des Echinococcus multilocularis bevorzugt – ebenfalls im Gegensatz zu dem des Echinococcus cysticus – Feldmäuse und möglicherweise noch andere Kleinsäugetiere.

Der Entwicklungsgang des Echinococcus multilocularis gleicht dem des Echinococcus cysticus weitgehend. Vom Naturkreis geht die Infektion beim Abbalgen erlegter Füchse zufällig auch auf den Menschen über, gewöhnlich dürfte die Infektion aber bei der Arbeit in Feld und Wald durch Aufnahme der in der Fuchslosung ausgestreuten Echinokokkuseier mit Fallobst, Gemüse, Walderdbeeren, Heidel- und Preiselbeeren zustande kommen. Möglicherweise geht die Übertragung auf den Menschen auch noch von Hunden und Katzen aus, die Gelegenheit hatten, befallene Feldmäuse zu fressen.

Aus dem vom Zwischenwirt aufgenommenen Bandwurmei wird im Dünndarm die Onkosphäre frei, die sich fast ausnahmslos in der Leber ansiedelt.

Das Wachstum der Blase erfolgt – wiederum im Gegensatz zum Echinococcus cysticus – durch exogene Sprossung und außerordentlich rasch, wie aus den Infektionsversuchen von VOGEL zu schließen ist. Die Parenchymschicht bildet nur an umschriebenen Stellen Wachstumszentren, die die Kutikula vor sich her ausstülpen (JAHN). Dadurch kommt es zur Bildung kleiner, kaum sichtbarer hirse- bis hanfkorngroßer, in Gruppen angeordneter Bläschen, die eine braun-gelbliche, kolloide Gallertmasse mit eigentümlich gefalteten Chitinmembranen und Kutikulalamellen enthalten mit konzentrisch geschichteten, oft in Reihen dicht zusammenliegenden Kalkkörperchen, aber fast keinen Skolizes.

Diese Bläschen zwängen sich nun nach Art eines bösartigen Tumors dicht aneinandergereiht oder auch traubig verzweigt (LEUCKART) durch das umgebende Lebergewebe hindurch (ELENEVSKY). Während das Parenchym unter dem Druck möglicherweise auch unter der Einwirkung von Parasitentoxinen atrophiert, verfettet und schließlich der Nekrose anheimfällt, reagiert das interstitielle Gewebe mit riesenzelliger Granulationsbildung und nachfolgender Entwicklung eines sehr derben, schwieligen, fibrös-hyalinen Bindegewebes (GUILLEBEAU). Schon CÄSAR wies auf die Ähnlichkeit der jüngeren epitheloidzellreichen und fremdkörperriesenzellhaltigen Partien des Schmarotzers mit tuberkulösen Granulomen hin.

Schließlich entsteht eine außerordentlich harte, höckerige Geschwulst ohne eigentliche Kapsel, die sich aus einem derben, grauweißlich bis gelbgrünen, mehr oder weniger groß- und kleinmaschig siebartig durchlöcherten Gewebe aufbaut, das keinerlei Organstruktur erkennen läßt und wie ein szirrhöser Gallertkrebs, eine Aktinomykose oder eine Zystenleber aussieht, auf dem Schnitt an grobes Schwarzbrot oder wurmstichiges Holz erinnernd. Dieses geschwulstartige Gewebe verfällt nun besonders in den zentralen Teilen verhältnismäßig frühzeitig der Nekrose, Verkreidung und Verkalkung. Zur Nekrose gesellt sich die sekundäre Infektion, und an Stelle des zerfallenden Gewebes treten zystenartige Hohlräume auf und große Zerfallshöhlen mit fetzigen Wänden und ziegelroten Bilirubinniederschlägen, die oft mehrere Liter Eiter und Zerfallsmassen enthalten. An den schmalen Randsäumen dringen die jungen Ausläufer aber weiter in die Umgebung vor, so daß unverkennbar das Bild eines bösartigen Tumors entsteht. Erst R. Virchow hat erkannt (1854), daß es sich dabei nicht um einen Gallertkrebs bzw. ein „Alveolarkolloid" handelt, sondern um parasitäre Bildungen, die er als „multilokuläre, ulzerierende Echinokokkengeschwülste" bezeichnete.

Der häufigste Sitz ist im rechten Leberlappen, doch macht der Schmarotzer an den Grenzen der Lebersegmente nicht halt, und bricht sogar per continuitatem in die Nachbarorgane ein, insbesondere in den rechten Unterlappen der Lunge. Daneben kommt in Ausnahmefällen aber auch noch die metastasierende Ausbreitungsart vor, wenn der Echinokokkus in die Blut- oder Lymphbahn einbricht und Skolizes in das Gehirn, die Nieren und die Milz fortgeschwemmt werden (Clerc, Friedrich).

2. Epidemiologie

Zwar leugnet Friedrich ein herdmäßiges Auftreten des Echinococcus alveolaris und Klages fand im Kanton Genf beide Hülsenwürmer bunt durchmischt, jedoch scheint das Vorkommen des Echinococcus alveolaris insgesamt auf wenige Gebiete der Donau und ihrer Zuflüsse sowie Teile von Rußland und Sibirien beschränkt, wenn sich auch das Auftreten der beiden Arten in einem bestimmten Gebiet nicht, wie Posselt glaubt, unbedingt gegenseitig ausschließt. In Europa tritt der Alveolarechinokokkus, von einzelnen Streuherden abgesehen, hauptsächlich im Alpen- und Voralpengebiet und im Jura auf (Heni), die gleiche Ausbreitung zeigt sich auch in der Schweiz und in Österreich. In Rußland scheint das Vorkommen, wie aus einem Bericht von Semenov über 64 operierte Fälle zu schließen ist, häufiger zu sein. Demgegenüber bekam Kaufmann in seinem großen Breslauer Sektionsgut keinen einzigen Alveolarisechinokokkus zu Gesicht, während Aschoff in Freiburg unter 9044 Sektionen von 1906–1922 je 1 Echinococcus cysticus und alveolaris beobachtete, Kümmerle dagegen seit 1945 schon 3 Fälle.

Kinder sind in der Regel nicht befallen. Diese Tatsache muß besonders im Anschluß an die Infektionsversuche von Vogel auffallen, die in den Versuchstieren ein außerordentlich rasches Wachstum gezeigt haben. Die Erklärung des geringeren Befalls der Kinder fällt deshalb schwer. Zu denken wäre möglicherweise an die geringe Exposition infolge des besonderen Übertragungsmodus, an die geringere Infektionsstärke mit nur einem oder wenig Eiern bei der natürlichen Infektion und schließlich an die veränderten Lebensbedingungen in der kindlichen Leber im Gegensatz zu der der Erwachsenen und weiter auch im Gegensatz zu der der von VOGEL verwandten Versuchstiere. Vielleicht ist das weibliche Geschlecht etwas empfänglicher für die Infektion als das männliche (DONSKOW), eine Beobachtung, die wir an unserem eigenem Krankengut nicht bestätigt finden.

3. Klinik

Primärer Sitz der Erkrankung ist fast ausnahmslos die Leber (HENSCHEN), bevorzugt der rechte Lappen (s. o.). Befall anderer Körperorgane kommt entweder durch infiltrierendes Wachstum in die Nachbarschaft mit Abszeß- und Fistelbildung zustande (GEIGER, MAX) oder durch Einbrechen in ein großes Gefäß und hämatogene Aussaat der Skolizes, meistens wiederum in die Lunge oder in das Gehirn. ESSELLIER und JEANNERET fanden bei 11 Fällen des Züricher Beobachtungsgutes keine Metastasierung, HENI beim Krankengut der Tübinger Klinik nur bei 2 von 29 Kranken Lungenherde, die auf diese Weise entstanden sein dürften. Gehirnbefall stellt eine große Seltenheit dar (EICHHORST, HENNEBERG). Der Schmarotzer erreicht hier nicht mehr als die Größe eines Hühnereies (Ausnahmefall BARTSCH und POSSELT) und bevorzugt Stirn- und Kleinhirn zur Ansiedlung. Der Krankheitsverlauf erinnert an Tumor oder Lues cerebri.

Während POSSELT das klinische Bild der Echinococcus-alveolaris-Infektion der Leber als eine bei gutem Allgemeinbefinden über Jahre ohne Schmerzen, Magenstörungen oder Fieber verlaufende und ohne anaphylaktische Reaktionen einhergehende chronische Erkrankung mit zunehmender knotiger Vergrößerung der Leber und einem sich immer mehr steigernden Ikterus mit oder ohne Acholie schildert, sah HENI an unserer Klinik nur bei 8 seiner 29 Fälle die Erkrankung beschwerdelos mit einem allmählich immer stärker werdenden Ikterus einsetzen. Nicht selten traten z. T. schon vor dem Erscheinen der Gelbsucht Appetitlosigkeit, schlechter Geschmack im Munde, Aufstoßen, Erbrechen, Völlegefühl im Oberbauch und Durchfälle auf, ferner Symptome, die wahrscheinlich durch die Dehnung der Leberkapsel hervorgerufen wurden, wie Schmerzgefühl im rechten Oberbauch mit Palpationsschmerz der Leber und leichter Abwehrspannung der Bauchdecken bis zu ausgesprochen kolikartigen Schmerzattacken. Vorübergehende Besserung der subjektiven Beschwerden nach unspezifischer Behandlung konnte mehrmals beobachtet werden.

Bei Ansiedlung an der Leberpforte oder in den zentralen oder unmittelbar unter dem Zwerchfell gelegenen Leberabschnitten ist der Tastbefund der Leber zunächst normal oder uncharakteristisch (FRIEDRICH); in fortgeschrittenen Krankheitsfällen wird die für Echinococcus alveolaris typische, ungemein derbe, etwa knorpelharte, leicht höckrige, fast schmerzlose Geschwulst der Leber nicht mehr vermißt. Die gleichzeitig pathologisch-anatomisch immer vorhandene Milzschwellung ist klinisch nur bei etwa ein Drittel der Fälle feststellbar.

Der Ikterus, in fortgeschrittenen Krankheitsabschnitten zweifellos das führende Symptom, kommt mechanisch durch den starken Druck der Neubildung auf die umgebenden kleinen Gallenwege zustande und ist am Anfang keineswegs konstant oder gar das zuerst erkennbare Krankheitszeichen (FRIEDRICH, HENSCHEN und BIRCHER). Er erreicht aber extrem hohe Grade, wenn die Geschwulst in die großen Gallenwege eingebrochen ist und sie verlegt; gelegentlich kommt es durch Kompression der Gallengänge von außen her zum starken Ikterus. Gerade diese Fälle sind einer Röntgentherapie vielleicht noch am ehesten zugänglich, wenn es gelingt, den Kompressionseffekt zu vermindern, wenn nicht zu beseitigen. Hier erscheint die Verwendung des Betatron besonders angezeigt.

Trotz des Ikterus zeigen die Leberfunktionsproben aber oft auch noch bei weitgehender Zerstörung des Leberparenchyms ein normales Verhalten, während die Temperatur, auch ohne daß vereiterte Zerfallshöhlen nachweisbar sind, dauernd subfebrile, manchmal auch höhere Werte von intermittierendem Charakter aufweist und die BSG in fast allen Fällen auf 40 mm und mehr beschleunigt ist (WENDT und OEHR). Eine entsprechende Leukozytose mit Linksverschiebung fand HENI dagegen nur in 40% seiner Fälle, eine Eosinophilie von über 10% sogar nur bei zwei Kranken. In 58% war eine leichte normochrome Anämie von 80% Hb. vorhanden, die im Laufe der Zeit immer deutlicher in Erscheinung trat und Werte bis 50% erreichte. Schließlich kommt es nach einer Krankheitsdauer von 2–10 Jahren doch zum Zusammenbruch der Leberfunktion, und der Tod tritt im Koma hepatikum unter schweren cholämischen Blutungen ein, wenn der Kranke nicht schon vorher einem interkurrenten Infekt erliegt (BIRCHER, HENI, POSSELT).

4. Diagnose

Die sichere Erkennung des Echinococcus alveolaris bereitet auch bei genauer Kenntnis der Erkrankung besonders in den Anfangsstadien oft die allergrößten Schwierigkeiten und stellt an die differentialdiagnostischen Fähigkeiten des Arztes erhebliche Anforderungen.

Bei dem relativ guten Allgemeinbefinden kommen die Kranken verhältnismäßig spät zum Arzt. Meist werden der chronische Ikterus und der Palpationsbefund der Leber ohne nachweisbaren Funktionsausfall sowie das Fehlen eines Aszites den Verdacht auf eine Echinokokkus-alveolaris-Infektion erwecken. Zur Abgrenzung gegenüber einem primären Leberkarzinom oder einem Karzinom der Gallenwege sind die Prüfung der immunbiologischen Verhältnisse und die Röntgenuntersuchung unerläßlich, wenn diesen Methoden auch nur ein beschränkter Wert beigemessen werden darf.

In Ermangelung hochwertiger Antigene von Echinococcus alveolaris müssen die KBR und ICR mit Antigenen von Echinococcus cysticus angestellt werden. Die Reaktionen sind, wie schon ausgeführt, nicht streng spezifisch. Einen positiven Ausfall der KBR fand HENI in 53% seiner Fälle von Echinococcus alveolaris, jedoch erhielt er auch bei anderen Erkrankungen in 7% ein pseudopositives Ergebnis und insbesondere bei den differentialdiagnostisch so schwer ausschließbaren Karzinomen der Leber und der ableitenden Gallenwege. Ebensowenig ist die bei 48 % der Echinococcus-alveolaris-Trägern positive Frühreaktion beim Intrakutantest genügend spezifisch und diagnostisch daher nur verwertbar, wenn die klinischen Erscheinungen nicht widersprechen. Dagegen fällt die Spätreaktion im Gegensatz zum Echinococcus cysticus nur selten positiv aus (18 %), scheint dann aber das Vorhandensein eines Echinococcus alveolaris mit großer Sicherheit zu beweisen. Dem unterschiedlichen immunbiologischen Verhalten mag auch die geringe Sensibilisierung der Träger von Echinococcus alveolaris entsprechen, so daß die schweren anaphylaktischen Reaktionen, die bei Echinococcus-cysticus-Trägern bei Verletzung der Blasen auftreten, nicht zu befürchten sind. Bei Probeinzisionen und operativen Eingriffen wurden höchstens flüchtige Hauterytheme beobachtet. Unklare Fälle können daher der Laparoskopie und Probepunktion, schließlich der Probelaparotomie und Probeexzision unterzogen werden, die oft die einzige Möglichkeit zur Sicherstellung der Diagnose darstellen. Bei 10 unter 27 Echinococcus-alveolaris-Fällen von HENI war trotz aller angeführten Kriterien die Unterscheidung gegen Karzinom jedoch nur durch die Autopsie möglich. BOCK berichtet von 10 leberpunktierten Echinococcus-alveolaris-Fällen, in denen die Diagnose sechsmal erst durch die Leberpunktion zu sichern war. Nur der unilokuläre Echinokokkus kann als Gegenindikation einer diagnostischen Organpunktion gelten. Vor der Ausführung muß man also den Lebensbereich des Patienten erforschen (Seite 141 u. 171).

Die Neigung des Granulationsgewebes zur Verkalkung ermöglicht bei manchen Fällen von Echinococcus alveolaris oft schon vor dem Auftreten des Ikterus die Diagnose (FRIEDRICH), wenn sich auf dem Röntgenbild in der Lebergegend besonders in den subphrenisch gelegenen Abschnitten des rechten Lappens die charakteristischen, netzförmigen, engmaschigen, unscharf abgesetzten, „kalkspritzerartigen" Fleckschatten darstellen oder in Haufen zusammenliegende Kalkkonvolute zeigen, deren Konturen jedoch nie glattrandig und so rund wie beim verkalkten Echinococcus cysticus sind (FRIEDRICH, HEILBRUN und KLEIN) (Abb. 72).

Differentialdiagnostisch sind verkalkte Rippenknorpel oder Zystizerken in den Bauchdecken auszuschließen. Eine Verdrängung der Nachbarorgane, insbesondere des Magens und des Duodenums durch die vergrößerte Leber läßt röntgenologisch keine weitere Entscheidung zu, jedoch vermag die Splenoportographie in der Diagnosestellung gelegentlich weiterzuhelfen (Abb. 73).

Metastatische Leberkarzimone werden durch Auffindung des Primärtumors erkannt. Die fehlende Vergrößerung der Milz läßt sich differentialdiagnostisch nicht auswerten, da die Milzschwellung beim Echinococcus alveolaris zwar stets vorhanden, klinisch aber nicht immer nachweisbar ist. Leichter dürfte die Abtrennung der hypertrophischen Leberzirrhose, eines Verschlußikterus nach sonst symptomloser Steineinklemmung, des hepato-renalen Symptomenkomplexes und schließlich der Pigmentzirrhosen, der Leberlues und der Zystenleber durch entsprechende Untersuchungen gelingen, doch muß berücksichtigt werden, daß Serumlabilitätsproben auch beim Echinococcus alveolaris der Leber mit und ohne Ikterus positiv ausfallen können.

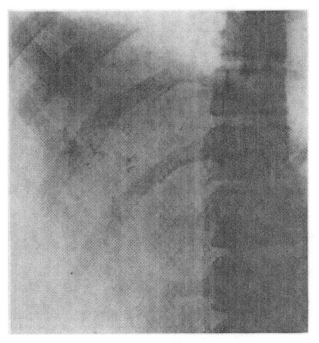

Abb. 72. Verkalkter Echinococcus alveolaris der Leber

In der Lunge führt der Echinococcus alveolaris zu zahlreichen, kleinmünzgroßen Rundschatten, die zum Unterschied von Tumormetastasen verkalken (SCHLIERBACH) und während längerer Zeit an Größe nicht zunehmen (STEINMANN).

5. Therapie

Die Heilung der Erkrankung ist nur im Frühstadium durch die totale Entfernung des Parasiten möglich. Leider handelt es sich dabei immer um ganz seltene Ausnahmefälle. Während unter konservativer Allgemeinbehandlung zuweilen vorübergehende Besserung auftritt, haben sowohl die Röntgenbestrahlung als auch palliative Operationsverfahren enttäuscht. HENSCHEN und BIRCHER weisen auf günstige Resultate mit Röntgenbestrahlung in Fällen hin, bei denen die Leberpforte noch nicht betroffen war. Spezifisch wirkende chemische Wurmmittel sind bei Echinococcus alveolaris nicht bekannt. Der Verlauf der Erkrankung ist chronisch, eine günstigere Prognose kann bei anikterischen Formen gestellt werden. Der kürzeste Krankheitsverlauf betrug bei den an der Klinik beobachteten Fällen 1 Jahr, der längste bis 10 Jahre nach dem Auftreten der ersten

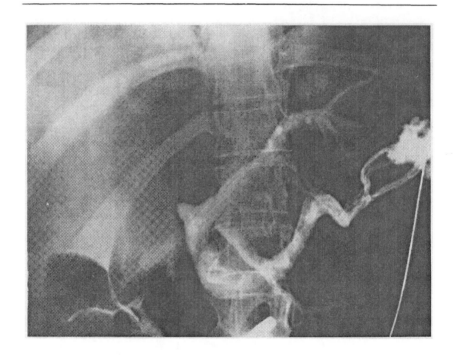

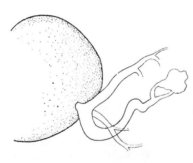

Abb. 73. Echinococcus alveolaris des rechtten Leberlappens. Vollständige Verlegung des rechten Hauptastes der Pfortader. Splenoportogramm (WANNAGAT). Milzinnendruck 195 mm Wassersäule

subjektiven Beschwerden, im Durchschnitt lebten die Kranken noch etwa 2 Jahre. Spontanheilungen kommen zwar vor, sind aber außerordentlich selten (HENI, HENSCHEN und BIRCHER).

Eine Heilung der Erkrankung durch Totalexzision ist nur in Frühfällen bei randnahem Sitz oder Beschränkung der parasitären Wucherung auf einen Leberlappen möglich (s. Übersicht bei HENSCHEN und BIRCHER). Die Diagnose wird in den allermeisten Fällen jedoch zu spät gestellt. Dementsprechend sind die Berichte über erfolgreiche Operationen eines Alveolarechinokokkus der Leber im deutschen Schrifttum sehr spärlich. Erstmals ist v. Bruns im Jahre 1896 eine Heilung durch einzeitige Keilresektion der Leber gelungen. 1956 hat Kümmerle im Schrifttum etwa 30 weitere erfolgreiche Operationsberichte aufgefunden, abgesehen von russischen Berichten, insbesondere von Semenov mit 64 eigenen Fällen.

Bei großen Konglomerattumoren und Übergreifen auf die Nachbarorgane kann bei den heute gegebenen technischen Möglichkeiten der Chirurgie eine en-bloc-Resektion erwogen werden, wie sie Kümmerle unter Einbeziehung eines großen Teiles des linken Leberlappens, der Milz und von Teilen des Zwerchfells sowie einer großen subphrenisch gelegenen Zerfallshöhle vorgenommen hat.

Ist es jedoch schon zu einem Verschlußikterus gekommen, so können nur noch symptomatische Maßnahmen eine Besserung bringen. Die Erfolgsaussichten eines chirurgischen Eingriffes aus palliativen Gründen sind nur gering (Zenker). Wilfingseder hat in einem solchen Falle eine Enterostomie durchgeführt, wobei er durch Zwischenschaltung der Gallenblase die Gefahr der galligen Peritontitis vermied und außerdem einem ungenügenden Abfluß der Galle zu begegnen suchte. Bei dem Wesen der Erkrankung besitzen ein derartiges Vorgehen wie auch sonstige Maßnahmen, wie Inzision, Marsupialisation oder Drainage nur noch symptomatischen palliativen Charakter. Bock hat demgegenüber durch Punktion und wiederholte Instillation von Dichloren einen Kranken in unserer Klinik aber 9 Jahre nachbeobachten können, während die übrigen an der Klinik beobachteten Fälle nach Stellung der Diagnose nicht mehr länger als 4 Jahre lebten, die mittlere Lebensdauer betrug sogar nur 2 Jahre.

Henschen und Bircher sowie Gerulewicz hatten über diese Maßnahmen hinaus mit Röntgenbestrahlung günstige Erfolge bei Frühfällen zu verzeichnen, bei denen die Leberpforte noch nicht betroffen war. Über Instillation radioaktiver Substanzen in die großen Abszeßhöhlen liegen bisher noch keine Berichte vor. Neuerdings konnte aber Hanstein durch konservative Behandlung mit Thymolöl (s. o.) auch bei Befall mit Alveolarechinokokkus eine günstige Beobachtung machen.

Bei der Beurteilung derartiger Fälle sollte aber nie außer acht gelassen werden, daß auch Spontanheilungen, wenn auch nur sehr selten, vorkommen (Heni, Henschen und Bircher). Aus dieser Tatsache ergibt sich andererseits aber auch die Berechtigung zu einem chirurgischen Eingriff selbst in Fällen, die zunächst aussichtslos erscheinen mögen. Daneben soll in allen Fällen von Alveolarechinokokkus die Allgemeinbehandlung nicht vernachlässigt werden, besteht sie nun in einer Leberschutztherapie, einer ausreichenden Vitaminsubstitution oder in allgemein roborierenden Maßnahmen.

LITERATURVERZEICHNIS

Askariden

ABDERHALDEN, Biochem. Handlexikon 12. Aufl. (Berlin 1930).
ADELHEIM, R., Arch. Kinderhk. 119, 70 (1928).
AIGA, Y., Arch. klin. Chir. 158, 160 (1937).
AIKEN, D. W. u. F. N. DICKMANN, J. Amer. Med. Assoc. 164, 1317 (1957).
AMBOS, K., Münch. med. Wschr. 97, 1157 (1955).
AMMON, R., Pharmazie 5, 57 (1950); Südd. Apoth.-Zeitg. 4, 55 (1951).
AMMON, R. u. M. DE BUSMANN-MORGENROTH, Med. Mschr. 7, 705 (1953).
ANDERS, W., Öff. Ges.dienst 14, 360 (1952).
ANDREWS, J., Ann. Int. Med. 17, 891 (1942).
ARCHER, V. W. u. CH. H. PETERSON, J. Amer. Med. Assoc. 95, 1819 (1930).
ARDAO, H. A. u. E. ZERBONI, Bol. Soc. cir. Uruguay 4, 248 (1943).
ASENJO, J., J. Amer. Pharmaceut. Assoc. 29, 8 (1940).
ASHCROFT, L. S., Compt. rend. soc. biol. 77, 442 (1914).
ASSMANN, H., Dtsch. med. Wschr. 1932, 1275.
ATCHLEY, F. O., D. N. WYSHAM u. E. C. HEMPHILL, Amer. J. Trop. Med. Hyg. 5, 881 (1956).
AUTERHOFF, H. u. A. ERHARDT, Arzneim.-Forschg. (Drug. Res.) 7, 143 (1957).
AYRES, S. jr., Arch. Dermat. 29, 926 (1934).
AYRES, W. W. u. N. M. STARKEY, Blood 5, 254 (1950).

BADER, zit. n. PIEKARSKI.
BARBER, F., Brit. med. J. **1947**, 4º.
BARBERA, V., Riv. Anat. Pat. 3, 636 (1950).
BARCENKO, L. J., Med. Parasit. Parasit.-Krankh. 2, 122 (1955).
BASNUEVO, J. G., J. Amer. Med. Assoc. 155, 708 (1954).
BAUMANN, H., Schweiz. med. Wschr. **1944**, 326.
BAUMHÖGGER, W., Gesundh.-Ing. 69, 40 (1948); Z. Hyg. 129, 488 (1949).
BEAVER, P. C., J. Parasit. 38, 445 (1952).
BECK, v., Zbl. Chir. 30, 1179 (1913).
BECKER, G., Inaug.-Diss. (Marburg/Lahn 1951).
BEEKHUIS, H. I., Nederl. tschr. geneesk. 92, (36), 2756 (1938).
BERCOVITZ, T., Clinical Tropical Medicine (New York 1944).
BERG, H. H., zit. n. KÄMMERER.
BERGSTERMANN, H. u. K. BOGNER, Dtsch. med. Wschr. 80, 1260 (1955).
BERNHARD, P., Med. Klin. 44, 1396 (1949).
BIESENTHAL u. SCHMIDT, Berliner klin. Wschr. 52, 28 (1891).
BIRCH, C. L. u. B. P. ANAST, J. Amer. Med. Assoc. 164, 121 (1957).
BIRK, W., Dtsch. med. Wschr. 59, 841 (1933).
BIYAL, F., Tip Mecmuasi 14, 306 (1951), ref. Kongr. Zbl. Inn. Med. 148, 21.
BLAAS, K. u. F. PFEUFFER, Städtehyg. (Staufen) 2, 301 (1951).
BOECKER, H. u. A. ERHARDT, Z. Tropenmed. 6, 198 (1955).
BOERLIN, Dermatologica 92, 187 (1946).
BOHLAND, zit. n. WECHSELBERG.
BOHN, H., H. FEDTKE u. P. ORTMANN, Med. Welt **1950**, 858.
BOHN, H. u. E. KOCH, Medizinische **1957**, 156.

BONHAG, H., Dtsch. med. Wschr. **72**, 418 (1947).
BORCHARDT, 1929, zit. n. HANSEN.
BORCHERT, A. u. J. KALBE, Arch. exp. Vet.-med. **9**, 142 (1955).
BÖRLIN, E., Dermatologica **92**, 187 (1946).
BOSSALLER, O., Münch. med. Wschr. **1955**, 70.
BRADFORD, Med. News **51**, 578 (1892), zit. n. MÖSSMER.
BRAND, TH. v., Chemical Physiology of Endoparasitic Animals. (New York 1952.)
BRANDNER, A., Inaug-Diss. (Würzburg 1933).
BRAUN, zit. n. PICK.
BREUER, H., Med. Klin. **45**, 173 (1950).
BROWN, H. W., Amer. J. Hyg. **14**, 602 (1932); **26**, 72 (1937); J. Pediatr. **45**, 419 (1954); Amer. J. Trop. Hyg. Med. **1955**, 947.
BROWN, H. W., K. F. CHAN u. L. HUSSEY: J. Amer. Med. Assoc. **161**, 515 (1956).
BROWN, H. W. u. W. W. CORT, J. Parasitol. **14**, 88 (1927).
BROWN, H. W. u. M. M. STERMAN, Amer. J. Trop. Med. Hyg. **3**, 750 (1954).
BRUMPT u. HO-THI-SANG, Bull. Soc. path. exot. **47**, 817 (1954).
BRÜNING, H., Fortschr. Therap. **6**, 367 (1930); Med. Klin. **1931**, 1320; Dtsch. med. Wschr. **1932**, 1813.
BÜCHNER, S., Münch. med. Wschr. **1932**, 1241.
BÜCKING, zit. n. HARMSEN.
BUEDING, E., J. Biol. Chem. **193**, 411 (1951); **202**, 505 (1953).
BUHTZ, G., Slg. v. Vergiftungsf. **4**, 113 (1933).
BUMBALO, T. S., F. I. GUSTINA u. R. E. OLEKSIAK, J. Pediatr. **44**, 386 (1954).
BUMBALO, TH. S. u. L. J. PLUMMER, Med. Clin. North Amer. **41**, 575 (1957).
BURGSTEDT, H. J., Münch. med. Wschr. **96**, 956 (1954); **97**, 531 (1955).
BURGSTEDT, H. J. u. PACHE, Münch. med. Wschr. **96**, 954 (1954).
BURLINGAME, P. L., Zbl. Bakt. **154/I**, 111 (1948).
BUSSMANN, zit. n. VOGEL u. MINNING.

CAMPBELL, D. H., J. Infect. Dis. **59**, 266 (1936); **71**, 270 (1942); J. Parasit. **23**, 348 (1937).
CANNING, A. G., Amer. J. Hyg. **9**, 207 (1929).
CASELLA u. PANTRONDOLFI, Igiene e san. pubbl. **8**, Nr. 3/4, 166 (zit. n. HERRLICH).
CASTAIGNE, P., Rev. praticien **1954**, 2531.
CAULLERY, M., Le Parasitisme et la Symbiose (Paris 1950).
CAVIER, R., Gaz. méd. France **58**, 85 (1951); Produits pharmaceut. **8**, 239 (1953); Vie méd. **38**, 189 (1957).
CEDEBERG, zit. n. PICK.
CHANDLER, A. C., Proc. of the IV. Internat. Congr. on Trop. Med. a. Malaria 1948, Dept. of State, Washington **2**, 975.
CHANDLER, A. u. R. N. CHOPRA, Anthelmintics and Their Uses in Medical and Veterinary Practice (Baltimore 1928).
CHASSÉ, T. A. V., Vjschr. Schweiz. San. Offz. **23**, 3 (1946).
CHIGNOLI u. TRIGGIANI, Igiene e san. pubbl. **10**, Nr. 11/12, 693 (zit. n. HERRLICH).
CICULESCO-MAUROMATI, M., Compt. rend. Soc. biol. **97**, 995 (1927).
CIPRIANO, L., Policlinico sez. Prat. **45**, 196 (1938).
COLBOURNE, M. J., Lancet **6613**, 258, 996 (1950). Trans. Roy. Soc. Trop. Med. **46**, 662 (1952).
COLLIER, zit. n. VOGEL u. MINNING. Handbuch biol. Arbeitsmeth. Abt. IX, Teil 1, 2. Hälfte p. 661, (Berlin 1927).
CORT, W., J. Parasitol. **17**, 121 (1931).
COUILLAND, zit. n. FÜLLEBORN.
COVENTRY, F. A., J. Prev. Med. **3**, 43 (1929).
COVENTRY, F. A. u. W. H. TALIAFERRO, J. Prevent. Med. **2**, 273 (1928).
CRAM, J. Agric. Res. **27**, 167 (1927).
CROSS u. Mitarb., J. Pharmacy Pharmacol. **6**, 711 (1954), zit. n. MÖSSMER.

DARLING, S. T., zit. n. BERGSTERMANN, MENDHEIM u. SCHEID.
DAVAINE, (Paris 1853) – (zit. n. R. MÜLLER bzw. RATSCHOW).
DAVIES, R., Brit. Med. J. **1956**, 1470.
DEMBOWSKI u. SZIDAT, zit. n. VOGEL u. MINNING.
DESCHIENS, R., Compt. rend. Soc. Biol **138**, 201 (1944); Bull. Soc. path. exot. **35**, 115 (1942); **37**, 111 (1944); Ann. Inst. Pasteur **75**, 397 (1948).
DESCHIENS, R. u. M. POIRIER, Compt rend. Acad. Sci. (Paris) **224**, 689 (1947).
DESCHIENS, R., M. POIRIER a LAMY, Bull. Soc. path. exot. **47**, 83 (1954).
DIAZ, E. u. A. MUÑOZ, I. Congr. Internat. d'Allergie **1952**, 607.
DIAZ, R., F. RAMOS, U. R. GÁRCIA u. A. A. CLINTRON, Ann. Int. Med. **45**, 459 (1956).
DIETHELM, L. u. F. HEUCK, Med. Klin. **48**, 559 (1953).
DIETHELM, L., F. HEUCK u. K. KLOOS, Langenbecks Arch. **274**, 24 (1952); Klin. Wschr. **30**, 510 (1952).
DORMANNS, E., Med. Klin. **1947**, 145.
DORN, W., Medizinische **1954**, 1581.
DUKELSKI, O. u. E. GOLUBEWA, Zbl. Bakt. I Orig. **108**, 449 (1928).
DUNN, T. L., Lancet **1955**, 592.
DUROUX, A., P. JARNIOU, CHAMBATTE, DUTTERS u. DURIEZ, Sem. méd. **28**, 806 (1952).

EBERLE, D., Schweiz. med. Wschr. **1932**, 582.
EGGERS, Landarzt **1953**, 138.
EICHHOLTZ, F. u. A. ERHARDT, Dtsch. tropenmed. Z. **46**, 275 (1942).
EINHORN, N. H., J. F. MILLER u. L. WHITTER, Amer. J. Dis. Child. **69**, 237 (1945).
EISENBRANDT, L. L., J. Parasitol. (Suppl.) **28**, 22 (1942).
ELKELES, A. u. N. R. BUTLER, Brit. J. Radiol. **19**, 512 (1946).
ENDLICHER, zit. n. TOUTON.
ENIGK, K., Z. Tropenmed. **1**, 560 (1950).
ERHARDT, A., Arzneim.-Forschg. **5**, 350 (1955); **6**, H. 8 (1956).
ERHARDT, A. u. R. WIGAND, Merkbl. Med. Parasitol., H. 2 (Stuttgart 1948).
ESSÉLLIER A. F., Die eosinophilen Lungeninfiltrate in: Handb. Inn. Med., 4. Aufl., Bd. IV/2 (Berlin–Göttingen–Heidelberg 1956).
ESSÉLLIER, A. F. u. B. I. KOSZEWSKI, Beitr. Klin. Tbk. **106**, 10 (1951).
ESSÉLLIER, A. F., H. R. MARTI u. L. MORANDI, Klin. Wschr. **1955**, 1040.
ESSER, A., Klin. Wschr. **1926**, 511.
ETTELDORF, J. N. u. L. V. CRAWFORD, J. Amer. Med. Assoc. **143**, 797 (1950).
EULNER, H. H., Arch. Toxikol. **15**, 20 (1954).
EVERSBUSCH, G., zit. n. HOLLMANN u. HABERICH.

FAHBENDER u. KLINGLER, zit. n. HOLLMANN u. HABERICH.
FALK, W. u. W. KIRCHER, Wien. med. Wschr. **104**, 153 (1954).
FANCONI, G., Schweiz. med. Wschr. **1924**, 434.
FAUST, E. C., J. Parasitol. **25**, 241 (1939); Human Helminthology. Philadelphia, 1949.
FAUST, E. C. u. W. H. HEADLEE, Amer. J. Trop. Med. **16**, 25 (1936).
FAYARD, CL., Thèse, (Paris) No 889 (1949). Sem. hôp. Paris **35**, 1778 (1949). Amer. J. Trop. Med. Hyg. **3**, 750 (1954).
FEDTKE, H. u. E. RAHN, Medizinische **1952**, Nr. 45.
FEDTKE, H. u. G. ULRICH, Med. Welt **20**, 1414 (1951).
FELLENBERG, R. V., Schweiz. med. Wschr. **1932**, 582.
FELLINGER, K., Lehrbuch der Inneren Medizin (Wien u. Innsbruck 1951).
FERNANDO, P. B. u. S. BALASINGHAM, J. Pediatr. **10**, 149 (1943).
FIELDS u. Mitarb., Doc. Med. Geogr. Trop. **8**, 80 (1956), zit. n. HERRLICH.
FISCHER, O., Münch. med. Wschr. **1939**, 347.
FISHBACK, H. R., J. Infect. Dis. **47**, 345 (1930).
FLURY, F., Arch. exp. Path. Pharmak. **67**, 275 (1912).

FORSTER, E., Schweiz. med. Wschr. **1933**, 452.
FOSSAS, J. M. Q., I. Congr. Internat. d'Allergie **1952**, 621.
DA FRANCA, O. H., I. Congr. Internat. d'Allergie **1952**, 628.
FRANK, A. u. K. PAUL, Z. Tropenmed. **4**, 64 (1952).
FRANK, W., Arch. Kinderhk. **139**, 133 (1950).
FRANZ, L., Chirurg. **19**, 475 (1948).
FREDERICQ, L., in WIEDERSTEINS Handb. d. vergl. Physiol., Vol. II, 2 (Jena 1912), zit. n. KAISER u. MICHL.
FRICK, P. L., G. L. ORTH, N. O. WILSON, W. F. MALAZIA u. R. O. ANSLOW, U. S. arm. Forc. Med. J. **8**, 406 (1957).
FRITZ, O., Fortschr. Röntgenstr. **29**, 591 (1922).
FÜLLEBORN, F., Dtsch. med. Wschr. **46**, 714 (1920); Arch. Schiffs-Tropenhyg. **25**, 62, 367 (1921); **30** (1926); **31**, 1 (1927); Klin. Wschr. **1922**, 984; **1932**, 1679, 1716.
FÜLLEBORN, F. u. W. KIKUTH, Klin. Wschr. **1929**, 1988.
FUST, B., I. Congr. Internat. d'Allergie **1952**, 595 (Basel u. New York 1953).
FUST, B. u. H. GURTNER, Schweiz. Z. Path. **10**, 457 (1947); **11**, 463 (1948).
FUST u. OMLIN, zit. n. FUST.

GABRIEL, J., Trav. Inst. hyg. publ. tchécosl. **3**, 23 (1932).
GAHRMANN, Dtsch. med. Wschr. **72**, 234 (1947).
GALLART-ESQUERDO, A., Med. clin. Barcelona **3**, 393 (1944).
GALLI-VALERIO, B., Zbl. Bakt. I Orig. **175**, 46 (1915).
GARCIA, E. Y., Med. Rep. **2**, 1 (1949).
GÄRTNER, H. u. L. MÜTING, Dtsch. med. Wschr. **74**, 881 (1949).
GEFTER, V. A. u. G. A. GUSEINOV, Med. Parasitol. **1953**, 408.
GENKIN, J. J., Arch. klin. Chir. **182**, 642 (1935).
GERMAIN, A. u. J. MARTY, Arch. franç. pédiatr. **8**, 886 (1951).
GHANEM, M. H. u. T. ROY, Soc. Trop. Hyg. **47**, 73 (1954).
GIRGES, R., J. Trop. Med. **37**, 209 (1934).
GOETERS, W., Dtsch. med. Wschr. **80**, 312 (1955); Med. Klin. **51**, 462 (1956).
GOETERS, W. u. S. NORDBECK, Medizinische **1955**, 1449.
GOLDSCHMIDT, R., Münch. med. Wschr. **57**, 1991 (1910).
GOODWIN, L. G. u. O. D. STANDEN, Brit. Med. J. **1954**, 1332; **1958**, No 5063, 131.
GORDENOFF, Brit. Med. J. I, 394 (1954), zit. n. MÖSSMER.
GOODWIN, L. G. u. O. D. STANDEN, Brit. Med. J. **1958**, 131.
GOTTBERG, V., zit. n. HARMSEN.
GOTTRON, H. A., Wechselwirkungen zwischen Haut und inneren Organen in: Normale und krankhafte Steuerung im menschl. Organismus (Jena 1937); Dtsch. med. Wschr. **72**, 529 u. 580 (1947); Der personale Faktor bei Hautkrankheiten in: Individualpathologie (Jena 1939).
GOTTRON, H. A. u. W. NIKOLOWSKI, Z. Haut- Geschl.-Krkh. **10**, 224 (1951).
GRAMLING, zit. n. RENTZE.
GREMBERGEN, G. VAN, R. VAN DAMME u. R. VERCRUYSSE, Enzymologia **13**, 325 (1949).
GREUEL, D., Med. Klin. **52**, 129 (1957).
GRIESSMANN, H., Röntgenpraxis **15**, 290 (1943).
GRONEMEYER, W., Urtikaria, Quincke-Oedem u. verwandte Zustände in: K. HANSEN, Allergie (Stuttgart 1957).
GRÜNINGER, U., A. HOLTZ u. A. PIENING, Medizinische **1955**, 1647.
GRÜTZ, O., Hautkrankheiten tierischer Ätiologie in: ARZT-ZIELER, Die Haut- und Geschlechtskrankheiten, Bd. III (Berlin u. Wien 1934).
GURTNER, H., Z. Hyg. **128**, 423 (1928).
GUSEYNOFF, Sovet. Med. **1954**, 34, zit. n. HERRLICH.

HAGE, Zbl. Bakteriol. I Orig. **89**, 272 (1923).
HAHN, H., Klin. Wschr. **29**, 574 (1951); Medizinische **1952**, Nr. 48.
HALL, M. C., Puerto Rico J. Publ. Health **8**, 35 (1932).

HALL u. AUGUSTINE, Amer. J. Hyg. 9, 602 (1929).
HÄNEL, L., Pharmazie 5, 18 (1950).
HANKER, H., Therap. Gegenw. 94, 106 (1955).
HANNA, M. u. A. H. SHEHATA, Brit. Med. J. 4936, 417 (1955).
HANNAK, S., Münch. med. Wschr. 93, 1267 (1951); 94, 320 (1952).
HANSEN, K., Nervenarzt 2, 633 (1929).
HANSSON, N., Acta radiol. (Stockh.) 17, 207 (1937).
HANZLIK, J. P., J. Laborat. Clin. Med. 2, 308 (1917).
HARKAVY, J., Arch. Int. Med. 67, 709 (1941).
HARMSEN, H., Münch. med. Wschr. 95, 1301 (1953).
HARNED u. Mitarb., J. Laborat. Clin. Med. 32, 216 (1948), zit. n. MÖSSMER.
HARROVER, G., Malayan Med. J. 8, 295 (1933).
HARTLEY, F., Brit. Med. J. 4932, 205 (1955).
HARTWICH, G., Wiss. Z. Martin-Luther-Univ. 1, 71 (1951/52).
HAWKING, F. u. W. M. LAURIE, Lancet 1949/II, 146.
HECKENBACH u. JACOBY, Z. urolog. Chir. 27, H. 4–6, zit. n. BERNHARD.
HEGGELIN, O., Schweiz. med. Wschr. 1929/I, 11.
HEIN (1927), zit. n. MÜLLER sowie REICHENOW, VOGEL u. WEYER.
HEKTOEN, L., J. Infect. Dis. 39, 342 (1926).
HEINEMANN, zit. n. TOUTON.
HEMMING, Med. J. Australia 12, 501 (1956), zit. n. HERRLICH.
HENI, F., F. J. THEDERING u. H. U. RIETHMÜLLER, Dtsch. med. Wschr. 72, 421 (1947).
HERRLICH, A., Münch. med. Wschr. 99, 129 (1957).
HEUCK, F., Fortschr. Röntgenstr. 79, 318 (1953).
HEUCK, F. u. H. KÜSEL, Ärztl. Wschr. 8, 1237 (1953).
HEWITT, R. J., W. WALLACE, E. WHITE u. Y. SUBRAROW, J. Labor Clin. Med. 32, 1293, 1304, 1314 (1947); J. Parasitol. 34, 237 (1948).
HEYMER, in: Klinik der Gegenwart (München 1957).
HILL, R. D., Brit. Med. J. 5002, 1156 (1956).
HILLEMAND, P. u. E. GILBRIN, Bull. Soc. méd. hôp. (Paris) 1948, 1241.
HOEKENGA, M. T., South. Med. J. 44, 1125 (1951). Amer. J. Trop. Med. Hyg. 1, 688 (1952); 3, 755 (1954).
HOEKENGA, A. T. u. L. BOX, Amer. J. Trop. Med. 29, 967 (1949).
HOFF, H. u. D. PAULSEN, Ärztl. Wschr. 1951, 601.
HOFFMANN, I. L. u. G. S. HUARD, Mil. Surgeon 105, 7 (1949).
HOFSTÖTTER, Wien. Klin. Wschr. 1927, 878.
HOLLMANN, W. u. M. HABERICH, Z. klin. Med. 154, 335 (1957).
HÖPPLI, R., VIRCHOWS Arch. 244, 159 (1923).
HÖPPLI, R. u. H. VOGEL, Arch. Schiffs- Tropenhyg. 31, 477 (1927).
HOSEMANN, G., in: KIRSCHNER u. NORDMANN, Die Chirurgie Bd. II, Teil 1 (1928).
HOWIE, V. M., Amer. J. Dis. Childr. 89, 202, 346 (1955).
HSÜ, H. F., Y. C. FAN, C. C. T'AN u. K. Y. CH'IN, China Med. J. 57, 167 (1940).

INNES, J. R. M. u. C. SHOHO, Brit Med. I. 4780, 366 (1952).
ISAACS, J., Amer. J. Roentgenol. 76, 558 (1956).
ISBECQUE, zit. n. SCHÖNFELD.

JACQUES, W. E., Arch. Pathol. 53, 550 (1952).
JADASSOHN, W., Arch. Dermat. Syph. 156, 690 (1928).
JASPERSEN, H., Öff. Gesdh.dienst B 6, 285 (1940).
JENKINS, M. Q. u. M. W. BEACH, Pediatrics 13, 419 (1954).
JENNY, E., Schweiz. med. Wschr. 1930, 266.
JETTMAR, H. M., Mitteil. Österr. Sanitätsverw. 3 (1955).
JETTMAR, H. M. u. H. EXNER, Arch. Hyg. 134, 173 (1951).
JETTMAR, H. u. H. GLAWOGGER, Österr. Z. Kinderhk. Kinderfürs. 5, 28 (1950).
JIROVEC, O., Dtsch. Gesundh.-wes. 9, 1119 (1954).

JIROVEC, O. u. O. HAVILIK, Prakt. lék. **30**, 296 (1950).
JONES, T. L. u. A. A. KINGSCOTE, Amer. J. Hyg. **22**, 406 (1935).
JONXIS, J. H. P. u. H. BEKIUS, Arch. Dis. Child. **28**, 329 (1953).
JÖRGENSEN, G., Münch. med. Wschr. **96**, 1371 (1954).
JOSEPH, F. H., South Africa Med. J. **1953**, 506.
JUNG u. SELL, Münch. med. Wschr. **1921**, 511.

KAISER, E. u. H. MICHL, Die Biochemie der tierischen Gifte (Wien 1958).
KÄMMERER, H., Allergische Krankheiten in: Handb. Inn. Med., 4. Aufl., Bd. VI/1 (Berlin-Göttingen-Heidelberg 1954).
KANEGIS, L. A., J. Amer. Vet. Med. Ass. **113**, 579 (1948), zit. n. ERHARDT.
KARLEN, M., Gastroenterology **16**, 497 (1950).
KARPINSKI, W., Prakt. Arzt **9**, 304 (1955).
KARTAGENER, M., Schweiz. med. Wschr. **1942**, 862.
KENNEY, M. u. R. HEWITT, Amer. J. Trop. Med. **29**, 89 (1949).
KERR, K. B., Amer. J. Hyg. **27**, 28 (1938).
KHAW, D. K., Arch. Schiffs- Tropenhyg. **33**, 46 (1929).
KIRCHMAIR u. SCHUBERT (1955), zit. n. HANSEN u. UTHGENANNT.
KIRK, J. B. u. A. Y. CANTIN, Brit. Med. J. **1935**, 298.
KNOTHE, H. u. H. SCHMIDT, Ärztl. Wschr. **5**, 581 (1950).
KOFLER, E. (1954), zit. n. HANSEN u. UTHGENANNT.
KOGOI, FR., Dermatologica **115**, 547 (1957).
KOIDZUMI, M., Tr. G. Congr. Far East Assoc. Trop. Med. (Nanking) **1**, 589 (1934), zit. n. FUST.
KOINO, S., Japan. Med. World **2**, 317 (1922).
KÖNDGEN, F., Med. Klin. **42**, 802 (1947).
KORTENHAUS, zit. n. REICHENOW, VOGEL u. WEYER.
KOS, E., Chirurg **17/18**, 614 (1947).
KREPLER, P. u. L. LEIXNERING, Wien. med. Wschr. **103**, 851 (1953).
KREY, W., Z. Hyg. **129**, 507 (1949).
KRINGS, W., Inaug. Diss. (Bonn 1949).
KUCERA, K. u. O. JIROVEC, Arch. Hyg. **128**, 123 (1942).
KUHLMANN, zit. n. REINWEIN.
KÜHNELT, W., zit. n. KAISER u. MICHEL.
KUTSUZAWA, T. u. T. TOYODA, Ärztl. Wschr. **1955**, 671.

LAMSON, P. D., H. W. BROWN, B. H. ROBBINS u. C. B. WARD, Amer. J. Hyg. **13**, 803 (1931). J. Amer. Med. Assoc. **99**, 292 (1932). J. Pharmacol. **53**, 198 (1935).
LAMSON, P. D. u. CH. B. WARD, J. Parasitol. **18**, 173 (1932).
LANDGRAF, H., Münch. med. Wschr. **1919**, 907.
LAUDA, E., Lehrb. d. Inn. Med. (Wien 1949).
LAURELL, H., Uppsala läk. fören-för. N. F. **32**, 73 (1927).
LAVIER, Presse méd. **1945**, 535.
LEHMANN, E., Beitr. Klin. Tbk. **111**, 489 (1954).
LEITNER, ST. J., Erg. Tuberk.-Forsch. Bd. 10 (Leipzig 1941).
LEJKINA, E. S., B. A. GAJKO, K. M. CELYSEVA u. M. E. BOKSTEIN, Klin. Med. **30**, 49 (1952).
LENDLE, L., Medizinische **1953**, 133.
LENTZE, F. A., Zbl. Bakt. I. Orig. **154**, 75 (1948).
LEONARD, J. Amer. Med. Assoc. **83**, 2005 (1924).
LÉON-KINDBERG, M. P.; ADIDA u. L. ROSENTHAL, Presse méd. **1940**, 277.
LESCHKE, E., Die wichtigsten Vergiftungen (München 1933).
LETTERER, Mündl. Mittl., zit. n. AMON.
LEWIN, L., Lehrbuch der Toxikologie, 4. Aufl. S. 842 (1929).
LIEBMANN, H., Münch. Beitr. z. Abwasser-, Fischerei- u. Flußbiologie, H. 1, 21 (1953).
LIFSCHITZ, B. M., Acta oto.-laryng. (Stockh.) **23**, 543 (1936).

LIMBERGER, S., Inaug.-Diss. (Tübingen 1949).
LÖFFLER, W., Beitr. Klin. Tbk. **79**, 68 (1932). Schweiz. med. Wschr. **1936**, 1069. Bull. Schweiz. Akad. Med. Wiss. **6**, Suppl. **1**, 71 (1950).
LÖFFLER, W., A. F. ESSELLIER u. M. E. MACEDO, Helvet. med. Acta **15**, 223 (1948).
LÖFFLER, W., A. F. ESSELLIER, G. DE MEYER u. L. MORAND, Schweiz. med. Wschr. **1952**, Nr. 31.
LÖFFLER, W. u. C. MAIER, Schweiz. med. Rdsch. **1944**, Nr. 30. Erg. Inn. Med. **63**, 195, 247 (1943).
LOMMEL, F., Med. Klin. **46**, 685 (1951).
LOUGHLIN, E. H., I. RAPPAPORT, A. A. JOSEPH u. W. G. MULLIN, Lancet **1197**, 261 (1951).
LOUGHLIN, E. H. u. N. R. STOLL, Amer. J. Trop. Med. **26**, 517 (1946).
Löw, J., Med. Mschr. **1955**, 753.
LUBRAN, Nature (London) **164**, 1135 (1949), Brit. J. Pharmacol. **5**, 210 (1950).

MAISCH, M., Med. Klin. **44**, 1555 (1949).
MALORNY, G., Med. Klin. **49**, 1901 (1954).
MANSON, P., Manson's Tropical Diseases: A Manual of Disease of Warm Climates (Baltimore 1940).
MARQUÉZY, R. A., CH. BACH u. STRAUSS, Arch franç. pédiatr. **6**, 175 (1949).
MASQUELLIER, J. u. J. BAILENGER, Compt. rend. soc. biol. **143**, 1188 (1949).
MATOSSI, Schweiz. med. Wschr. **40** (1930).
MATZINGER, W., Z. Immunit-Forschg. **60**, 399 (1929).
MAY, zit. n. VOGEL u. MINNING.
MAZOTTI, L. u. R. HEWITT, Medicina (Mex.) **28**, 39 (1948).
MECHEBOEUF, M. u. R. MANDOUL, Compt. rend. Soc. biol. **130**, I, 1032 (1939).
MENDHEIM, H., Zbl. Bakt. I. Orig. **153**, 44 (1949).
MENDHEIM, H. u. G. SCHEID u. W. RUDOLFSKY, Ärztl. Forsch. **7**, Nr. I/552 (1953).
MENDHEIM, H., J. SCHMIDT u. G. SCHEID, Münch. med. Wschr.**92**, Nr. 25 (1950).
MERCER, R. D., H. Z. LUND, R. A. BLOOMFIELD u. F. CALDWELL, Amer. J. Dis. Child. **80**, 46 (1950).
MEYENBURG, H. v., Virchows Arch. **309**, 258 (1942).
MILWIDSKY, H., Acta med. Orient **4**, 370 (1945).
MIRAM, zit. n. JADASSOHN.
MIYAGAWA, Y., Zbl. Bakt. I. Orig **69**, 132 (1913).
MIYAKE, H., Arch. klin. Chir. **85**, 325 (1908).
MORAES, J., Brasil-med. **46**, 638 (1932).
MOORE, Mc, K. P. Jr., South. Med. J. **47**, 825 (1954).
MORENAS, R., zit. n. URBACH.
MOSS, zit. n. OCHSNER.
MÖSSMER, A., Med. Mschr. **10**, 517 (1956).
MOST, J. Trop. Med. **53**, 145 (1950).
MOURIQUAND, G., E. ROMAN u. J. COISNARD, J. méd. Lyon **32**, 189 (1951).
MÜLLER, R., Medizinische Mikrobiologie (Berlin–München–Wien 1946).
MÜLLER, R. W., Beitr. Klin. Tbk. **92**, 254 (1938); Dtsch med. Wschr. **1938**, 1286; Z. Hyg. **130**, 28 (1949).
MÜNZENMAIER, H., Inaug.-Diss. (Tübingen 1947).
MÜSSIG, R., Münch. med. Wschr. **1921**, 1395.

NACKEN, Zbl. Gynäk. **1920**, 346.
NAGEL, W., Med. Mschr. **3**, 209 (1949).
NAKAJIMA, M., Yokohama Med. Bull. **5**, 10 (1954).
NEIMANN, N., PIERSON, M. u. G. DERBY, Pediatrie (Lyon) **11**, 317 (1956).
NEUMANN, A., Wien klin. Rdsch. **1913**, 467.

O'BRIEN, D. P., Brit. Med. J. **1954**, 246.
OCHSNER, A., DE BAKEY, E. G. u. J. L. DIXON, Amer. J. Dis. Child. **77**, 389 (1949).

OELKERS, H. A., Arch. exp. Path. Pharm. **195**, 314 (1940). Pharmakologische Grundlagen der Behandlung von Wurmkrankheiten, 3. Aufl. (Leipzig 1950).
OELKERS, H. A. u. W. RATHJE, Naunyn-Schmiedebergs Arch. exper. Path. **198**, 317 (1941).
OGATA, Am. Trop. Med. u. Parasitol. **19**, 301 (1925).
OKA, N., Jap. Med. Soc. Trans. IV, Pharmacol. **3**, 201 (1929).
OLIVER-GONZALEZ, J., J. Infect. Dis. **72**, 202 (1943); **74**, 81 (1944).
OLIVER-GONZALEZ, J. u. M. V. TORREGROSA, J. Infect. Dis. **74**, 173 (1944).
OLIVER-GONZALES, J., D. SANTIAGO-STEVENSON u. R. J. HEWITT, South. Med. J. **42**, 65 (1949).
OTTO, G. F., J. Parasitol. **18**, 269 (1932).

PALLISTER, Med. J. Malaya **9**, 212 (1955), zit. n. HERRLICH.
PAN, C. T., RITCHIE, L. S. u. G. W. HUNTER, J. Parasitol. **400**, 603 (1954).
PANNHORST, R., Dtsch. med. Wschr. **81**, 245 (1956).
PAYNE, 1925, zit. n. HANSEN.
PEISER, Med. Klin. **24**, 722 (1921).
PENDE, G. u. G. GIORDANO, Arch. Maragliano Pat. **8**, 671 (1953).
PENEY, M., Bull. Soc. Path. exot. (Paris) **33**, 132 (1940).
PETROSELLI, zit. n. PICK.
PFANKUCH, K., Sammlg. Vergift.-fälle **10**, 105 (1939).
PFEFFER, G., Inaug.-Diss. (Jena 1950).
PHILIPP, Bull. Soc. franç. dermat. syph. **1952**, 145.
PICK, W., Tierische Parasiten der Haut in: JADASSOHN, J., Handb. Haut- u. Geschlechtskrankheiten, Bd. IX/1 (Berlin 1929).
PIRINGER, W. u. J. SARMIENTO, Rev. clín. españ. **57**, 174 (1955).
POULSSON, E., Lehrb. d. Pharmakol. S. 392 (Leipzig 1940).

RABEE, A. A., J. Egypt. Med. Assoc. **26**, 325 (1943).
RACKEMANN u. AMOS, zit. n. PICK.
RACKEMANN, FR. M. u. A. H. STEVENS, J. Immunol. **13**, 389 (1927).
RANSOM, B. H., J. Parasitol. **9**, 42 (1923).
RANSOM, B. H. u. E. B. CRAM, Amer. J. Trop. Med. **1**, 129 (1921).
RANSOM, B. H., HARRISON, W. T. u. I. F. COUCH, J. Agr. Res. **28**, 577 (1924).
RATSCHOW, M., Medizinische **1956**, 1790.
RATSCHECK, H. J., Dtsch. med. Rdsch. **2**, 21 (1948).
RAVINA, A., Presse méd. **1948**, 168.
READ, H., Arch. Schiffs-Tropenhyg. **35**, 227 (1931).
REARDEN, J., Brit. Med. J. **1954**, 872.
REICH, H., Bruns Beitr. klin. Chir. **126**, 560 (1922).
REINHOLD, Gesdh.-Ing. **69**, 85 u. 296 (1948).
REINWEIN, H., Verh. Dtsch. Ges. Inn. Med. **63**, 426 (München 1957).
RENDLE, L., Medizinische **1953**, 133.
REYES, R. F., Bol. Epidemiol. **13**, 93 (1949).
REYES, R. F., MUNOZ, A. T. u. L. C. GARCIA, Rev. palud. **2**, 35 (1950).
RICCI, M. u. F. MENNA, Rend. Ist. sup. sanita **17**, 326 (1954).
RICCI, M. u. S. CORBO, Rév. Parasitol. **16**, 73 (1955).
ROBBINS, B. H., J. Biol. Chem. **87**, 251 (1930). J. Pharmacol. **43**, 325 (1931); **52**, 54 (1934).
ROBERT, Dermatologica **105**, 203 ff, (1952).
ROCHA DE SILVA, M., PORTO, A. u. S. O. ANDRADE, Arch. Surg. **53**, 199 (1946).
ROGERS, E. W., Brit. Med. J. **1958**, 136.
ROMANA, C., TORANZOS, L. B. u. R. MARCOLONGO, Ann. Inst. med. reg. Tucumán (Argent.) **3**, 153 (1951).
ROSSIER, P. H., zit. n. ESSELLIER.
ROY, S. K., J. Indian Med. Assoc. **29**, 277 (1957).
RUCKENSTEINER, E., Zbl. Chir. **63**, 321 (1936).

RUGE, H., Dtsch. med. Wschr. **79**, 793 (1954).
RUTKOVSKIJ, L. O., Klin. Med. **28**, 49 (1950).
RUZIC u. Mitarb., 1952, zit. n. HANSEN u. UTHGENANNT.

SAKAGUCHI, S., Kitasato Arch. Exp. Med. **24**, 443 (1952).
SAKAGUCHI, T., Arch. Schiffs-Tropenhyg. **32**, 517 (1928).
SANTIAGO-STEVENSON, D., OLIVER-GONZÁLEZ, J. u. R. J. HEWITT, J. Amer. Med. Assoc. **135**, 708 (1947).
SARROUY u. NOURREDNIE, Paris méd. **1945**, 51.
SCHÄFER, Inaug.-Diss. (Hamburg 1935).
SCHAPER, G., Münch. med. Wschr. **93**, 2309 (1951).
SCHEID, G. u. H. MENDHEIM, Med. Mschr. **3**, 420 (1949).
SCHEID, G., MENDHEIM, H. u. H. WIEST, Medizinische **1953**, 225.
SCHENK, G., O. u. H. SCHULZE-BUSCHOFF, Dtsch. med. Wschr. **73**, 341 (1948).
SCHILL, E., Dtsch. tropenmed. Z. **47**, 105 (1943).
SCHLIEPER, C., Z. hyg. Zool. **1949**, 285. Merkbl. Med. Parasitol. H. 1 (Stuttgart 1949). Welt-Seuchen-Atlas v. E. RODENWALDT (Hamburg 1952).
SCHLIEPER, C. u. W. KALLIES, Zbl. Bakt. I. Orig. **154**, 78 (1949).
SCHLÖSSMANN, Beitr. klin. Chir. **90**, 531 (1914).
SCHMENGLER, FR., in Hansen, Allergie, S. 712 (Stuttgart 1957).
SCHMIDT, B. u. F. WIELAND, Z. Hyg. **130**, 603 (1950).
SCHMIDT, H., Zbl. Bakt. I. Orig. **154**, 139 (1949).
SCHMIDT, J., Therapiewoche **1952**, H. 12; Medizinische **1955**, 718.
SCHMIEDEN, V. u. W. SEBENING, Arch. klin. Chir. **148**, 319 (1927).
SCHMITT, H., Röntgen-Prax. **10**, 250 (1938).
SCHOCH, A., Dermatologica **97**, suppl. 103 (1948).
SCHÖNFELD, W., Arch. Derm. Syph. **175**, 54 (1937).
SCHÖNMEHL, L., Med. Welt **1935**, 453.
SCHUBERT, R., Med. Klin. Nr. 2, **1943**; 43, Nr. 18 (1948). Dtsch. med. Wschr. **72**, 410 (1947); **72**, 520 (1947); **73**, 344 (1948); **81**, 1283 (1956). Ärztl. Wschr. **3**, 71 (1948) Forschg. Fortschr. **25**, 41 (1949).
SCHUBERT, R. u. H. FISCHER, Ther. Gegenw. **91**, 127, 172 (1952).
SCHUBERT, R. u. W. FRANK, Med. Rundschau 3, Nr. 11 (1949).
SCHÜFFNER, W. u. H. VERWOORT, Münch. med. Wschr. **1913**, 129.
SCHULTZE, E. G., Medizinische **1957**, 299.
SCHULZE, H., Beitr. Klin. Tbk. **95**, 1 (1940).
SCHÜTZ, zit. n. PICK.
SCHWARTZ, B., J. Agr. Res. **22**, 379 (1921). Philippine J. Sci. **22**, 109 (1923).
SEITZ, K., Med. Welt **20**, 1028 (1951). Medizinische **1953**, 287.
SEYFAHRT, C., Zbl. Bak. I. Orig. **85**, 27 (1921).
SHIMADA, T., Fol. Pharmacol. Japan. **49**, 231, 237 (1953).
SHIMANURA u. FUJI, zit. n. FUST bzw. GIRGES.
SHOCKHOFF, H., zit. n. SCHMIDT.
DA SILVA HORTA, J. u. J. DELFIM, Gaz. méd. portug. **5**, 581 (1952).
SIMONIN, J., Thèse (Nancy 1920).
SIMS, S. R., Brit. Med. J. **4851**, 1432 (1953).
SKAPINKER, S., Brit. J. Surg. **37**, 110 (1949).
SLAUGHTER, H. P., Med. News (London) **68**, 294, 1896.
SMILLIE, W. G., J. Amer. Med. Assoc. **113**, 410 (1939).
SMILLIE, W. G. u. S. B. PESSOA, J. Pharmacol. **24**, 359 (1924).
SMIRNOW, G. G., Z. Parasitenkde **3**, 173 (1931).
SMIRNOW, G. G. u. M. TH. GLASUNOW, Z. Parasitenkde **1**, 174 (1929).
SOLLMAN, Manual of Pharmacol., zit. n. BERGSTERMANN u. BOGNER.
SOMMER, E., Schweiz. med. Wschr. **1943**, 1132.
SPANGLER, 1931, zit. n. HANSEN.

SPRENT, I. F. A., J. Infect. Dis. 84, 221 (1949); 86, 146 (1950); 88, 168 (1951); 92, 114 (1953). Parasitology 45, 31 u. 41 (1955).
SPRENT, J. F. A. u. H. H. CHEN, J. Infect. Dis. 84, 111 (1949).
STALDER, Dermatologica 105, 203 ff. (1952).
STANDEN, O. D., Brit. Med. J. 1953, 757.
STAUFFER, H., Dermatologica 105, 203 (1952).
STEIGARD, A., Inaug.-Diss. (Zürich 1952).
STEWART, D. D., Ther. Gaz. Detroit 10, 86 (1894).
STEWART, F. H., Brit. Med. J. 1919, 102.
STEWARD, J. S., Parasitology 45, 231 (1955).
STOLL, N. R., J. Parasitology 33, 1 (1947).
STOLL, N. R. u. W. C. HAUSHEER, Amer. J. Hyg. 6, Suppl. I, 134 (1926).
STORCK, A., J. E. ROTHSCHILD u. A. OCHSNER, Ann. Surg. 109, 844 (1939).
STRAUB, W., Klin. Wschr. 1924, 1993.
SUZIK, zit. n. HOLLMANN u. HABERICH.
SWAIN u. NAEGELE, J. Pharm. Pharmacol. 5, 358 (1955).
SWARTZWELDER, J. C., Amer. J. Dis. Child. 72, 172 (1946).
SWARTZWELDER, C., MILLER, J. H. u. R. W. SAPPENFIELD, Amer. J. Trop. Med. Hyg. 4, 326 (1955). Pediatrics 16, 115 (1955). Gastroenterology 33, 87 (1957).
TAKATA, J., Kitasato Arch. Exp. Med. 23, 49 (1951).
TALYZIN, F. F., Lancet 1954/II, 314 (ref.: Kongr. Zbl. Inn. Med. 158, 21). Med. Monatsspiegel 1954, 9:23.
TAPIE, J., BAUDOT, J. u. J. GOURDOU, Rev. Tbc 8, 60 (1943).
TELEMANN, W., Dtsch. med. Wschr. 34, 1510 (1908).
TESCHENDORF, zit. n. LIMBERGER.
TEZNER, O., Jahrb. Kinderhk. 142, 69 (1934). Arch. Dermat. 170, 293 (1934).
TINER, J. D., J. Infect. Dis. 92, 105 (1953).
TOUTON, K., Hauterkrankungen durch phanerogamische Pflanzen und ihre Produkte in: JADASSOHN, J., Handb. Haut- u. Geschlechtskrankh. Band IV/1, S. 487 ff. (Berlin 1932).
TRIM, A. R., Parasitology 35, 209 (1944).
TRUTSCHEL, W., Münch. med. Wschr. 94, 1945 (1952).
TSUJIMURA, Dtsch. Z. Chir. 171, 398 (1922).
TUPAS, A. V. u. S. MANALAC-MORALES, J. Philippine Med. Assoc. 24, 29 (1948).
TURPIN, R., CAVIER, R. u. I. SAVATON-PILLET, Thérapie 7, 108 (1952); 12, 56 (1957).
ULBRICH, W., Med. Mschr. 2, 357 (1948).
URBACH, Klinik und Therapie der allergischen Krankheiten (Wien 1938).

VANNI, V., Compt. rend. soc. biol. 129, 1052 (1938).
VASELLI, R., Giorn. clin. med. 29, 944 (1948).
VAUGH, J., J. Path. Bact. 64, 91 (1951).
VENKATACHALAM, P. S. u. V. N. PATWARDHAN, Transact. Roy. Soc. Trop. Med. 47, 169 (1953).
VOGT, E., Klin. Wschr. 1926, 1638.

WALLERTSHAUSEN, M., Schweiz. med. Wschr. 1949, 1002.
WALTHARD u. ZUPPINGER, zit. n. HOLLMANN u. HABERICH.
WARD u. PATTERSON, 1927, zit. n. HANSEN.
WATKINS, TH. H. u. O. W. Moss, J. Amer. Med. Assoc. 82, 1442 (1924).
WEBER, H. O., Zbl. Chir. 73, 604 (1948).
WEBER, I. R., Praxis 41, 608 (1952).
WEBER, K. H., Arch. Toxikol. 16, 215 (1957).
WECHSELBERG, K., Dtsch. med. Wschr. 81, 636 (1956).
WEIGEL, J., radiol. électrol. 31, 612 (1950).
WEGENER, K., Allergosen bei Tieren in: HANSEN, K., Allergie, 3. Aufl. (Stuttgart 1957).

WEILAND, G. S.; L. B. BROUGHTON u. J. E. METZGER, The University of Maryland Agricultural Exp. Stat. Bull. No. 384 322 (1935).
WEISE, H., Med. Klin. 45, 1096 (1950).
WEISE u. WIEGAND, zit. n. HERRLICH.
WEISER, J., Věstnik Csl. zoologické společnosti 14, 149 (1950). Zbl. Bakt. I. Orig. 159, 231 (1953).
WELKER, E. R., Dtsch. Gesundh.-wes. 5, 456 (1950).
WELLENSIEK, U., Z. Tropenmed. 5, 296 (1954).
WESENMAEL, VAN, Bull. Soc. belg. Ophthalm. 81, 40 (1945).
WETZEL, U., Ärztl. Wschr. 1954, 1218.
WHITE, R. H. R.: Lancet 1954, 315.
WHITE, R. H. R. u. O. D. STANDEN, Brit. Med. J. 1953, 755, 1272, 4848.
WIDMAIER, Z. Hyg. 140, 169, zit. n. HERRLICH.
WIEDEMANN, G., Zbl. Path. 83, 175 (1947).
WIESMANN, zit. n. bei STAUFFER.
WIGAND, R., Fortschr. Röntgenstr. 54, 607 (1936). Dtsch. med. Wschr. 1936, 175. Med. Klin. 50, 1547 (1955). Allergien durch tierische Parasiten in: HANSEN, K., Allergie (Stuttgart 1957).
WILD, O., zit. n. ESSELLIER.
WILD, O. u. M. LOERTSCHER, Schweiz. med. Wschr. 1934, 928.
WILDEGANS, H., Chirurg. 19, 176 (1948).
WILLIS, zit. n. REICHENOW, VOGEL u. WEYER.
WINTER, H. u. H.-ST. STENDER, Ärztl. Forsch. 10, I/473 (1958).
WOODRUFF, G. W., Brit. Med. J. 1952, 988.
WYSZ, H., Schweiz. med. Wschr. 1924, 502.

YAMAUCHI, M., Mittl. Grenzgeb. Med. Chir. 37, 469 (1924).
YANG, S. C. H. u. P. J. LAUBE, Ann. Surg. 1946, 299.
YAOITA, Tokio, 1912, zit. n. R. MÜLLER.
YOSHIDA, S., J. Parasitol. 6, 132 (1920).

ZANALDI, L., Slg. Vergift.-fälle, Arch. Toxikol. 14, 15 (1952).
ZDANSKY, U. E., Radiol. clin. (Basel) 1952, 289.
ZÖLLNER, G., Med. Klin. 44, 1566 (1949).
ZSCHUCKE, J., Arch. Schiffs-Tropenhyg. 34, 472 (1930); 35, 357 (1931).
ZSCHUCKE, SZIDAT u. WIGAND, Zbl. Bakt. I Orig. 124, 1 (1932); Arch. Schiffs-Tropenhyg. 35, 357 (1931).
ZUELZER, zit. n. HOLLMANN u. HABERICH.
ZWEIFEL, E., Helvet. med. acta 11, 117 (1944).
ZYLKAN, Dtsch. med. Wschr. 72, 417 1947). Med. Klin. 46, 1227 (1951).

Oxyuren

ABEL, E. u. P. BRENAS, Zbl. Kinderhk. 18, 863 (1925).
AKAGI, K., 14. Jap. Med. Congr. 2, 98 (1955); Ref.: Kongr. Zbl. 176, 287 (1957).
ANDRÄ, K., Arch. klin. Chir. 192, 618 (1933).
ANSCHÜTZ, Klin. Wschr. 1, 2174 (1922).
ASCHOFF, L., Med. Klin. 9, 249 (1913). Arch. Kinderhk. 108, 142 (1936).
ASHBURN, L. L., Amer. J. Path. 17, 841 (1941).
ASKUE, W. E., J. Pediatr. 42, 332 (1953).

BARNES, J. M., Toxic Hazards of Certain Pesticides to Man. World Health Organization Monograph, Ser. No 16 (Genf 1953). Zit. n. BUCK u. PFANNENMÜLLER.
BEAVER, P. C., Amer. J. Trop. Med. 1949, 577.
BECKER, V., Beitr. path. Anat. 68, 171 (1921).

BERCOVITZ, Z., PAGE u. DE BEER, J. Amer. Med. Assoc. **122**, 1006 (1943).
BERGSTERMANN, H. u. K. BOGNER, Dtsch. med. Wschr. **80**, 1260 (1955).
BERNHARD, P., Med. Klin. **44**, 1396 (1949).
BIJLMER, J., J. Parasitol **32**, 359 (1946).
BIRK, O., Landarzt **29**, 33, 793 (1953).
BOECKER, H., Arzneim.-Forschg. **2**, 378 (1952).
BOGNER, W., Med. Klin. **49**, 819 (1954).
BONELLI, Semana méd. **106**, 735 (1955).
BORRMANN, Zbl. Path. **60**, 305 (1934).
BOVENTER, Zbl. Bakt. Orig. **152**, 292 (1947).
BRADY, F. J., J. Pediatr. **18**, 268 (1941).
BRADY, F. J. u. W. H. WRIGHT, Amer. J. Med. Sci. **198**, 367 (1939).
BRANDT, M., Verh. Dtsch. Path. Ges. **33**, 180 (1949).
BREDE, H. D., Ärztl. Wschr. **4**, 19 u. 637 (1949); **7**, 443 (1952); Klin. Wschr. **1949**, 755; Arch. Hyg. Bakt. **133**, 229 (1950).
BROCK, N. v. u. A. ERHARDT, Arzneim.-Forschg. **1**, 5, 220 (1951).
BROWN, H. W., Ann. New York. Acad. Sci. **55**, 1133 (1952).
BROWN, H. W. u. K. F. CHAN, Amer. J. Trop. Med. **4**, 321 (1955).
BROWN, H. W., K. F. CHAN u. K. L. HUSSEY, J. Amer. Med. Assoc. **161**, 515 (1956).
BRUMPT, C., Presse méd. **1947**, 321.
BUCK, A. A. u. L. PFANNEMÜLLER, Arch. Toxikol. **16**, 328 (1957).
BUMBALO, TH. S., F. J. GUSTINA, J. BONA u. R. E. OLEKSIAK, Amer. J. Dis. Childr. **86**, 592 (1953).
BUMBALO, TH. S., F. J. GUSTINA u. R. E. OLEKSIAK, J. Pediatr. **44**, 386 (1954).
BUMBALO, TH. S. u L. J. PLUMMER, Med. Clin. North Amer. **41**, 575 (1957).
BUMBALO, TH. S., L. J. PLUMMER u. I. R. WARNER, J. Amer. Med. Assoc. **164**, 1651 (1957).
BÜRGER, Klinische Fehldiagnosen (Stuttgart 1953).
BURGSTEDT, J., Münch. med. Wschr. **97**, 531 (1955).
BUSSON, A. u. P. ÉTIENNE, Rev. praticien **1954**, 2107.

CAMPO, J. D., Kinderärztl. Praxis **22**, 388 (1954).
CAVIER, R., Vie méd. **38**, 189 (1957).
CHRISTELLER, E. u. E. MAYER, Handbuch d. speziellen patholog. Anatomie u. Histologie, III, 560 (1929).
CHRISTIANSEN, J., Acta dermato-venereol **33**, 97 (1953).
CITRON, H., Med. Welt **1932**, Nr. 52.

D'ANTONI, J. S. u. W. SAWITZ, Amer. J. Trop. Med. **20**, 377 (1940). J. Amer. Med. Assoc. **115**, 331 (1940).
DANNIGER, Dtsch. med. Wschr. **74**, 1208 (1949).
EDS, F. DE, A. B. STOCKTON u. J. O. THOMAS, J. Pharmacol. Exper. Therap. **65**, 353 (1939).
DENHOFF, E. u. M. W. LAUFER, Amer. J. Dis. Childr. **77**, 746 (1949).
DESCHIENS, R., Compt. rend. Acad. Sci. Paris **217**, 513.
DOUGLAS, Dtsch. Gesd.-Wes. **1949**, 1023.
DRUKKER, Ned. tschr. geneesk. **86**, 180 (1942).

EBERT, C., Med. Klin. **44**, 375 (1949).
EICHHOLTZ, F. u. A. ERHARDT, Arch. Schiffs- Tropenhyg. **46**, 275 (1942).
EGGERS, P. u. G. WILDE, Dtsch. med. Rdsch. **3**, 649 (1949).
EICHHOLTZ, FR. u. R. HOTOVY, Schweiz. med. Wschr. **80**, 738 (1950).
EICHHOLTZ, F., R. HOTOVY, A. SAUER u. I. WEISSFLUG, Dtsch. med. Wschr. **75**, 868 (1950).
ENIGK, K., Tropenmed. Parasitol **1**, 259 (1949).
ERHARDT, A., Pharmazie **2**, 104 (1947). Med. Klin. **1949**, 859. Dtsch. med. Wschr. **1949**, 406. Arch. exper. Path. Pharmakol. **1950** (Sitzungsberichte). Arzneim.-Forsch. **5**, 350 (1955).

ERHARDT, A. u. H. BOECKER, Tropenmed. Parasitol. **6**, 198 (1955).
ERHARDT, A. u. A. M. GIESER, Dtsch. tropenmed. Z. **45**, H. 17 (1941).
ERHARDT, A. u. R. WIGAND, Merkblatt (Stuttgart 1949).
ERNST, W., Med. Klin. **45**, 863 (1950).
EUCKER, H., Dtsch. med. Wschr. **75**, 361 (1950).

FAUST, E. C., J. Amer. Med. Assoc. **115**, 331 (1940).
FIEBIGER, Tier. Parasiten (Berlin u. Wien 1947).
FISCHER, W., Klin. Wschr. **2**, 642 (1923).
FRANKE, F., Med. Welt **1933**, 63.
FRENCH, H. in: FRENCH, H. u. A. H. DOUTHWAITE, An Index of Differential-Diagnosis of Main Symptoms (Bristol 1945).
FRIEDRICH, E., Med. Klin. **49**, 1222 (1954).
FRIES, H., Münch. med. Wschr. **40**, 2114 (1910).
FRORIEP, E., Zbl. Gynäk. **17**, 923 (1938).

GÄRTNER, H u. L. MÜTING, Dtsch. med. Wschr. **74**, 881 (1949).
GERLACH, H., Fortschr. Med. **73**, 317 (1955).
GHANEM, M. H., Transact. Roy. Soc. Trop. Med. **48**, 73 (1954).
GIERTHMÜHLEN, F., Neue med. Welt **1950**, 419.
GILL, I. J. u. A. L. SMITH, Amer. J. Clin. Path. **1952**, 22.
GLANZMANN, E., Schweiz. med. Wschr. **1944**, 225.
GOETERS, W., Z. Tropenmed. 3, 508 (1951); Mschr. Kinderhk. **101**, 43 (1953); Dtsch. med. Wschr. 80, 312 (1955); Arzneim.-Forschg. **5**, 517 (1955).
GOETERS, W. u. S. NORDBECK, Medizinische **1955**, 1449.
GORDON, zit. n. BERGSTERMANN, MENDHEIMU. SCHEID.
GÖTTING, P., Ärztl. Praxis **7**, Nr. 43 (1955).
GOTTRON, H. A., Wechselwirkungen zwischen Haut und inneren Organen in: ADAM, Normale u. krankhafte Steuerung im menschlichen Organismus (Jena 1937), S. 255 ff.
GRAEVE, K. u. G. HERRNRING, Klin. Wschr. **27**, 318 (1949); **28**, 622 (1950). Arch. internat. pharmacodyn. **85**, 64 (1951).
GRAHAM, C. F., Amer. J. Trop. Med. **21**, 159 (1941).
GRÜNINGER, U., A. HOLZ u. A. PIENING, Medizinische **1955**, 1647.

HAASE, K. E., Dtsch. med. Wschr. **80**, 280 (1955).
HALL, M. C., Amer. J. Trop. Med. **17**, 444 (1937).
HAMBURGER, F., Münch. med. Wschr. **1943**, 723.
HÄNEL, L., Pharmazie **5**, 18 (1950).
HÄNEL, L. u. R. WEISS, Dtsch. med. Wschr. **74**, 745 (1949).
HARTENSTEIN, Mschr. Kinderhk. **96** (1949).
HEIN, G., J. Laborat. Clin. Med. **12**, 1117 (1927).
HELLER, Dtsch. Arch. Klin. Med. **77**, 21 (1903).
HEMPEL, H. C., Kinderärztl. Prax. **11**, 149 (1940).
HENCK, H., Fortschr. Med. **69**, 169 (1951).
HERRMANN, G., Med. Mschr. **1950**, 449.
HERKEN, H., Klin. Wschr. **28**, 582 (1950).
HESSE, E. u. M. GAIDA, Ärztl. Wschr. **1948**, Nr. 35/36.
HESSE, E. u. K. H. JAHNKE u. A. LANGER, Ärztl. Wschr. **6**, 691 (1951)
HILL, R. D., Brit. Med. J. Nr. 5002, 1156 (1956).
HILLMANN, R. W., Brooklyn Hosp. J. 3, 83 (1941).
HIPPIUS, A. u. J. LEWINSON, Dtsch. med. Wschr. **33**, 1780 (1907).
HITCHCOCK, D. J., Amer. J. Trop. Med. **29**, 247 (1949).
HOFE, F. V., J. Amer. Med. Assoc. **125**, 27 (1944).
HOFMEIER, Neue med. Welt **1950**, 795.
HOTOVY, R., Arch. exp. Path. Pharmak. **212**, 160 (1950).

Howie, V. M., Amer. J. Dis. Childr. **89**, 202 (1955).
Hubble, D., Lancet **1941/I**, 640.
Hübner, O., Dtsch. med. Wschr. **82**, 743 (1957).
Hueck, O., Frankf. Z. Path. **13**, 433 (1913).
Humphrey, D. R., Lancet **1942/II**, 39 (zit. n. Oelkers).

Jacobs, A. H., J. Pediatr. **21**, 497 (1942).
Jacquemin, J. méd. Paris **1913**, 28.
Jaroschka, Dtsch. Z. Chir. **183**, 99 (1923).
Jones, M. F. u. L. Jacobs, Amer. J. Hyg. **33**, 88 (1941).

Kastranek, Wien. klin. Wschr. **1948**, 51.
Kendig, E. L. u. G. G. Arnold, Antibiotics Chemotherap. **4**, 1111 (1954).
Kieninger, H., Ärztl. Praxis **5**, Nr. 19 (1953).
Kirchmair, H., Med. Klin. **1955**, Nr. 32.
Klee, F., Zbl. Gynäkol. **44**, 939 (1920).
Kniss, E., Pharmacie **1949**, 316.
Koch, E. W., Zbl. Parasitenkde. Infekt.-Krkh. **94**, 208 (1925).
Koecher, P. H., Arch. Toxikol. **15**, 326 (1955).
Köker, H., Geburtsh. u. Frauenhk. **15**, 749 (1955).
Konjetzny, zit. n. Jaroschka.
Körver, H., Münch. med. Wschr. **96**, 409 (1954).
Köttgen, H. V. u. G. Kuschinsky, Dtsch. med. Wschr. **79**, 241 (1954).
Kretschmer, P. M., Med. Klin. **42**, 263 (1947).
Kuitunen-Ekbaum, E., Canad. Publ. Health J. **37**, 103 (1946).

Läwen, A. u. A. Reinhardt, Münch. med. Wschr. **66**, 1433 (1919).
Leick, G., Dtsch. med. Wschr. **74**, 1507 (1949).
Lentze, F.-A., Zbl. Bakt. I Orig. **135**, 156 (1935).
Leuckart, R., Die menschlichen Parasiten und die von ihnen herrührenden Krankheiten (Leipzig u. Heidelberg 1876).
Lombard, A., Medizinische **17**, 656 (1955).
Looghlin, E. H., J. Rappaport, W. G. Mullin, H. S. Wells, A. A. Joseph u. H. B. Shookhoof, Antibiotics and Chemotherap. **1**, 588 (1951).
Loughlin, E. H. u. W. G. Mullin, Antibiot. Med. **1**, 145 (1955).
Luther, H., Ärztl. Praxis **3**, Nr. 10 (1951).

Majocchi, Bol. sc. med. Bologna, **4**, Ser. 7 (1893). Zit. n. Vignolo-Lutati.
Malorny, G., Arch. Toxikol. **15**, 32 (1955).
Manson-Bahr, Ph., Lancet **1940/I**, 808.
Marro, Zbl. Bakter. 25 (1901). (Zit. n. Schmutzler.)
Marquard, S., Zbl. Gynäk. **1943**, 612.
Meisel, H., Medizinische **1952**, Nr. 38.
Mendheim, H. u. G. Scheid, Med. Wschr. **1947**, 355; Dtsch med. Wschr. **74**, 1022 (1949).
Menken, Geburtsh. Frauenhk. **13**, 950 (1953).
Michelson, P., Berlin. klin. Wschr. **1877**, Nr. 33, 473.
Miller, M. J. u. D. Allen, Canad. Med. Assoc. J. **45**, 111 (1942). Trop. Dis. Bull. **39**, 781 (1942).
Miller, J. P. u. N. H. Einhorn, Amer. J. Dis. Childr. **68**, 376 (1944).
Moeschlin, S., Klinik und Therapie der Vergiftungen (Stuttgart 1956).
Mössmer, A., Med. Mschr. **9**, 609 (1955).
Mouriquand, G., E. Roman u. J. Coisnard, J. méd. Lyon **32**, 189 (1951).

Nairn, R. C. u. H. L. Duguid, J. Clin. Pathol. **7**, 228 (1954).
Nathan, H., Frankf. Z. Path. **36**, 82 (1928).

NEUMANN, E. u. H. R. WIEDEMANN, Kinderärztl. Prax. **18**, 556 (1950).
NIKOLOWSKI, W., Therap. Gegenw. **87**, 167 (1948); **88**, 142 (1949).
NOLAN, M. O. u. D. REARDON, J. Parasitol **25**, 173 (1939).
NORN, M. S., Uskr. Laeger **1954**, 89.

OELKERS, H. A., Z. Parasitenkde. **14**, 574 (1950). Ärztl. Forschg. **5**, II/139 (1951). Pharmakologische Grundlagen der Behandlung von Wurmkrankheiten, 3. Aufl. (Leipzig 1950).
OELKERS, H. A., u. H. ZESSLER, Arch. exp. Path. Pharm. **200**, 518 (1942).
OLEINIKOW, S. W., Rev. mikrobiol. epidemiol. parasit. (russ.) **10**, 369 (1931), zit. n. VOGEL u. MINNING.
OTTMANN, H. U., Slg. Vergift.fällen, Arch. Toxikol. **14**, 192 (1952).

PAPAYANNIS, TH., Med. Klin. **44**, 963 (1949).
PAWLIK, H., Arch. Gynäk. **170**, 342 (1940).
PETER, H., Tagg. west- u. norddtsch. Pathol., 6.7.10.1956, Bad Pyrmont, zit. n. HÜBNER.
PETERSEN, M. u. J. FAHEY, J. Laborat. Clin. Med. **30**, 259 (1945).
POWILEWICZ u. FISH, Bull. Soc. gynéc. obstétr. (Paris) **7**, 449 (1927), ref.: Ber. Gynäk. (Berlin) **13**, 411 (1928).

RACHET, J., Arch. mal. app. digest **32**, 44 (1943).
REARDON, L., Publ. Health Rep. **53**, 978 (1938).
REICHMANN, W., Ärztl. Praktiker (Frankfurt a. M.) **3**, Nr. 6.
REINHARD, W., Ärztl. Wschr. **5**, 224 (1950).
REMOUCHAMPS, E., Geneesk. bl. **4**, Nr. 1 (1936).
RHEINDORF, A., Frankf. Z. Path. **14**, 212 (1913). Med. Klin. **9**, 53, 96, 133, 177, 623 (1913). Die Wurmfortsatzentzündung (Berlin 1920).
RIBIERRE, M., Vie méd. **38**, 197 (1957).
RICCI u. CARBO, Riv. parassit. **16**, 73 (1955).
ROSSEL, P., Praxis **39**, 449 (1950).

SANDGROUND, Physician Bull. **1941** (zit. n. BÖCKER).
SAUER, A. u. J. WEISSFLUG, Schweiz. med. Wschr. **80**, 734 (1950).
SCHEIBE, E. u. E.-G. DUCHO, Arch. Toxikol. **15**, 321 (1955).
SCHEIBE, G., Med. Klin. **47**, 11 (1952).
SCHEID, G., Münch. med. Wschr. **92**, 1469 (1950).
SCHMIDT, J., Therapiewoche **6**, 363 (1951). Medizinische **1955**, 718.
SCHMIDT, J. u. H. MENDHEIM, Münch. med. Wschr. **92**, 624 (1950).
SCHMUTZLER, R., Z. ges. Inn. Med. **12**, 726 u. 804 (1957).
SCHNEIDER, J., Med. Klin. **43**, 493 (1948).
SCHOLZ, H., Ärztl. Wschr. **6**, 812 (1951).
SCHRÖDER, U., Dtsch. med. J. **7**, 517 (1956).
SCHUBERT, R., Dtsch. med. Wschr. **74**, 155 (1949).
SCHÜFFNER, W., Münch. med. Wschr. **1944**, 411. Zbl. Bakt. I. Orig. **152**, 67 (1957); **154**, 220 (1949); **155**, 229 (1949); Med. Klin. **1949**, 334.
SCHÜFFNER, W. u. J. BOOL, Zbl. Bakt. I Orig. **156**, 229 (1950).
SCHÜFFNER, W. u. N. H. SWELLENGREBEL, Zbl. Bakt. I Orig. **151**, 114 (1944); **151**, 71 (1944).
SCHÜTZ, J., Münch. med. Wschr. **67**, 291 (1920); Dermat. Wschr. **80**, 897 (1925).
SIECKEL, R., Med. Mschr. **7**, 641 (1953).
SIMONS, Zbl. Gynäk. **23**, 26 (1899).
SPEIDEL, P., Med. Klin. **42**, 702 (1947).
SPITZER, B. B. R., Wien. med. Wschr. **42**, 6 (1892).
STEIN, R., Medizinische **1954**, Nr. 43, 1457.
STOLL, N., B. CHENOWETH u. J. PECK, Porto-Rico, J. Publ. Health Trop. Med. **22**, 235 (1947).

STRAUSS, H., Med. Klin. **1950**, 341.
STURSBERG, H., Med. Klin. **44**, 1292 (1949).
SWARTZWELDER, C., H. MILLER u. R. W. SAPPENFIELD, Gastroenterology **33**, 87 (1957).
SYMMERS, W. St. C., Arch. Path. **50**, 475 (1950).
SZERLECKY DE MULHOUSE, J. ann. med. pract. (Paris) **1874**, 41. 3. (zit. n. VIGNOLO-LUTATI).
SZIDAT, L. u. R. WIGAND, Leitfaden der einheimischen Wurmkrankheiten des Menschen (Leipzig 1934).

TELEKY, L., Gewerbliche Vergiftungen (Berlin 1955).
TESSERAUX, H. u. H. VIEHMANN, Zbl. allg. Pathol. **89**, 25 (1952).
TIEMANN, F., Ergeb. Inn. Med. **51**, 347 (1936).
TRUBE, H. J., Ther. Gegenw. **87**, 213 (1948); **88**, 381 (1949).
TURPIN, R., R. CAVIER u. J. SAVATON-PILLET, Thérapie **7**, 108 (1952); **12**, 56 (1957).

ULLRICH, J., Ther. Gegenw. **88**, 239 (1949).
ULLRICH, J. u. K. G. KREBS, Ther. Gegenw. **88**, 151 (1949).
UNTERBERGER, Zbl. Bakt. I. Orig. **47**, 495 (1908).

VAUGHAN, R. St., St. Louis Chir. Rec. **7**, 271 (1880–1881).
VELBINGER, H. H., zit. n. BUCK u. PFANNENMÜLLER.
VIGNOLO-LUTATI, C., Arch. Dermat. Syph. **87**, 81 (1907).
VIX, Allg. Z. Psychiatr. **17**, 1, 49, 225 (1860), (zit. n. OELKERS u. ZESSLER).

WACHSMUTH, R., Ärztl. Wschr. **5**, 810, 921 (1950); **6**, 730 (1951); **9**, 1192 (1954).
WAGENER, O., Dtsch. Arch. klin. Med. **81**, 328 (1904) (zit. n. SCHMUTZLER); Virchows Arch. Path. Anat. **182**, 145 (1905).
WARNECKE, W., Med. Klin. **45**, 737 (1950).
WEISSFLUG, J., Inaug. Diss. (Heidelberg 1949).
WELCKER, E. R., Med. Welt **16**, 1219, 1247 (1942); Dtsch. Ges.-Wes. **1950**, 323.
WELLER, T. H. u. C. W. SORENSEN, New Engld. J. Med. **224**, 143 (1941).
WELLS, H. S., H. B. SHOOKHOFF, W. G. MULLIN, M. M. STERMAN, E. H. LOUGHLIN u. J. RAPPAPORT, Antibiotics Chemotherap. **1**, 299 (1951).
WHITE, R. H. R., Lancet **1954**, II: 315.
WHITE, R. H. R. u. O. D. STANDEN, Brit. Med. J. **2**, 755, u. 1272 (1953).
WINKLER, Z. ärztl. Forsch. **8**, 48, 5 (1954).
WINTERNITZ, D., Dermat. Ges. Tschechoslowak. Rep. Sitzg. v. 25. 1. 1925.
WRIGHT, W. H. u. F. J. BRADY, J. Amer. Med. Assoc. **114**, 861 (1940).
WRIGHT, W. H., F. J. BRADY u. J. BOZICEVICH, Proc. Helminth. Soc. **5**, 5 (1938).

ZAWADOWSKY, M. M. u. L. G. SCHALIMOW, Z. Parasitenkde. **2**, 12 (1929).
ZULEGER, D., Dermat. Ges. Tschechoslowak. Rep. Sitzg. v. 1. 3. 1925.

Trichocephalus

ANSCHÜTZ, Klin. Wschr. **1**, 2174 (1922).
ANTOGNINI, R., Helvet. med. acta **16**, 366 (1949).
ATCHLEY, F. O., D. N. WYSHAM u. E. E. HEMPHILL, Amer. J. Trop. Med. Hyg. **5**, 881 (1956).

BECKER, E., Dtsch. med. Wschr. **1902**, 468.
BERGMANN v., Handb. Inn. Med. III/2, 657 (Berlin 1926).
BOEHNKE, H., Med. Klin. **45**, 436 (1950).
BROWN, H. W., Proc. IV. Int. Congr. Trop. Med. 966 (1948).
BRUNNER, M., J. Immunology **15**, 83 (1928).

BRÜNNING, H. u. H. BISCHOFF, Tierische Darmparasiten in: PFAUNDLER-SCHLOSSMANN, Handb. d. Kinderheilkunde. III, 422 (Berlin 1931).
BURROWS, R. B., J. Parasitol. **36**, 227 (1950).
BURROWS, R. B., W. G. MOREHOUSE u. I. E. FREED, Amer. J. Trop. Med. **27**, 327 (1947).

DA FRANÇA, O. H., 1. Internat. Allergiekongreß (Zürich 1951); (Basel u. New York 1952).
DENECKE, Arch. Hyg. **117**, 332 (1937).
DIECKMANN, A., Bruns' Beitr. **131**, 373 (1924).
DINNIK, I. u. N. N. DINNIK, Z. Parasitenkde. **14**, 364 (1949).
DUNN, T. L., Lancet **1955**, I/592.

FAUST, E. C., J. Amer. Med. Assoc. **1945** (Umfrage).
FERNANDEZ, F. M., Med. paises cálid. **5**, 507 (1932).

GÄRTNER, H. u. L. MÜTING, Dtsch. med. Wschr. **74**, 881 (1949).
GETZ, L., Amer. J. Dis. Childr. **70**, 19 (1945).
GOEZE, 1782, Zit. n. PIEKARSKI.
GREIF, St., Wien. med. Wschr. **103**, 681 (1953).

HAGE, Zbl. Bakter. Orig. **89**, 272 (1923).
HAMMER, F., Zit. n. RIEGEL.
HANNAK, S., Med. Welt **1951**, 1550
HOEKENGA, M. T., Amer. J. Trop. Med. Hyg. **5**, 529 (1956). Zit. n. HERRLICH.
HOEKENGA, M. T. u. L. Box, Amer. J. Trop. Med. **29**, 967.
HOEPPLI, R., Arch. Schiffs-Tropenhyg. **31**, Nr. 3 (1927).
HORNBERGER, W., Dermat. Wschr. **121**, 361 (1950).
HUBER, H. G., Med. Welt **4**, 1413 (1930).

ISBECQUE, G., Compt. rend. Soc. Biol. **90**, 691 (1924).

JASPERSEN, Öffentl. Ges.-Dienst. **6**, 285 (1940).
JUNG, R. C., Amer. J. Trop. Med. Hyg. **3**, 918 (1954).

KARPINSKI, W., Prakt. Arzt (Wien) **9**, 304 (1955).
KHAW, D. K., Arch. Schiffs-Tropenhyg. **33**, 46 (1929).
KREPLER, P. u. L. LEIXNERING, Wien. med. Wschr. **103**, 851 (1953).

MACCHIA, A. u. A. PREVITI, Ref.: Zbl. Kinderhk. **59**, 261 (1957).
MOHR, W., Med. Klinik **1953**, 1054; Dtsch. med. Wschr. **82**, 749 (1957).
MÜLLER, R., Medizinische Mikrobiologie (Berlin – München – Wien 1946).

NAUCK, E. G., Med. Welt **3**, 1404 (1929).
NEUHAUS, W., Zool. Anz. **135**, 243 (1941); vergl. J. Physiol. **28**, 563 (1941).
NIKOLOWSKI, W., Dtsch. med. Wschr. **77**, 1268 (1952).

OTTO, G. F., Amer. J. Trop. Med. **15**, 693 (1935).

RIEGEL, K., Z. Haut-Geschl.-krkh. **23**, 337 (1957).
Ross, D. F., Lancet **1942/II**, 97.
ROTH, H., Acta med. Scand. **126**, 17 (1947).

SAUER, H., Dtsch. Z. Chir. **180**, 27 (1913).
SCHMIDT, G. B., Zbl. Chir. **40**, 1177 (1913).
SCHMIDT, J., Therapie-Kongreß (Karlsruhe 1956).
SCHÜFFNER, E., Ärztl. Wschr. **1956**, 396.
SHRAPNEL, B. C., Amer. J. Trop. Med. **27**, 527 (1947).

SPINDLER, L. A., Amer. J. Hyg. **10**, 476 (1929).
STAHR, H., Dtsch. med. Wschr. **1922**, 1274.
STRANSKY, E. u. A. REYES, Ref.: Zbl. Kinderhk. **55**, 185 (1955/56). Zit. n. RIEGEL.
SWARTZWELDER, J. C., Amer. J. Trop. Med. **19**, 473 (1939).

TELEMANN, Zit. n. HANNAK.
TEUSCH, W., Med. Klin. **43**, 431 (1948).
TOBLER, W., Z. Kinderhk. **42**, 324 (1926).

WECHSELBERG, K., Kinderärztl. Praxis **24**, 312 (1956).
WETZEL, R. u. QUITTEK, Arch. Tierhk. **75**, 336 (1940).
WHITTLER, L., N. H. EINHORN u. J. F. MILLER, Amer. J. Dis. Childr. **70**, 289 (1945).
WIGAND, R., Zbl. Bakt. Paras. **1949**, 98.

Taenien

ABBOTT, Lancet **1921**, 956.
ALAYZA, F. u. M. C. IZQUIERDO, Rev. neuro-psiquiatr. (Lima) **14**, 117 (1951).
ALBRECHT, Mschr. Neurol. **68**, (zit. n. HENNEBERG).
ALES – REINLEIN, J. M., E. ARJONA – TRIQUEROS u. S. OBRADOR – ALCELDE, Rev. clin. españ. **40**, 12 (1951).
ANTONOW, Virchows Arch. **285**, 485 (1932).
ARANA, R. u. A. ASENJO, J. Neurosurg. **2**, 181 (1945).
ARANA INIGUEZ, R. H. MALOSETTI, R. TALICE u. J. SAN JULIAN, Prensa méd. argent. **37**, 1232 (1950).
ARSENI, C. u. D. C. SAMITCA, Brit. Med. J. **11**, 494 (1957).
ASENJO, A., Rev. neuro-psiquiatr. (Lima) **13**, 337 (1950).
ASENJO, A. u. E. BUSTAMENTE, Dtsch. med. Wschr. **75**, 1180 (1950).
AUSTONI, M., Policlinico **46**, 627 (1939).

BAUER, O., Münch. med. Wschr. **95**, 1036 (1953).
BAUMANN, zit. n. MARTIN.
BENDA, zit. n. HENNEBERG.
BEUMER, H., Dtsch. med. Wschr. **1930**, 876.
BICKERSTAFF, E. R., Brit. med. J. **1955**, Nr. 4921.
BICKERSTAFF, E. R., P. C. P. CLOAKE, B. HUGHES u. W. T. SMITH, Brain **75**, 1 (1952).
BITTORF, Dtsch. Z. Nervenhk. **47/48**, 837 (1913).
BLAMOUTIER, P., Sem. hôp. **1952**, 3278.
BOLLINGER, zit. n. HENNEBERG.
BORNEMANN, K., Med. Klin. **50**, 1726 (1955).
BRAND, Th. v., Z. wiss. Biol. **18**, 562 (1933).
BUGGE, G., Z. Fleisch-, Milchhyg. **54**, 76 (1944).
BURZIO, Riv. sper. freniatr. **54**, 1205 (1931).
BUSSE, Arch. Psychiatr. **95**, 189 (1931).

CABIESES, F. u. J. R. RAVENS, Transact. Amer. Neurol. Assoc. **77**, 76 (1952).
CHAVARRIA, M., Bol. san. panamer. (Washington) **33**, 394 (1952).
CH'IN KUANG YU, China Med. J. **47**, 1181 (1933).
CHUNG, H. L. u. TSUN T'UNG, Transact. Roy. Soc. Trop. Med. Hyg. **32**, 697 (1939).
COCHI, U., Radiol. clin. **22**, 54 (1953).
CUADRA, M., Rev. neuro-psiquiatr. **12**, 339 (1949).
CULBERTSON, J. T., J. Pharmacol. **70**, 309 (1940).
CULBERTSON, J. T. u. S. H. GREENFIELD, J. Pharmacol. **73**, 159 (1941).

DECKER, K., Dtsch. Z. Nervenhk. **162**, 100 (1950).
DENEKE, K., Arch. Hyg. **117**, 332 (1937).

DE OLIVEIRA, C., Rev. brasil. cir. **18**, 993 (1949).
DESCHIENS, R. u. R. RENAUDET, Bull. Soc. path. exot. **34**, 17 (1941).
DICKMANN, zit. n. HUHN.
DIXON, H. B. F. u. W. H. HARGREAVES, Quart. J. Med. **13**, 107 (1944).
DIXON, H. B. F. u. D. W. SMITHERS, Quart. J. Med. **3**, 603 (1934); J. ROY, Army Med. Corps **64**, 227, 300 u. 375 (1935); **65**, 28 u. 91 (1935).
DOTZAUER, G. u. H. HORNBOSTEL, Ärztl. Wschr. **7**, 1102 (1952).
DRESSLER, W. u. K. ALBRECHT, Bruns Beitr. Chir. **178**, 103 (1949).
DURAN OBIOLS, F., Rev. españ. otol. neurocir. **12**, 411 (1953).

ELSAESSER, K.-H., Z. Neur. **177**, 323 (1944).
ERHARDT, A., Pharmazie **3**, 49 (1948).
ESCOBAR, A., Arch. mexic. Neur. Psyquiatr. **1**, 149 u. 171 (1952/53).

FABIENKE, Z. ärztl. Fortb. **48**, 498 (1954).
FAHIN, Med. Klin. **22**, 1324, (1926), zit. n. FORST.
FALCK, J. u. B. HENKE, Dtsch. Ges.-wes. **1956**, 1129.
FAUST, E. C., Human Helminthology (Philadelphia 1949).
FISCHER, W., in: HENKE-LUBERSCH, Handb. d. spez. Path. Anat. u. Histol., Bd. **13/3**, 387 (1955).
FLEURY SILVEIRA, Rev. Biol. Hyg. **1**, 107 (1929).
FORST, A. W., Münch. med. Wschr. **90**, 360 (1943).

GAEHTGENS, W., Münch. med. Wschr. **1941**, 1235; Arch. Hyg. **129**, 133 (1943).
GÄRTNER, H. u. L. MÜTING, Dtsch. med. Wschr. **74**, 881 (1949).
GAUPP, R., Dtsch. med. Wschr. **67**, 1289 (1941).
GELFAND, M., East Afr. Med. J. **25**, 110 (1948).
GEPSEN u. ROTH, (1949), zit. n. MINNING.
GERSTENBRAND, F., Wien. Z. Nervenhk. **9**, 426 (1954).
GOODMAN, L. u. A. GILMAN, The Pharmacological Basis of Therapeutics (New York 1949).
GORLITZER v. MUNDY, V., Münch. med. Wschr. **95**, 236 (1953).
GRANATI, A. u. M. GIROMINI, Fol. med. (Napoli) **37**, 1101 (1954).
GREINER, H., Slg. Verg.-fälle, Arch. Toxikol. **14**, 1000 (1952).
GRIFFITHS, R. B., Ann. Trop. Med. **44**, 357 (1950).
GRZYBOWSKI, M. u. B. STEPIEN, Acta dermato-vener. (Stockholm) **13**, 6 (1932).
GUILLAIN, Rev. neurol. **33**, 1018 (1926); **34**, 433 (1927); Compt. rend. Soc. biol. (Paris) **95**, 455 (1926).

HALAMA, J., Ther. Gegenw. **94**, 451 (1955).
HÄNEL, L., Pharmazie **5**, 18 (1950).
HARTMANN, K., Klin. Mbl. Augenhk. **112**, 333 (1947).
HEILMANN, P., Virchows Arch. **286**, 176 (1932).
HEINZEL, W., mündl. Mitteilung.
HENNEBERG, R., Die tierischen Parasiten des Zentralnervensystems in: BUMKE-FOERSTER, Handbuch d. Neurol., Bd. XIV (Berlin 1936).
HERNANDEZ-MORALES, F. u. D. SANTIAGO-STEVENSON, Puerto Rico J. Publ. Health **23**, 87 (1949); J. Amer. Med. Assoc. **142**, 369 (1950).
HEYMANN, Bruns Beitr. Chir. **146** (1929).
HIRTE, W., Dtsch. med. Wschr. **76**, 1083 (1951).
HÖGLER, F., Ars medici **39**, 748 (1949).
HORNBOSTEL, H., Medizinische **1954**, 1273.
HORNBOSTEL, H. u. H. DÖRKEN, Dtsch. med. Wschr. **77**, 339 (1952).
HUHN, A., Fortschr. Neurol. **24**, 7 (1956).
HUHN, A. u. F. WALTER, Nervenarzt **1956**.

INIQUEZ, A. R. u. A. ASENJO, J. Neurosurg. **2**, 181 (1945).

JACOBI, W., Med. Klin. **1922**, 1529.
JENTZSCH, K. u. H. RONGE, Arzneim.-forschg. **6**, 639 (1956).

KOCH, W. u. H. STEINITZ, J. Parasitol. **37**, 307 (1951).
KOFLER, C. u. E. MÜLLER, Arch. Pharmazie **268**, 644 (1930).
KOSKOWSKI, W. u. M. MAHFOUZ, Amer. J. Digest. Dis. **20**, 313 (1953).
KRAUSE, F., Zbl. Chir. **1914**, 278.
KRUYER, M., Med. Klin. **52**, 1975 (1957).
KÜCHENMEISTER, F., On Animal and Vegetable Parasites of the Human Body: A manual of their natural History, diagnosis, and treatment. 2 vol. (London 1857).
KUFS, H., Z. Neurol. **86**, 609 (1923); Arch. Psych. u. Z. Neurol. **186**, 361 (1951); Psychiatr. Neur. med. Psychol. **5**, 13 (1953).
KUHLS, R., Med. Klin. **48**, 1511 (1953).
KULKOW, A. E., Arch. Neurol. **24**, 135 (1930); Z. Neurol. **172**, 642, 657 (1941).

LASAREW, W., Z. Neurol. **104**, 667 (1926).
LECH, J., Amer. J. Ophthalm. **32**, 523 (1949).
LEHMANN, Frankf. Z. Path. **38**, 439 (1929).
LEHOCZKY, T., v., Zbl. Nervenhk. **132**, 193 (1933).
LEPES, Higijena **6**, 178 (1954).
LI, S. Y. u. H. F. Hsü, J. Parasitol. **37**, 32 (1951).

MAC ARTHUR, W. P., Transact. Roy. Soc. Trop. Med. (London) **27**, 343 (1934).
MARGULIS, S., Münch. med. Wschr. **76**, 1510 (1929).
MATAVULJ, Rev. d'Otol. **23**, 15 (1951).
MAZOTTI, L., L. RODRIGUEZ u. A. TREVINO, Rev. Inst. salubr. enfern. trop. **8**, 155 (1947).
MEISEL, H., Medizinische **1952**, 1199.
MENDHEIM, A. u. G. SCHEID, Z. Tropenmed. **1**, 553 (1950).
MENON, T. B. u. G. D. VELIATH, Transact. Roy. Soc. Trop. Med. (London) **33**, 537 (1940).
MEYER, E., J. Psychol. Neur. **37**, 195 (1928).
MINNING, W., Cysticerkose in: Handb. Inn. Med. 4. Aufl. Bd. I/2 (Berlin-Göttingen-Heidelberg 1952).
MINTZ, Dtsch. Z. Chir. **209**, 104 (1928).
MÖNNIG, H. O., Veterinary Helminthology and Entomology (London 1934).
MOSLER u. PEIPER, Tierische Parasiten, in: NOTHNAGEL, Spezielle Pathologie und Therapie, Bd. VI (Wien 1894).

NIELSEN, O., Med. Dansk. Dyrelaegefor. **29**, 313 (1946).
NIETO, O., Prensa méd. argent. **10/11**, 226 (1948).
NOLTE, K. A., Medizinische **1954**, 1219.

OBIOLS, F. D., Rev. españ. oto-neuro-oftalm. **411** (1952).
OBRADOR, S., Arch. Neurol. **59**, 457 (1948).
OCHOTERENA, J., Ann. Inst. Biol. Univ. Méx. **6**, 79 (1935).
OELKERS, H.-A., Arzneim.-forschg. **3**, 623 (1953).
OELKERS, H.-A. u. W. RATHJE, Naunyn-Schmiedebergs Arch. **198**, 317 (1941).
OELKERS, H.-A. u. G. OHNESORGE, Klin. Wschr. **32**, 226 (1954).
OPALSKI, Bull. Acad. Pol. Sci. med. Kl. (Krakau) **1931** (zit. n. HUHN).
ORTH, zit. n. HENNEBERG.
OSTERTAG, v., Z. Fleisch- Milchhyg. **44**, 403 (1934).
O'SULLIVAN, Brit. J. Radiol. **30**, 295 (1925).

PAECKELMANN, K.-M., Dtsch. med. J. **5**, 244 (1954).
PALAIS, M., Bull. Soc. Path. exot. (Paris) **30**, 485 (1937).

PARNITZKE, K. H., Ärztl. Wschr. 9, 956 (1954).
PENFOLD, H. B., Med. J. Australia 1, 385 (1936); 1, 531, 579 (1937).
PENFOLD, W., H. B. PENFOLD u. M. PHILLIPS, J. Helminthol. 15, 41 (1937).
PRÉVOT, R., H. HORNBOSTEL u. H. DÖRKEN, Tagg. d. Nordwestdtsch. Ges. Inn. Med., 2. Febr. 1951, Hamburg; Klin. Wschr. 30, 78 (1952).
PULGRAM, Wien. med. Wschr. 1928, 1088.
PUPO, P. P. u. A. M. PIMENTA, Arq. neuro-psiquiatr. 7, 274 (1949).

QUIRLL, W., Inaug.-Diss., Berlin 1888 (zit. n. FORST).

RAFAELSEN, Uskr. Laeger 117, 54 (1955).
RAMIREZ, A. u. P. VERASTEGUI, 4. Congr. Panamer. Oftal. 1, 163 (1952).
READ, C. P., J. Parasitol. 37, 174 (1951).
REDALIE, Rev. neurol. 28 (1921).
RITTER, C., Dtsch. Z. Chir. 257, 664 (1943).
RIZZO, Riv. Pat. nerv. 34, 936 (1930); 38, 609 (1931); 39, 503 (1932).
ROBLES, C., Prensa méd. mex. 9, 67 (1944); Bol. med. hosp. inf. 2, 193 (1945).
ROSENHAGEN, H., Nervenarzt 1942, 97.
RÖSLER, O. A., Wien. klin. Wschr. 64, 942 (1952).
ROTHFELD, J., Dtsch. Z. Nervenhk. 137, 93 (1935); Z. Neurol. u. Psych. 160, 530 (1938).
RUDOLFI, zit. n. HENNEBERG.
RUF, H., Raumbeengende Erkrankungen im Schädelinneren in: Handb. Inn. Med., 4. Aufl., Bd. V/3 (Berlin-Göttingen-Heidelberg 1953).

SATO, zit. n. HENNEBERG.
SCHAEFFER u. CUEL, Paris méd. 17, 255 (1927).
SCHAPER, G., Münch. med. Wschr. 93, 2309 (1951).
SCHATTMANN, K., Ärztl. Wschr. 6, 340 (1951).
SCHENK, Dtsch. Z. Nervenhk. 66, 301 (1920).
SCHNEIDER, H., Münch. med. Wschr. 73, 1403 (1926).
SCHOEN, R., Dtsch. med. Wschr. 78, 1517 (1953).
SCHOEN, R. u. H. H. SCHNEIDER, Dtsch. med. Wschr. 78, 1057 (1953).
SCHUMANN, E., Fortschr. Röntgenstr. 75, 694 (1951).
SEATON, D. R., Lancet 1955, 644.
SEELKOPF, K., Arzneim.-forschg. 2, 55 (1952).
SEELKOPF, K. u. E. GRAF, Arzneim.-forschg. 2, 352 (1952).
SHAPIRO, M. M., J. Parasitol. 23, 104 (1937).
SIEBOLD, v., zit. n. HENNEBERG.
SIMMONDS, zit. n. HENNEBERG.
SODEMANN, J. Amer. Med. Assoc. 148, 285 (1952).
SOLÉ-SAGARRO, J., zit. n. HUHN.
SOLOMKO, Sovet. Med. 1955, 64 (zit. n. HERRLICH).
STANOVOVA, T. J., Med. Parasitol. (Russ.) 1953, 260 ref.: Kongr. Zbl. Inn. Med. 150, 21.
STEPIEN, L. u. J. CHOROBSKI, Arch. Neurol. Psychiat. 61, 499 (1949).
STOOKEY, B. u. J. E. SCARFF, Bull. Neurol. Inst. New York 5, 348 (1936).
STRAUB, W., Naunyn-Schmiedebergs Arch. 48, 1 (1902).
STRÜMPELL, zit. n. GORLITZER V. MUNDY.
SWARTZWELDER, J. C., J. trop. Med. 42, 226 (1939).

TAKAMATSU, H., Zbl. Path. 72, 2 (1939).
TALICE, R. u. J. GURRI, Ann. Parasitol. 25, 121 (1950).
TANASESCU, J. u. E. REPCIUC, Virchows Arch. 304, 555 (1939).
THUREL, R. u. J. GRENIER, Sem. hôp. 1953, 1347.
TOLOSA, E., Rev. Neurol. 90, 187 (1954).
TORKA, E., Landarzt 31, 741 (1955).

TORNACK, H. J., Dtsch. med. Wschr. 67, 628 (1941).
TRAPPEN, P., v. D., Ther. Gegenw. 81, 501 (1940).
TRELLES, J. O. u. J. LAZARETE, Rev. neuro-psiquiatr. (Lima) 3, 393 (1940).

USBECK, W., Dtsch. Gesundh.-wes. 1951, 1384.

VALLADARES, H., M. CONTRESAS u. M. DOLEOSO, Neurocirurgica (Santiago) 8, 61 (1952).
VANNFÄLT, K. A., Acta. Soc. Med. Upsal. 57, 127 (1952).
VIEIRA, C. B., Fol. clin. biol. (Sao Paulo) 21, 3 (1954).
VILJOEN, N. F., Onderstepoort J. Vet. Sci. 9, 337 (1937).
VIRCHOW, R., Virchows Arch. 1860, 528.
VOSGEN, zit. n. BERGSTERMANN, MENDHEIM u. SCHEID.

WAGNER u. COSACK, Zbl. Neur. 156, 660 (1936).
WEINBERG, C., Soc. Biol. 66, 219 (1909).
WERNER, A., Rev. méd. Suisse rom. 74, 164 (1954).
WHITE, J. C., W. H. SWEET u. E. P. RICHARDSON, New England J. Med. 256, 479 (1957).
WIGAND, R. u. W. WARNECKE, Dtsch. med. Wschr. 78, 1493 (1953).
WILKOEWITZ, K., Slg. Vergift.-fälle 1, 19 (1930).

YOSHINO, K., Taiwan Igakkai Zasshi 33, 183 (1934).

ZENKER, zit. n. HUHN.
ZINNER, G., Arzneim.-forschg. 5, 123 (1955).

Echinokokkus

ARCE, J., Arch. Surg. 43 II, 789 (1941); Surg. etc. 75, 67 (1942).
ARDAO, H. A., Arch. urug. med. 38, 164 (1951).
ARDAO, H. A. u. J. F. CASSINELLI, Ann. Fac. Med. (Montevideo) 33, 1083 (1948).
ARMAND, UGON, C. V., s. UGON.
ARTOM, Mschr. Psychiatr. 38, 103 (1915).
ASCHOFF, zit. n. KÜMMERLE.

BACALOGLU, C., N. BALAN, L. BALLIF u. C. VASILESCU, Ann. méd. 26, 242 (1929).
BALÁS, A. u. A. BIKFALVI, Thoraxchirurgie 2, 197 (1954).
BARCLAY, St., New Zealand Med. J. 53, 605 (1954).
BARLING u. WELSH, Lancet 2, 1001 (1910).
BARNETT, L., Brit. J. Surg. 19, 593 (1931/32); Austral. New Zeald. J. Surg. 5, 205 (1936); 10, 223 (1941); New Zeald. Med. J. 39, 330 (1940).
BARRET, N. R., Thorax (London) 2, 21 (1947); Lancet 1949 II, 234.
BARRET, N. R. u. D. DILLWYN, Brit. J. Surg. 40, 222 (1952).
BARTSCH u. POSSELT, Virchows Arch. path. Anat. 285, 665 (1932).
BECKMANN, Acta chir. Scand. 99, fasc. II, 267–279 (1949).
BELLEVILLE, G., Bol. Acad. argent. cir. 34, 490 (1950).
BELOT, J. u. G. PEUTEUIL, Presse méd. 1936 I, 696; Bull. Soc. radiol. méd. France 24, 533 (1936).
BENHAMOU, E., J. THIODET u. J. CASANOVA, Paris méd. 1938, 158.
BENSTED, H. J. u. J. D. ATKINSON, Lancet 1953, I, 265.
BERNARDI, E., DE, Acta radiol. (Stockholm) 36, 234 (1951).
BJARNHÉDINSSON, S., Lepra Leipzig 5, 3 (1905).
BIOCCA, P., Arch. chir. torace 10, 243 (1953).
BIRCHER, R., Inaug.-Diss. (Basel 1945).

BLAHA, H., Schweiz. Z. Tbk. **12,** 279 (1955).
BLUMENTHAL, Handb. d. pathogen. Mikroorg. Bd. 6 (1925); Med. Welt **1930,** 45.
BOBO MORILLO, T. u. R. VOS SAUS, s. MORILLO.
BOCCHETTI, G., Arch. ital. Sci. med. trop. **32,** 166 (1951).
BOCK, H. E., Gaz. med. portug. **4,** Nr. 3 (1951).
BOTTERI, J. H., Z. exper. Med. **30,** 199 (1922); **37,** 174 (1923); **77,** 490 (1931).
BOURGEON, PIETRI u. GUNTZ, Presse méd. **61,** 1515 (1953).
BOURGEON, PIETRI, GUNTZ u. APROSIO, Maroc. méd. **33,** 316 (1954).
BROCARD, H., J. BRINCOURT u. M. A. BRUNEL, J. franç. méd. chir. thorac. **7,** 541 (1953).

CALAMIDA, D., Zbl. Bakt. I. Orig. **30,** 374 (1901).
CALCAGNO, B. N., Bol. Soc. Cir. (Buenos Aires) **24,** 567 (1940); **25,** 700 (1941) **29,** 649 (1945).
CALVO-MELENDRO, J., Clin. Laborat. **327,** 401 (1953); ref.: Kgr. Zbl. **148,** 279.
CALVO-MELENDRO, J. u. A. SANCHEZ, Rev. clin. espan. **30,** 175 (1948).
CAMERON, T. W. M., J. Helminthol. **4,** 13 (1926).
CAPEDEHOURAT, E. L., Rev. Asoc. med.-argent. **67,** 432 (1953).
CAROLI, J., M. CHAMPEAU u. A. PARAF, Presse méd. **1955,** 276.
CARTA, A., Studi Sassaresi **34,** 178, 229, 273 (1956).
CÄSAR, F., Inaug.-Diss. (Tübingen 1901).
CASONI, T., Folia clin. chim. micros. **1911,** 4, 3, 5 u. 16.
CASSINELLI, J. F., Arch. internac. hidatid. (Montevideo) **6,** 490 (1946).
CASTEX, M. R. u. E. L. CAPDEHOURAT, Brit. Med. J. **1950 II,** 604.
CATTANEO, Arch. Sci. Med. **89,** 1 (1950).
CATTOIR, E., J. M. BOZEC, M. ZABLOT, J. HOUEL u. M. QUISFIT, Arch. mal. cœur **48,** 676 (1955).
CEBALLOS, A., J. Thorac. Surg. (St. Louis) **12,** 553 (1943).
CHIARI, H., Verh. Dtsch. Path. Ges. **13,** 306 (1909).
CHIFFLET, A., Rev. méd. lat.-amer. **27,** 55 (1941).
CHIFFLET, A., P. PURRIEL u. H. ARDAO, Rev. méd. lat.-amer. **26,** 437 (1941).
CHRISTIE, H. K., Austral. a. N.Zeald. J. Surg. **8,** 373 (1939).
CIONINI, A., Minerva Med. **48** (1932).
CLAESSEN, G., Acta radiol. (Stockholm) **1928,** Suppl. 6.
CLERC, E., Korresp.-bl. Schweiz. Ärzte **42,** 1209 (1912).
CMELIK, S., Biochem. Z. **322,** 456 (1951/52).
CMELIK, S. u. B. BRISKI, Biochem. Z. **324,** 244 (1953).
CORTESE, R., Minerva chir. **5,** 317 (1950).
CUERVO GARCÍA, C., Rev. clin. españ. **40,** 320 (1951); Tratamiento medico del quiste hidatidico (Salamanca 1955).
CURTILLET, E., Sem. hôp. (Paris) **26,** 654 (1950); J. franç. méd. chir. thorac. **4,** 151 (1950); Arch. int. Hidatid. **11,** 49 (1950).

D'ABREU, A. L., J. internat. chir. (Bruxelles) **3,** 65 (1939); Thorax (London) **5,** 362 (1950).
D'ABREU, A. L. u. L. ROGERS, Brit. J. Surg. **31,** 153 (1943).
DARDEL, G., Das Blasenwurmleiden in der Schweiz (Bern 1927).
DEMIRLEAU, J., Sem. hôp. **28,** 2508 (1952).
DEMLING, L., Materia Medica Nordmark **9,** 313 (1957).
DENNIS, E. W., J. Parasitol. **23,** 62 (1937).
DESCHIENS u. POIRIER, Bull. soc. path. éxot. **42,** 70 (1949); Compt. rend. soc. biol. **141,** 445 (1947).
DEUSCH, G., Dtsch. med. Wschr. **51,** 1319 (1925); **52,** 875 (1926).
DÉVÉ, F., Les kystes hydatiques du cœur in: Algerie Méd., Mai **1928;** Parasites du cœur, in: Nouv. traité méd. Fasc. **10** (1933); Presse méd. (Paris) **1,** 449 (1937); Rev. Path. comp. **37,** 453 (1937).

DÉVÉ, F., L'echinococcose primitive (Maladie hydatique) (Paris 1949); L'echinococcose secondaire (Paris 1946); Compt. rend. Soc. Biol. 56, 262 (1904); 1920, 720.; Ann. anet. path. 8, 1205 (1931); 10, 1155 (1933); Bol. Inst. clin. quir. (Buenos Aires) 1940, 221; Inaug.-Diss. (Paris 1901); Compt. rend. Soc. Biol. (Paris) 56, 262 (1904); 81, 720 (1920); 84, 711 (1921); 87, 7 (1922); 89, 136 (1923); 107, 756 (1931).
DEW, H. R., Hydatid Disease. Sydney, Autralian Med. Publish. Co. (1928) Arch. internac. hidatid 13, 284 (1953).
DIAZ, E. C. u. A. G. MUNOZ, 1. Internat. Allergiekongr. Zürich 1951, S. 607 (Basel und New York 1952).
DÖRIG, J., Inaug. Diss. Zürich (1946). Helvet. med. acta 13, 625 (1946).
DOR, CRISTOFARI u. DE ANGELIS, Mém. Acad. Chir. 76, 611 (1950); zit. n. E. ESSELLIER und JEANNERET.
DUNGAL, N., Acta path. microbiol. Scand. 15, 90 (1938). Amer. J. Med. Sci. 212, 12 (1946). New Zealand Med. J. 1957, 213.

EICHHORST, Arch. klin. Med. 106, 97 (1912).
ELENEVSKY, K., Arch. klin. Chir. 82, 393 (1907).
ESCHRICHT, D. F., Bibliothek for Laeger IV Copenhagen (1854). Zit. n. DUNGAL.
ESCUERDO, Kystes hydatiques du Poumon (Paris 1912).
ESSELLIER, A. F. u. P. JEANNERET, Die parasitären Lungenkrankheiten in: Handb. Inn. Med., 4. Aufl. Bd. IV/3, S. 569 ff. (Berlin-Göttingen-Heidelberg 1956).
EVANS, W. A., Radiology 40, 362 (1943).

FAIRLEY, K. D., Med. J. Austral. 1, 472 (1929).
FANTA, E., J. FAIGUENBAUM u. A. NEGHEME, Rev. méd. Chile 78, 796 (1950).
FAUST, E. C., Human Helminthology. (Philadelphia 1949).
FINSEN, J., Jagttagelser angaaende Sygdomsforholdene i Island. (Copenhagen 1874). Ugeskr. for Laeger III, zit. n. DUNGAL.
FITZPATRICK, S. C., Austral. a. New Zeald. J. Surg. 20, 278 (1951. 24, 109 (1954).
FLÖSSNER, O., Münch. med. Wschr. 70, 1340 (1923).
FOSSAS, J. M. ANINTERO, 1. Internat. Allergiekongr. Zürich 1951, S. 621 (Basel und New York 1952).
FRANCA, O. H. DA, 1. Internat. Allergiekongr. Zürich 1951 (Basel und New York 1952).
FRANCHIS, M. DE u. L. PINELLI, Rass. clin. terap. 53, 87 (1954).
FRANCKE, zit. n. HENNEBERG.
FREUND, zit. n. PICKARSKI.
FRIEDREICH, N., Virchows Arch. path. Anat. 33, 16 (1865).
FRIEDRICH, H., Dtsch. Z. Chir. 254, 150 (1940).

GAETHGENS, W., Münch. med. Wschr. 1941, 1235; Arch. Hyg. 129, 133 (1943).
GALEY, J. J., France méd. 14, 23 (1951).
GARCIA, LAGOS, C., Equinococcosis pulmonar en la infancia (Buenos Aires 1929).
GEIGER, M., Inaug. Diss. (Zürich 1932).
GEORGE u. GREEN, zit. n. MENDHEIM, BERGSTERMANN u. SCHEID.
GERLACH, Zbl. Path. 47, 113 (1919).
GERULEWICZ, E., Inaug. Diss. (Zürich 1945).
GIUSTI, L. u. E. HUG, Compt. rend. Soc. biol. 88, 344 (1923).
GRANA, A., Ann. Allergy 4, 207 (1946).
GRUBER, G. B., Dtsch. tierärztl. Wschr. 1939, 665, 680.
GRÜTZ, O., Hautkrankheiten tierischer Ätiologie in: ARZT-ZIELER, Die Haut- und Geschlechtskrankheiten, Bd. III, S. 535 (Berlin u. Wien 1934).
GUILLEBEAU, A., Virchows Arch. path. Anat. 119, 106 (1890).

HANSEN, K., Allergie, 3. Aufl. (Stuttgart 1957).
HANSTEIN, H., Dtsch. med. Wschr. 82, 316 (1957).
HEILBRUN, N. u. A. J. KLEIN, Amer. J. Roentgenol. 55, 189 (1946).

HENI, F., Z. klin. Med. **136**, 547 (1939). Dtsch. Arch. klin. Med. **184**, 458 (1939).
HENNEBERG, R., Die tierischen Parasiten des Zentralnervensystems in: O. BUMKE u
O. FOERSTER, Handbuch der Neurologie Bd. IV, S. 322 ff. (Berlin 1936).
HENSCHEN, C. u. R. BIRCHER, Bull. schweiz. Akad. Med. Wiss. **1**, 209 (1945).
HETRICK, C. G., Inaug. Diss. (Paris 1952).
HOFF, Klin. Wschr. **1931**, 2407.
HOLMAN, E. u. P. PIERSON, J. Amer. Med. Assoc. **124**, 955 (1944).
HOSEMANN, G., E. SCHWARZ, I. C. LETTMANN u. A. POSSELT: Neue Deutsche Chirurgie Bd. 40 (1928).

JAHN, M. R., Beitr. path. Anat. **76**, 1 (1926).
IMBERT, MEUNIER, TABY u. HETRICK, Maroc. méd. **32**, 1049 (1953). V. Internat. Kongr. d. Hidatidose, Madrid (1954).
JOHNSTON, J. H. u. G. E. TWENTE, Ann. Surg. **136**, 305 (1952).
JONASSEN, J., Ekinokoksygdommen København (1882). Zit. n. DUNGAL.
JORGE, J. M. u. P. M. RE, Arch. internac. hidatid. Montevideo, **6**, 11 (1946). Rev. Asoc. méd. argent. **60**, 445 (1946).

KAISER, E. u. H. MICHL, Die Biochemie der tierischen Gifte (Wien 1958).
KELLAWAY, C. H., N. H. FAIRLEY u. F. E. WILLIAMS, Austral. J. Exp. Biol. Med. Sci. **5**, 189 (1928).
KLAGES, F., Virchows Arch. path. Anat. **278**, 125 (1930).
KLOSS, K. u. E. RUCKENSTEINER, Zbl. Chir. **78**, 1991 (1953).
KOCH, F. W., Med. Klin. **1950**, 1443.
KOURIAS, B., Presse méd. Paris **1952**, 1443.
KOUSIAS, B. u. G. MARANGOS, Chirurg. **1952**, 289.
KRABBE, H., Recherches helminthologiques en Danemark et en Islande (Copenhagen 1866).
KÜMMERLE, F., Chirurg. **28**, 515 (1957).

LAMPIRIS, S., Dtsch. Z. Chir. **237**, 383 (1932).
LASNIER, E. P. u. J. F. CASSINELLI, Arch. urug. med. **21**, 564 (1942).
LASS, N., 1. Internat. Allergiekongr. Zürich 1951, S. 618 (Basel und New York 1952).
LATTERI, zit. n. BALÁS u. BIKFALVI.
LAWRENCE, H. S., Proc. Soc. Exp. Biol. Med. **71**, 516 (1949).
LEHMANN, J. C., in HOSEMANN, SCHWARZ, LEHMANN u. POSSELT: Neue Dtsch. Chirurgie **40**, 115 (1928).
LEMAIRE, THIODET u. DERRIEN, Compt. rend. Soc. biol. **95**, 1485 (1926).
LEUCKART, R., Die Parasiten des Menschen und die von ihnen herrührenden Krankheiten. 2. Aufl. Bd. 1, Abt. 1 (Leipzig und Heidelberg 1886).
LEVI-VALENSI, A. u. A. ZAFRAN, Bronches **1**, 342 (1951).

MAGATH, T. B., Med. Clin. North Amer. **1921**, 549.
MAKKAS, M., Presse méd. Paris **1938**, 1884.
MAKKAS, M. u. B. KOURIAS, Afrique franç. chir. **3**, 193 (1951).
MANGOLD, C., Inaug. Diss. (Tübingen 1892).
MARANGOS, G., Münch. med. Wschr. **1938**, 830.
MARCHAND, B. F., Handb. Allg. Path. I, 340 (Leipzig 1908).
MAX, Th., Inaug. Diss. (München 1906).
MEHLHOSE, R., Zbl. Bakt. I Orig. **52**, 43 (1909).
MELCHIOR, E., Dtsch. med. Wschr. **81**, 42 (1956).
MENGUEZ, A. P. u. J. A. MAS, Rev. clin. españ. **50**, 237 (1953).
MICHANS, J. R., Bol. Acad. argent. Cir. **29**, 617 (1945).
MIMOUNI, J., Maroc. méd. **32**, 1054 (1953).
MISSIRLOGLU, A., J. Roy. Egypt. med. **34**, 236 (1951).

Molloy, P. J., New Zeald Med. J. 54, 267 (1955).
Morellini, M., L. Ferri u. V. Romeo, Policlinico 34, 1218 (1957).
Morillo, T. B. u. R. V. Saus, Med. colonial 24, 231 (1954). Ref. Kongr. Zbl. 157, 196.
Morquio, L., Arch. lat.-amer. pediatr. 16, 710 (1922). Arch amer. med. 3, 40 (1927).
 Rev. S. Amér. 1932, 3. Bull. Soc. pédiat. 31, 422 (1933).
Müller, A., Münch. med. Wschr. 40, 241 (1893).
Mussio-Fournier, J. C., Presse méd. 1932/II, 1225.
Muzzolini, M., Progr. med. 10, 388 (1954). Ref.: Kgr. Zbl. 156, 306.
Napier, L. E., Hydatid Disease (New York 1946).
Neisser, zit. n. Henneberg.
Neupert, Meyer u. Sauerbruch, Zbl. Chir. 28, 1759 (1929).
Nissen, R., Helvet. med. acta 3, 295 (1936).
Oberhofer, B., Istanbul Univ. Tip. Fak. Med. 17, 245 (1954), zit. n. Essellier u. Jeanneret.
Palugyay, J., Dtsch. Z. Chir. 180, 356 (1923).
Peiper, zit. n. Henneberg.
Pérez-Davant, C. D., Tórax 4, 205 (1955).
Pérez-Fontana, V., Arch. internac. hidatid. 5, 391 (1941). J. chir. Paris 69, 8, 618 (1953).
Pick, W., Tierische Parasiten der Haut in: Jadassohn, Hdb. Hautkrkh. Bd. IX/1 (Berlin 1929).
Picou, R. u. F. Ramond, Compt. rend. soc. biol. 51, 176 (1899).
Piekarski, G., Lehrbuch der Parasitologie (Berlin - Göttingen - Heidelberg 1954).
Pimps, E., Med. Klin. 1952, 839.
Pinelli, L., Sassari, Prem. Linotypografia G. Gallizzi (1932).
Piquinela, J. A. u. P. Purriel, Arch. urug. Med. 17, 84 (1940).
Pirosky, J., R. de Pirosky u. S. Franceschi, Rev. Inst. bact. nacion. hig. 10, 230 (1941).
Pirosky, J., R. de Pirosky u. S. Yalov, Arch. internac. hidatid. 12, 277 (1948).
Pontano, E., Policlinico 27, 405 (1920).
Posselt, A., Z. Heilk. Abt. Interne Med. 21 (neue Folge 1), 121 u. 189 (1900). Münch. med. Wsch. 53, 537, 600 (1906). Der Alveolarechinokokkus und seine Chirurgie in: Neue Deutsche Chirurgie 40, 305 (1928).
Prete, A., Omnia terap. (Pisa) Suppl. 8, 7 (1955).
Quénu, E., Rev. chir (Paris) 30, 211 (1910).
Rausch, R., J. Infect. Dis. 94, 178 (1954).
Redi, R., Chir. torac. Roma 2, 492 (1949).
Rein, K., Nord. med. 58, 1853 (1957).
Riemann, L., Beitr. klin. Chir. 24, 187 (1899).
Rodriguez, J. N., S. G. Blanco u. F. F. Marin, Med. clin. (Barcelona) 24, 176 (1955).
Rose, H. M. u. J. T. Culbertson, J. Amer. Med. Assoc. 115, 594 (1940).
Rosenbaum, F. J., Dtsch. med. J. 6, 317 (1955).
Rossi, R., Giorn. ital. chir. 8, 420 (1952).
Rössle, R., in Hansen, Allergie, 3. Aufl. S. 1076 (1957).
Sabbatini, C. u. A. Giardiello, Riforma med. 1955, 1437.
Samuel, E., Amer. J. Roentgenol. 63, 512 (1950).
Santy, P. u. M. Latarjet, Presse méd. 1955, 502.
Schirosa, G., Riforma med. 63, 635 (1949).
Schleisner, P. A., Island undersögt fra et laagevidenskabeligt Synspunkt. (Kopenhagen 1849) zit. n. Dungal.
Schlierbach, P., Röntgenprax. 10, 164 (1938).
Schwarz, E., in Hosemann, Schwarz, Lehmann u. Posselt, Neue Deutsche Chirurgie 40, 67 (1928).

SEMENOV, V. S., Vestn. Chir. **74**, 20 (1954).
SOTO BLANCO, J., Arch. urug. Med. **21**, 639 (1942).
STEINMANN, B., Schweiz. med. Wschr. **1938**, 1411.

STRUPPLER, V., Zbl. Chir. **78**, 1534 (1953).
SUSMAN, M. P., Thorax (London) **3**, 71 (1948). Med. J. Australia **7**, 335 (1950). J. Thorac. Surg. **19**, 422 (1950). Austral. New Zealand J. Surg. **21**, 297 (1952).

TEICHMANN, zit. n. HENNEBERG.
THIODET, J., Algérie méd. **58**, 311 (1954).
THIODET, J. u. J., Therapiewoche **5**, 366 (1955).
THIODET, J., J. THIODET u. C. J. BOULARD, Thérapie **9**, 668 (1954).
TOCCO, L., Medizin heute **1955**, 3.
TOOLÉ, H., Arch. klin. Chir. **188**, 459 (1937). J. chir. Paris **52**, 61 (1938).
TOOLÉ, H., J. PROPATORIDIS u. N. PANGALOS, Thorax **8**, 274 (1953).
TRENTI, zit. n. HENI.

UGON, C. V. A., Arch. internac. hidatid. **1**, 219 (1934). Arch urug. Med. **38**, 201 (1951). Tórax **1**, 83 (1952). J. internat. chir. (Bruxelles) **12/3**, 155 (1952).

VASILESCU, Clin. med. (Jassi) **1929**.
VEGAS u. CRANWEL, zit. n. HENNEBERG.
VENTURINO, W. u. L. M. BOSCH DEL MARCO, Bol. Soc. Cir. Uruguay **25**, 3 (1954).
VIERORDT, zit. n. HENNEBERG.
VIRCHOW, R., Verh. phys.-med. Ges. Würzburg **6**, 84 (1856).
VOGEL, H., Dtsch. med. Wschr. **80**, 931 (1955). Z. Tropenmed. Parasitol. **8**, 404 (1957).
VOGEL, H. u. W. MINNING, Wurmkrankheiten in: Handb. Inn. Med., 4. Aufl., Bd. I/2 (Berlin 1952).
VOGLER, Korresp.-bl. Schweiz. Ärzte **15**, 586 (1885).
VOGT, A., Fortschr. Röntgenstr. **74**, 566 (1951).
VOLOCHINSKY, M. u. J. R. KLINGER, Jornadas Clin. (Verano) **1956**, 64.

WADDLE, N., Austral. a. N.Zeald. J. Surg. **19**, 273 (1950).
WALZER, M. u. J. GLASER, Proc. Soc. Exp. Biol. Med. **74**, 872 (1950).
WANNAGAT, L., Fortschr. Röntgenstr. **84**, 509 (1956).
WEINBERG, Handb. d. path. Mikroorganismen zit. n. HENI.
WEISS, A., D. SCHMIDT, J. WITZ, S. HOLLENDER u. F. KOELBLE, Presse méd. (Paris) **81** (1949).
WILFINGSEDER, P., Chirurg **28**, 410 (1957).

YBARZ, L. P., Bol. Soc. cir. Uruguay **13**, 5 (1942). **21**, 271 (1950). Arch. urug. med. **38**, 102 (1951). Tórax **1**, 199 (1952). **3**, 263 (1954).
YBARZ, Larghero, P. u. H. A. ARDAO, Comun. pres. a la Soc. de Cir. (Montevideo 1942).
YBARZ u. FERREIRA BERUTTI, Bol. Soc. Cir. Uruguay **18**, 450 (1957).
YBARZ u. P. PURRIEL, Comun. pres. al al Soc. de Cir. (Montevideo 1942).
YBARZ, P. PURRIEL u. H. A. ARDAO, Pioneumotorax hidatico (Montevideo 1935).

ZUR, G., Fortschr. Röntgenstr. **75**, 186 (1951).

SACHVERZEICHNIS

Abführkuren bei Oxyuriasis 94
Abwasser 16, 59
Acephalozyste 137
Acranil 130
ACTH 4, 55
Adjuvantien 129
Adventitia des Finnenbalges 140
Äther 94
Akne 117
Akrodynie 55
Aktinomykose 171
Alkohol 63, 72, 134
Anämie 3, 102, 107, 117, 173
— bei Askaridiasis 56
Analekzem 108
— bei Oxyuriasis 85
Analsalben 94
Analtoilette 95
Anaphylaxie 144, 172
— gegen Echinokokkus 143
Anfälle, epileptiforme
 54, 68, 69, 120, 123, 158
Angiographie 125
Angiokardiogramm 160
Ankylostoma 2, 3, 5, 103
— und Lungeninfiltrat 26
—, Dermatitis 50
Allergie 107, 168
— bei Askaridiasis 50, 52
—, enterale bei Askaridiasis 48
allergisch-toxische Störungen 29, 44
Alveolarkolloid 171
Anpassung 1, 2
Anreicherung zum Eiernachweis 56
Anthelmintika, pflanzliche 75
Antibiotika 125
— bei Oxyuriasis 99
Antifermente 2
Antiformin 60
Antigene 173
—, Askaris- 55
Antigen auf Echinokokkus 163 f.
— von Echinokokkus 161
—, flüchtige 47, 51
Antikörper 47, 164, 166
Appendicopathia oxyurica (Aschoff) 91

Appendizitis 30, 32, 38 ff., 107, 117
— bei Askaridiasis 30, 32, 38 ff., 49
— bei Oxyuriasis 89 ff.
Appendix 104
— bei Oxyuriasis 80
Arteriitis bei eosin. Lungeninfiltrat 28
Arthritis bei eosin. Lungeninfiltrat 24
Arthus-Phänomen 164
— — bei Askaridiasis 48
Arzneiexanthem 53, 70
Ascaricum 73
Ascaridol 71 ff., 95
—, Dosierung 73
—, Kurerfolg 73
— (vgl. Ol. chenopodii)
Ascarisin 73
Askariden-Befall,
 jahreszeitliche Schwankungen 14
— —, Bodenarbeit 15
— —, Fäkalienbeseitigung 15
— wanderung 37
Askaridiasis, Bodenbeschaffenheit 17
—, Klinik 29
—, Prophylaxe 59 ff.
—, Röntgenuntersuchung 57
—, Spontanheilung 61
—, Therapie 59 ff.
—, Todesfälle 15
Askarimors 77
Askaris 2, 3, 5, 6
— -Antigen 78
—, Ausbreitung 14
—, Cuticula 76
— -Eiernachweis 56
— ei-Infektiosität 61
— ei-Invasion 8
— ei-Resistenz 17, 59 ff.
— -entwicklung 8
— -larve 8
— —, Antigen 46
— -toxin 45 ff.
—, Vorkommen 11
Askaron 45
Aspidinolfilizin 133
Asthma und eosin. Lungeninfiltrat 27, 29
— bronchiale 51, 143
Aszites 147, 173

Atebrin 130
Atelektasen 150, 168
Atrimon 100
Atropin 129
Augen 113, 118, 126
Autozystizerkose 117, 128

Badil 100
Bandwürmer 5, 111 f.
Bandwurm (s. Taenia)
— -ei 112
— — -Resistenz 128, 142
— -finne 113
— — -infektiosität 127
— -kur 128
— — bei Hunden 166
— —, Kopfsuche 130
— -schleifen 127
—, Vorkommen 114 ff.
Befallsziffer 14
— -stärke 4
Benzin 75, 111
Bernsteinsäure 3, 137
Bilharzia 5
Blasenmetamorphose, regressive 138
Blutsenkungsgeschwindigkeit
   bei Lungeninfiltrat 22
Blutsenkungsreaktion bei Askaridiasis 56
Blutungen 140
Bodenentseuchung 60
Bodenverseuchung 15
Bothriocephalus 3
Brillantgrün 100
Brom 125
Bronchiektasen 150, 154, 168
Bronchitis 107, 150, 168
Bronchographie 160
BRUNSsches Zeichen 123
Brutkapsel 137

Calomel 110
Caput medusae 147
CASONI-Test 144, 163, 165
Cestodin 132
Chenopodiol 72
Chenoposan 72
Chlorkalk 60
Chloroform 75, 134
—, Kurerfolg 67
Cholangitis 42, 146
Cholelithiasis bei Askaridiasis 43
Cestoda 2, 5
COLOMBsches Zeichen 160
Contaverm 101
Cortison 4, 55, 168
Creaping eruption 50

Cymol 71
Cysticercus 2, 113
— lobatus 122
— und eosin. Lungeninfiltrat 26
— multiocularis 122
— racemosus 122, 125

Darmbesiedlung 29
— durch Askaris 6
Darm-Invagination 34
— -perforation 18, 39
— — bei Askaridiasis 39
— -sanierung 61
— -spasmen bei Askaridiasis 48
— -verschluß 16
— -wandgangrän 34
— — bei Askaridiasis 34, 37
Dermatitis 76
Dermoidzyste 119, 151, 160, 161
Desensibilisierung 167
Dichloren 177
Diphenan 98
Doppelinfektionen 114
Dünndarm 31
— bei Askaridiasis 8, 31
Duodenalsonde 129, 130
Durchfälle bei Askaridiasis 48

Echinantigen 144
Echinococcus alveolaris 139, 169, 171
— cysticus 135 ff., 139
— — sterilis 137
— granulosus 135 ff.
— multiocysticus 139
— multiocularis 169
— multivesicularis 139
Echinokokkenantigen 127
Echinokokkose, Hauterscheinungen 50
—, Klinik 142 ff.
—, Perforation der Zyste 156
—, sekundäre 139, 141, 144
Echinokokkus 2, 5
— des Herzens 155 ff.
— -larve 136
— und eosin. Lungeninfiltrat 26
—, Verbreitung 141
Egressin 103
Eileiter 39
Eisen 167
Ektoparasiten 1
Ekzem 50, 52, 53, 108
— bei Oxyuriasis 85
Elektroenzephalographie 125
Embolie 144, 156
Emetin 111
Endometritis 87

Endoparasiten 1
Enteritis 143
— bei Askaridiasis 50
— bei Echinokokkose 135
— necroticans 50
— bei Oxyuriasis 89
Enterobius, s. Oxyuriasis
— 5
— -eier 99
— Eiernachweis 79, 92 ff.
— -ei-Resistenz 83, 95
— -entwicklung 79 ff., 89
—, Übertragung 82 ff.
— vermicularis 78 ff.
—, Vorkommen 80 ff.
Enterostomie 177
Entseuchung 59
Entwicklungsgang, Askaris 1
Entwicklungshemmung 29
Entwicklungskreis d. Echinokokkus 140
Enuresis 86
Enzephalitis 122
Enzephalogramm 125
Enzympräparate 103
Eosinophilie 4, 117, 124, 144, 173
— bei Askaridiasis 47, 55
— bei Echinokokkose 159
— bei Lungeninfiltrat 21
— bei Trichocephalosis 109
Epilepsie 158
Eraverm 65
Ernährung 15, 82
Escudero-Nemenowsches Zeichen 159
Essigklysmen 94
Estevessches Zeichen 58
Exanthem 78
Extractum filicis s, Meerfarn
— — 110, 130, 132

Fäkalienbeseitigung 15, 60, 128
Faezes 14
Fasciola und eosin. Lungeninfiltrat 26
Fehlwirt 141
Fermente als Wurmmittel 76
Fermentpräparate 110
— —, Kurerfolge 77
Filaria, Dermatitis 50
— und eosin. Lungeninfiltrat 26
Filariasis 5
Filixsäure 133
Filmaron 94, 95, 133
—, Nebenwirkungen 134
Finne d. Echinokokkus 136
Finnenbalg 140, 143
Fleischbeschau 114, 115, 127
Flockungsreaktion bei Echinokokkose 163

Flores Kamala 134
— Koso 134
Flotationsmethode 56
Fluor 86
Formalin 60, 95
Fortpflanzung d. Askaris 7
Frühreaktion 174

Galle 31, 32, 107, 129, 148
— bei Askaridiasis 31, 32
Gallenblase 117
— -gang 112
— -kolik bei Askaridiasis 49
— -steine 43
— -wege 39, 40, 42
Gallertkrebs 171
Gartendüngung 15
Gefrierfleisch 128
Gehirn 113, 114, 115, 118, 120, 145, 171, 172
— -echinokokkose 157 ff.
— -tumor 143
— -zystizerkose, Behandlung 125 ff.
Gelatinekapseln 129
Gelodurat 62, 71, 129
Gemüseverseuchung 60, 61
Gentianaviolett 94, 98, 100
Gewebsreaktion 139 f.
Ghedini-Weinberg-Test 163
Glaukom 126
Glossitis 54
Granatrinde 134
Granulationsgeschwülste 39
— — bei Askaridiasis 39
Granulom 170
—, eosinophiles 50
— der Oxyuren 87, 89
— bei Trichocephalosis 107
Gruppenantigene 126, 163

Hämolysereaktion 163
Hämoptyse 150
Haftung bei Wurmkuren 62
Haken 135, 138
Haut, allergische Erscheinungen 2, 3
— -allergie gegen Askaris 47, 48
— -erscheinungen 50
— — bei Askaridiasis 50, 52, ff.
— — bei Echinokokkose 158
— — bei Oxyuriasis 85, 87, 92
— —, Sensibilisierung 165
— — bei Taeniasis 117 ff.
— — bei Trichocephalosis 108
— — bei Zystizerkose 118, 119, 125
— bei eosin. Lungeninfiltrat 24
—, Sensibilisierung 29

Helminal 75
Helminthiasis, zyklische 2, 4
Hepatosplenomegalie 107, 109
Herz 133, 149, 155, 157
— bei eosin. Lungeninfiltrat 24
— -zystizerkose 126
Hexachlorzyklohexan 102, 94
Hexylresorzin 60, 70, 94, 95, 110, 132
—, Kurerfolg 67, 71
—, Nebenwirkungen 71
— bei Oxyuriasis 103
Hirnechinokokkus 169
— -nerven bei Zystizerkose 121 ff.
— -symptome 120
— -tumor 120, 125, 158
— -zystizerkus 157, 158
Hochdruck, portaler 146
Hunde 141
— -bandwurm 135
— —, Infektion 142
— — s. Echinokokkus
Hülsenwurm 135
— des Viehes 139
Hydatidenflüssigkeit 137, 162
— -sand 137
— -schwirren 146, 158, 159
— -wand 140
Hydrozephalus 121, 123, 125
Hygiene 5
Hyperthyreose 54
Ichthyosis vulgaris 53
Ikterus 173
Ileitis terminalis 50
Ileus 30, 33, 34, 62, 117
— durch Askariden 2, 58
— bei Askaridiasis 30, 33, 34
—, Darmresektion 37
—, Operation 35 ff.
— bei Oxyuriasis 88
—, Wurmkur bei 33, 34
Immunbiologie bei Echinokokkose 161 f.
Immunisierung 107
— bei Echinokokkose 167
Immunität 3
—, Infektionsimmunität
  bei Askaridiasis 48
—, bei Taeniasis 126
Immunkörper gegen Askaris 47
— gegen Askariseier 47
Impetigo contagiosa 52
Indikanurie 34
— bei Askaridiasis 34
Infektion, experimentelle 47, 141
—, künstliche 11, 114
— — bei Oxyuriasis 80
— -weg bei Askaridiasis 10

Infantilismus HERTER 107
Intrakutanreaktion 163, 164, 173
— -test 3, 107
— — bei Askaridiasis 47
Invagination 107
— bei Askaridiasis 34
Iridozyklitis 126
Iritis 126
Irrwirt 141
Jod 125

Kalkkörperchen 170
Karlsbadersalz 62, 129, 131
Karotten 62, 75
Karzinom 173
Keimschicht 137
Klärschlamm 59
Klärungsreaktion 163
Klebestreifen 92
Klysmen 111
— bei Oxyuriasis 94
Knoblauch 62, 75, 129
Knochen 158
— bei eosin. Lungeninfiltrat 24
— -zystizerkose 126
Kolitis 107
Kombinationspräparate 75, 134
Kommensalismus 1
Komplementbindungsreaktion
  3, 48, 124, 162, 163, 165, 173
— auf Askaris 46
— bei Taeniasis 126
Kompost 60
Konjunktivitis 51, 107
Kopfsuche bei Bandwurmkur 130
Krampfanfälle 54, 70, 74, 120, 124, 126,
  156, 158
Krampfbereitschaft 133
Kresol 95
Kristallviolett 100
Kürbiskerne 134
Kupfersulfat 60, 95, 104
Kurvorbereitung 129
Kutikula 2, 5

Laparaskopie 40, 159, 174
Larvennachweis 23
— -pneumonie 28
— -wanderung 155
— —, Leber 27
Leber 23, 39, 40 ff., 74, 101, 102, 107,
  113, 117, 131
— -abszeß 42
— bei Askaridiasis 8, 23, 39

Sachverzeichnis

Leber bei Echinokokkose 143, 144, 160, 165, 169, 171, 172
— -krankheiten 62
—, bei Larvenwanderung 27
— bei eosin. Lungeninfiltrat 24, 27
— -pforte 146
— -funktion 174
— -zystizerkose 126
Leibschmerzen bei Askaridiasis 48
Leukämoid, eosinophiles 109
Leukozytose bei Askaridiasis 56
Liquor alum. acet. 94
— cerebrospinalis 55, 122, 124
Lubisan 95
Luftzyste 155
Lunge 18
— bei Askaridiasis 8
— bei Echinokokkose 143, 145, 148 ff., 165, 171, 172, 175
— -abszeß 151, 154, 159
— -infiltrat 18 ff.
— —, eosinophiles 2, 24
— —, Anatomie 27
— —, durch Ankylostoma 26
— —, durch Arthritis 24
— —, durch Asthma 27, 29, 51
— —, Ätiologie 27
— —, BSG 22
— —, und Cysticercus 26
— —, und Echinokokkus 26, 143, 144
— —, und Fasciola 26
— —, und Filaria 26
— —, Hautbeteiligung 24, 50, 51
— —, Herz 24
— —, Knochen 24
— —, Leber 24
— —, Meningitis 24
— —, eosinophiles 24
— —, und Milz 24
— —, und Nieren 24
— —, und Periarthritis 27
— —, und Perikardbeteiligung 24
— —, und Peritonitis 24
— —, und Pleurabeteiligung 22, 24
— —, Röntgenreihenuntersuchung 25
— —, Röntgenbefund 18 ff., 27
— —, durch Schweineaskariden 26
— —, durch Schistosoma 26
— —, Sensibilisierung 28
— —, und Strongyloides 26
— —, und Trichinella 26
— -kaverne 159
— bei Larvenwanderung 28
— -ödem 143
— -resektion 168
— -tuberkulose 160, 168

Lungentumor 150, 151, 154
— -zystizerkose 126
Lymphadenitis 107
— mesenterialis 50
— — bei Oxyuriasis 90
Lymphraum, perivesikulärer 150
—, perizystärer 140

Madenwurm 78
Magensaft 38, 129
— -säure 82
— -ulkus 147
Magnesiumsulfat 132
Malachitgrün 100
Malaria 1
Marsupialisation 169
Masseninvasion 4
Masturbation 87
Meerfarn, s. Extract. filicis
—, Nebenwirkungen 133
—, Vergiftung 133
— —, Therapie 134
Meningitis 122 ff.
— bei eosin. Lungeninfiltrat 24
Methylviolett 95, 100
Migräne 51
Milz 145, 156, 171, 174
— bei eosin. Lungeninfiltrat 24
Muskulatur 113, 118, 119, 133, 145
Mutualismus 1

Nahrungsentzug 3
Naphthol 95
Nasenbohren bei Oxyuriasis 88
Nematoden-Antigen 46
Nematolyt 77
Netztumor 39
— bei Askaridiasis 39
Neuralgie 107
Neuritis 143
Neurodermitis 88
Niere 31, 74, 101, 102, 145, 156, 171
— bei Askaridiasis 31
— bei eosin. Lungeninfiltrat 24

Obstipation bei Askaridiasis 50
Ödem 55
Ölsäure 3
Oleum chenopodii 94, 95, 110, 134
— —, Dosierung 72
— —, Kontraindikationen 74
— —, Kurerfolg 67, 73
— —, Nebenwirkungen 72, 74
— —, Vergiftung 73, 74
Onkosphäre 113, 136

Operation 34, 43, 176
— bei Echinokokkose 149
—, Folgeerscheinungen bei Askaridiasis 55
— bei Hautechinokokkus 167 ff.
— bei Hirnzystizerkose 125
— -risiko 168
Organwahl 142
Oxyurenei, Nachweis 79, 92 ff.
— -kur, Indikation 96
— -larve 79, 96
Oxyuriasis 84 ff.
—, Infektion künstliche 80
— -Exposition 83
— -Prophylaxe 94 ff.
—, Spontanheilung 98
— vermicularis 78 ff.
Oxyuris, s. Enterobius

Pankreas 32, 39, 43, 102, 107, 112, 117
— bei Askaridiasis 32
Papainase 76
Papillomatose 109
Papulosis miliaris 109
Pararosanilin 100
—, Kurerfolge 100
—, Nebenwirkungen 101
Parasitismus 1
Parenchymschicht 137, 140
Partialallergen 47, 162
Pelletirin 134
Periarteriitis nodosa und eosin. Lungeninfiltrat 27
Perikarditis bei eosin. Lungeninfiltrat 24
Peristaltik 7
Peritonitis 39, 87, 107, 140, 148
— bei Askaridiasis 39
— bei eosin. Lungeninfiltrat 24
Pferdeaskaris 46
Phenol 95
Phenolphthalein 71
Phenothiazin 94
—, Kurerfolg 67, 98, 102
—, Nebenwirkungen 102
— bei Oxyuriasis 101
Phlorogluzin 132, 134
Piperazin 63, 99, 110
—, Kurerfolg 67
—— bei Oxyuriasis 98
—, Kurzkur bei Askaridiasis 65, 66
—, Nebenwirkungen 68
— bei Oxyuriasis 97 ff.
—, Vergiftung 68 ff.
—, Verträglichkeit 66
Plathelminthes 5
Pleura 145, 148

Pleuritis 55, 150, 155
— eosinophile 22
— bei eosin. Lungeninfiltrat 24
Pneumektomie 168
Pneumonie und eosin. Lungeninfiltrat 27
Pneumoperitoneum 161
Pneumothorax, diagnost. 161
Präzipitinreaktion 3, 48, 163
— bei Taeniasis 126, 127
PRAUSNITZ-KÜSTNER-Versuch 48
Probepunktion 159
Proglottiden 111, 116, 126, 128
Prurigo 88, 108
— vulgaris 52
Pruritus 52, 87, 117, 143
— bei Oxyuriasis 84
Pseudotuberkel 87, 140, 170
Psoriasis vulgaris 53
Punktion 168, 177
Pyodermie 53
Pyoktanin 100
Pyoverm 100

Quecksilber 125
QUINCKE-Ödem 51, 107, 108

Rattenbekämpfung 127
Reinfektion 84, 95, 96
Relaps 96, 97
Resorptionsstörung 3
Resthöhle 168
Resultin 168
Retrofektion 83, 84, 94, 97
Rezidiv 96
Rieselfeder 16, 17, 59
— -wiesen 128
Riesenzyste 150, 159, 168
Rhinitis 107
— vasomotorica 51
Rinderbandwurm 111
Röntgenbestrahlung 125, 175, 177
— bei Echinokokkose 166
Röntgenuntersuchung 32, 34, 40, 124, 143, 145, 151, 159, 174
— bei Askariadiasis 57 ff.
— bei Taeniasis 112, 127
Rosanilin 100

Salpingitis 87
Salzhering 129
SANARELLI-SHWARTZMANN-Phänomen bei Askaridiasis 48
Santonin 75, 95, 110
—, Kurerfolg 67
Sauerkraut 62, 75
Sauerstoff 75, 131, 132

Saugwürmer 5
Sedimentationsverfahren 57
Selbstinfektion 23, 24
Sensibilisierung 3, 4, 46, 54, 163, 165, 174
— gegen Askaris 47
— gegen Echinokokkus 143
— bei eosin. Lungeninfiltrat 28
Serologie 3
— bei Askaridiasis 59
— bei Taeniasis 126
Seroreaktion bei Echinokokkose 162
Seuchenhygiene 5
Skolex 137
— Haken 135, 138
Sofortreaktion 164
Solitärzyste 144, 156, 157
Spätreaktion 162, 164, 174
Spirochäten 1
Spirocid 110
Splenoportographie 147, 148, 161, 174, 176
Spontanheilung 176, 177
— bei Echinokokkose 152, 156
— beim Hundebandwurm 137
Springwurm 78
Sputum bei Echinokokkose 149, 150, 152, 155
—, Larvennachweis 23
Sublimat 60, 104
Sulfonamide 125
Superinfektion 4
Symbiose 1
Syndrome, neuro-oedemateuse 55
Schaf 141
Schistosomen-Dermatitis 50
— u. eosin. Lungeninfiltrat 26
Schlachtabfälle 160
Schlachthaushygiene 141, 166
Schnurwürmer 5
Schock, anaphylakt. 148
— bei Askaridiasis 54
SCHÜFFNERscher Stempel 93
SCHULZ-DALEscher Versuch bei Askaridiasis 48
Schwein 142
— -askaris 26, 46, 47, 64
— -bandwurm 111 ff.
Staubeier 94, 65, 96
— -infektion 83
Stoffwechsel bei Askaris 2, 5
— -produkte 3
Strongyloides 2, 3
—, Dermatitis 50
— u. eosin. Lungeninfiltrat 26
Strophulus 52, 84, 108

Strudelwürmer 5
Stuhluntersuchung 34, 56

Taenia, s. Bandwurm
— saginata 5, 111, 126
— solium 111 ff., 126
— visceralis socialis 141
Taeniasis 111 ff.
—, Klinik 116 ff.
Taenien 2
Tasnon 66
Terramycin 99
Tetrachloräthylen 75, 110
Tetrachlorkohlenstoff 75, 134
Thorakotomie 168
Thymol 75, 95, 166, 177
Tochterblase 138, 139, 152
Toxin 170
Traubenhydatide 122
Trematodenantigen 46
Trichine u. eosin. Lungeninfiltrat 26
Trichinella 5
Trichiuris 2
Trichocephalosis, Therapie 109 ff.
Trichocephalus 3, 5, 103 ff.
Trichocephalusei 104
—, Resistenz 104
Trichocephalus, Vorkommen 106
Trichophytin 53
Trichuris 103
Trypanosomen 1

Überempfindlichkeit bei Echinokokkose 144
Übertragung 117
Ulkusperforation bei Askaridiasis 49
Urtikaria 52, 84, 107, 108, 126, 143, 159, 161
— bei Askaridiasis 51
Uvilon 65

Valeriansäure 3
Verkalkung 171
— bei E. granulosus 118, 125, 174
Vermella 103, 134
Vermicompren 66
Vermicym 77
Vermolysin 100
Vitamin-B_{12} 167
Volvulus 34
— bei Askaridiasis 34

WASSERMANNsche Reaktion 124, 166
Wurmabgang 34
— -Agen 71

Wurmbefall 2
— -brechen 34, 37
— —, Behandlung 37
— -gänge 92
— -knäuel 33
— -knoten 40, 41, 42
— -krankheit 2, 4
— -kur bei Askaridenileus 34
— —, Haftung 62
— —, Indikation 62
— —, Vorbereitung 62
— —, Kontrolle 97
— -schokolade 102
Würmer, frühe 96 ff.

Xanthopsie 133

Zählverfahren zum Eiernachweis 57
Ziege 141
Zinn 132
Zoologie-System 5
Zunge 108
Zungenveränderungen 54
Zwiebeln 129
Zwischenwirt 113, 136, 142
Zystenleber 171, 174
— -ruptur 143
Zystizerken 114
— -meningitis 126
Zystizerkose 117 ff.
— des Gehirns 121 ff.
—, Häufigkeit 115, 117, 118
—, Larvenwanderung 122

MEDIZINISCHE PRAXIS
Sammlung für ärztliche Fortbildung
Herausgegeben von

Prof. Dr. A. Fromme
Dresden

Prof. Dr. F. Lange
München

Prof. Dr. L. A. Grote
Glotterbad

Prof. Dr. H. Naujoks
Frankfurt a. M.

Seit Kriegsende sind erschienen:

Band 3: **Das Asthma bronchiale und die Pollenallergie**
Von Prof. Dr. Felix Klewitz - Marburg a. L.
2., ergänzte und neubearbeitete Auflage. VIII, 66 Seiten mit 1 Abbildung. 1953. Broschiert DM 8,50, Ganzleinen DM 10,–.

Band 13: **Blutkrankheiten**
Von Prof. Dr. Heinrich Schlecht †
2., neubearbeitete Auflage. XII, 195 Seiten mit 13 Abbildungen und 2 Tafeln. 1952. Broschiert DM 18,–, Ganzleinen DM 20,–.

Band 19: **Kinderkrankheiten und Ernährung**
Von Prof. Dr. Kurt Scheer - Frankfurt a. M.
3., umgearbeitete Auflage. VIII, 144 Seiten mit 20 Abbildungen. 1955. Broschiert DM 18,–, Ganzleinen DM 20,–.

Band 33: **Die Erkrankungen des Rückens.** Pathologie und Therapie
Von Dr. Martin Juchum †
VIII, 144 Seiten mit 32 Abbildungen. 1949. Broschiert DM 13,80, Ganzleinen DM 16,–.

Band 34: **Der genuine Basedow und die Hyperthyreosen und ihre Behandlung**
Von Prof. Dr. Anton Fonio - Bern.
XII, 316 Seiten mit 54 Abbildungen. 1951. Broschiert DM 30,–, Ganzleinen DM 32,–.

Band 36: **Die Krankheiten der Speiseröhre**
Von Prof. Dr. Hugo Starck †
X, 145 Seiten mit 70 Abbildungen. 1952. Broschiert DM 20,–, Ganzleinen DM 22,–.

Band 38: **Die Erythroblastose im Lichte der neuen Rh-Forschung**
Von Prof. Dr. Adolf W. Schwenzer - Frankfurt a. M.
XII, 168 Seiten mit 25 Abbildungen. 1953. Broschiert DM 20,–, Ganzleinen DM 22,–.

Die Sammlung wird fortgesetzt

DR. DIETRICH STEINKOPFF VERLAG · DARMSTADT

Elektrokardiographie für die ärztliche Praxis
Von Prof. Dr. E r i c h B o d e n ✝

7. Auflage. XX, 287 Seiten mit 246 Abbildungen. 1952. Broschiert DM 26,–, Ganzleinen DM 29,–

Didaktische Einprägsamkeit und wohl abgewogene Auswahl zwischen theoretischen und praktischen Stoffgebieten waren von jeher das besondere Kennzeichen der Elektrokardiographie von BODEN. Allein die Darstellung in Form von Vorlesungen verleiht dem Buch eine Note, die das für den mit der Materie nicht Vertrauten so spröde anmutende Gebiet lebendig gestaltet. Alle diese Vorzüge kommen der 7. Auflage des Buches erst recht in vollem Maße zugute. Allein die Tatsache, daß die gesamte Elektrokardiographie nach m o d e r n s t e n G e s i c h t s p u n k t e n auf einem Raum von 280 Seiten dargestellt wird, macht das Buch geeignet, ein brauchbarer und gern gelesener W e g w e i s e r f ü r d i e ä r z t l i c h e P r a x i s zu sein. Das dem Anfänger meist schwierige Umdenken der Elektrokardiogramme in entsprechende vektorielle Darstellungen wird durch die einfache und konsequente Art der Darstellungen an Hand zahlreicher schematischer Abbildungen in vorbildlicher Weise erleichtert. Besonders einprägsam erscheinen die Kapitel über die Anleitung zur Bestimmung der Hauptachse und über die konstruktive Darstellung des Vektordiagramms, in denen die praktische Durchführung solcher Kurvenanalysen anschaulich demonstriert wird. Die Unterteilung in einen mehr theoretischen und einen 2. klinischen Teil ist recht glücklich gewählt. Man kann ohne Übertreibung sagen, daß die vorliegende Elektrokardiographie BODENS eine d i d a k t i s c h e M e i s t e r l e i s t u n g darstellt. Darüber hinaus ist das Buch ein erneutes Beispiel dafür, wie unzertrennlich Forschung und Lehre miteinander verbunden sind ...

Deutsches Archiv für klinische Medizin

Die Schlüssel zur Diagnose und Therapie der Herzkrankheiten
Von Prof. Dr. P a u l D u d l e y W h i t e - Boston

Nach der 2. amerikanischen Auflage übersetzt von Dr. Beate S c h ü c k i n g (Farchant bei Garmisch) und Dr. Adrian S c h ü c k i n g ✝. Mit einem Geleitwort von Prof. Dr. Rudolf S c h o e n (Göttingen)

XI, 200 Seiten mit 40 Abbildungen. 1957. Kartoniert DM 19,50

Ein ausgezeichnetes Buch, in dem der Erfahrene wie der Lernende auf jeder Seite große Kenntnis und Reife des Autors empfindet. Leicht faßlich, auch in der Übersetzung, geschrieben, verzichtet WHITE bewußt auf die in der Fachliteratur vorherrschende Laboratoriumskunst und zielt mit seinen Darlegungen auf die Diagnose oder auf die Erkennung der Herzkrankheiten, wie sie uns in der Sprechstunde oder am Krankenbett aufgegeben ist, ohne Zuhilfenahme ungewöhnlicher Untersuchungsmethoden, abgesehen von dem elektrokardiographischen und röntgenologischen Verfahren. – Es liest sich dabei das Buch f e s s e l n d u n d u n t e r h a l t e n d, obwohl alle wesentlichen Krankheiten zur Erörterung kommen, ohne zu ermüden ...

Der Krankenhausarzt

DR. DIETRICH STEINKOPFF VERLAG · DARMSTADT

Herz-Kreislauferkrankungen

Angewandte Physiologie und funktionelle Therapie
Zugleich vollkommene Neubearbeitung und Abschluß des Werkes
„Herzkrankheiten"

Von Prof. Dr. M a x H o c h r e i n
und Doz. Dr. I r e n e S c h l e i c h e r - Ludwigshafen

XI, 2196 Seiten mit 580 Abbildungen in 1510 Einzeldarstellungen und 122 Tabellen.
1959. In zwei Bände gebunden. Ganzleinen komplett DM 230,—

Bei der Betrachtung einer jeden der vielen fachliterarischen Neuerscheinungen sollte die Frage entscheidend sein: Bestand oder besteht ein objektives Bedürfnis nach diesem oder jenem Buch? Häufig muß man diese Fragen verneinen. Man hätte vielleicht auch im vorliegenden Falle rein vom Obertitel „Herz-Kreislauferkrankungen" her Berechtigung zu einer gewissen Skepsis gehabt. Diese Skepsis schwand dann beim Blick auf die Autorennamen, sind doch HOCHREIN und SCHLEICHER niemals ausgetretene Pfade gegangen. Die Bedenken wandelten sich um in Neugier beim Blick auf den Untertitel „Funktionelle Therapie" und sie schlug nach Durcharbeiten um in v o r u r t e i l s l o s e B e j a h u n g d e r N o t w e n d i g k e i t dieses großen Werkes.
Das Buch ist drei Großen der Kardiologie gewidmet: Otto FRANK, Ludolph VON KREHL und Friedrich MORITZ. Diese Widmung ist mehr als nur äußerliche Geste. Ihre verpflichtende Berechtigung ist nachgewiesen aus Konzeption und Gestalt des Buches, das in g l ü c k l i c h e r u n d g e k o n n t e r W e i s e physiologisches Denken und klinisch-diagnostisch-therapeutische Erfahrungen unter den modernen dynamischen funktionellen Aspekten vereint. Der Leitgedanke der funktionellen Betrachtungsweise durchzieht das ganze Werk, von besonderer Prägnanz tritt er in den ersten 6 der insgesamt 14 Kapitel zutage, die unter dem Oberbegriff „Theoretische Grundlagen der funktionellen Therapie" als Band 1 zusammengefaßt sind. Band 2 enthält die K l i n i k der verschiedenen Erkrankungen des Herzens und des Kreislaufs. Dabei sind neben den Herz-Kreislaufkrankheiten im engeren Sinne, die in mehreren Kapiteln in klassischer Gliederung besprochen sind, vor allem auch einige ergänzende Kapitel, so z. B. über die „Beteiligung von Herz und Kreislauf bei anderen Erkrankungen und besonderen Zuständen", über „Begutachtung, über Prophylaxe, Rehabilitation" und eines über „Arzt, Patient und letzte Dinge", von besonderer Eigenheit und besonderem Gewicht.
Originalität ist wesentlicher Vorzug dieses a u s m o d e r n e m B l i c k w i n k e l gestalteten Buches. Daß dabei einige Akzente sehr subjektiv gesetzt sind, ist nicht Nachteil, sondern nur Gewinn. Nie wirkt die Darstellung blaß oder schemenhaft, und aus jeder Seite spricht l a n g j ä h r i g e E r f a h r u n g und Bemühung um die Probleme der Therapie und Prophylaxe. Wie kaum ein anderes Handbuch der Kardiologie gibt dieses Werk eine Vorstellung von dem eindrucksvollen und großartigen Fortschritt, den die kardiologische Forschung in den letzten Jahrzehnten erzielt hat. Den Autoren können wir zum Abschluß und Gelingen dieser „bescheidenen Abhandlung" (wie sie selbst diese nennen) nur gratulieren und das Buch jedem kardiologisch interessierten Forscher, Facharzt und Praktiker wärmstens empfehlen ...

H. W. KNIPPING und H. LOOSEN in „**Medizinische Klinik**"

DR. DIETRICH STEINKOPFF VERLAG · DARMSTADT

DER RHEUMATISMUS

Sammlung von Einzeldarstellungen
aus dem Gesamtgebiet des Rheumatismus

Herausgegeben von Prof. Dr. Rudolf S c h o e n - Göttingen

Seit Kriegsende sind erschienen:

Band 3: **Spondylitis ankylopoetica (Morbus Strümpell-Marie-Bechterew)**
Von Prof. Dr. V. R. O t t - Bad Nauheim und Prof. Dr. H. W u r m -
Wiesbaden. Zugleich 2. Auflage von K r e b s / W u r m „Die
Bechterewsche Krankheit".
XII, 246 Seiten mit 137 Abbildungen. 1957. Kartoniert DM 38,–.

Band 20: **Behandlung rheumatologischer Erkrankungen durch Anästhesie**
Von Dozent Dr. Egon F e n z - Wien.
4., neubearbeitete Auflage. XI, 112 Seiten mit 18 Abbildungen.
1955. Kartoniert DM 12,–.

Band 31: **Die Osteoarthrosen**
Von Dr. A. G a m p - Bad Kreuznach, Prof. Dr. K. L i n d e m a n n -
Heidelberg, ORMR Dr. G. A. S c h o g e r - Bad Münster a. St.,
Prof. Dr. F. S t r n a d - Frankfurt a. M. und Dr. W. M. H. W e i s s -
w a n g e - Bad Homburg v. d. H.
VII, 178 Seiten mit 39 Abbildungen. 1956. Kartoniert DM 20,–.

Band 32: **Klinik der Kollagenkrankheiten (Kollagenosen)**
Von Prof. Dr. Walter T i s c h e n d o r f unter Mitarbeit von Dr.
Kurt M ü l l e r - Hannover.
VII, 74 Seiten mit 25 Abbildungen (darunter 5 farbigen). 1959.
Kartoniert DM 18,–.

Band 33: **Rheumatismus als Problem der experimentellen Medizin**
Von Dozent Dr. Alfred S t u d e r und Dr. Kurt R e b e r - Basel.
VIII, 138 Seiten mit 17 Abbildungen (darunter 1 farbigen). 1959.
Kartoniert DM 24,–.

Band 34: **Statistische Untersuchungen zum kindlichen Rheumatismus**
Von Prof. Dr. Ulrich K ö t t g e n und Dr. W. C a l l e n s e e -
Mainz.
Etwa VIII, 120 Seiten mit 26 Abbildungen und 60 Tabellen.
1959. Kartoniert etwa DM 18,–.

Die Sammlung wird fortgesetzt

DR. DIETRICH STEINKOPFF VERLAG · DARMSTADT

Printed by Printforce, the Netherlands